Zur Entwicklung der Beziehungsfähigkeit
bei stationär-psychiatrisch behandelten Kindern
und Jugendlichen

Europäische Hochschulschriften

Publications Universitaires Européennes

European University Studies

Reihe VI

Psychologie

Série VI Series VI

Psychologie

Psychology

Bd./Vol. 621

PETER LANG

Frankfurt am Main · Berlin · Bern · New York · Paris · Wien

Frank Herchenröder

Zur Entwicklung der Beziehungsfähigkeit bei stationär-psychiatrisch behandelten Kindern und Jugendlichen

PETER LANG
Europäischer Verlag der Wissenschaften

Die Deutsche Bibliothek - CIP-Einheitsaufnahme

Herchenröder, Frank:

Zur Entwicklung der Beziehungsfähigkeit bei stationär-psychiatrisch behandelten Kindern und Jugendlichen / Frank Herchenröder. - Frankfurt am Main ; Berlin ; Bern ; New York ; Paris ; Wien : Lang, 1998
(Europäische Hochschulschriften : Reihe 6, Psychologie ; Bd. 621)
Zugl.: Bremen, Univ., Diss., 1998
ISBN 3-631-34017-6

D 46
ISSN 0531-7347
ISBN 3-631-34017-6

Vorwort

Interviewer: *An was können Sie sich noch erinnern von ihrem Aufenthalt in der Klinik?*
Ehemaliger Patient: *Ja, das ist'n bißchen schwierig da irgendwie, ich meine - da war, da haben gewisse Zusammenhänge da sind da irgendwie aufeinander zugetroffen irgendwie, die dann wohl nicht so ganz passen. Also diese Klinik halt eben da. Denn war'n da noch so andere, einige Heime für, ich sag' mal für elternlose Jugendliche dann* (I.: *ja*), *wo es sicherlich bestimmte Konflikte sicherlich gab dann. Das ist alles irgendwie, ich weiß auch nicht, irgendwie, das ist wahrscheinlich von, wenn man das gesehen hat, die ganze Gegend, das ist irgendwie so'n Ort im Grünen, also mit viel Landwirtschaft eigentlich, wo sich auch manchmal irgendwie auch das, das ... Unheil verborgen hat dann so, nich. Ich mein, das klingt jetzt'n bißchen düster, aber das ist* (I.: *Hm*). *Das fällt mir eigentlich so zum Thema Wichernstift ein.*
I.: *Also irgendwo so'ne Ahnung von Unheil war da schon, oder so'n Eindruck.*
E.P.: *Ja.*

Was sind das nur für dunkle Vorgänge, die da in der kinder- und jugendpsychiatrischen Klinik ablaufen? Von außen gesehen, erscheinen sie beseelt von Fürsorge und sicherer Geborgenheit. An diesem Ort sollte der verzweifelte Kampf mit den unheilvollen Widrigkeiten der Existenz und des Seelenlebens doch einen Einhalt finden und die Kraft des Guten sich endlich entfalten können. Doch manchmal erscheint es, als hätte die friedliche Eintracht gerade hier keine dauerhafte Bleibe. Denn das tägliche Leben im therapeutischen Milieu gewährt Hilfe, aber eine harmonische Atmosphäre ist damit meist nicht verbunden. Man könnte diesen Umstand fast so verstehen, wie eine Patientin es einmal ihrem Therapeuten gestand: "Natürlich sollen Sie mir helfen, aber ich darf das nicht merken, und Sie auch nicht." Aber das Helfenwollen, die Liebe und der Haß haben ja gemeinsame Wurzeln. Sigmund Freud teilte den Haß vor der Liebe ein. Ich habe mich viel für den Haß interessiert, während ich auf der Klinikstation arbeitete.

Insofern wir uns im Alltagsleben immer wieder gerne von anderen Menschen abgrenzen, werden wir ja nicht immer gleich den Haß bemühen. Hier hat die Liebe zum Nächsten bei den verschiedenen Menschen oft eine ganz unterschiedliche Gestalt. Und in diesem Sinne "gestaltet" sich auch die Beziehungsfähigkeit, während sich die jungen Patienten in der Klinik mit sich und mit anderen auseinandersetzen. Ich hoffe, daß ich diesen Vorgängen, also allen Aspekten der menschlichen Auseinandersetzung, mehr Helligkeit und ein wenig Wertschätzung geben konnte. Bedanken für ihre Hilfe beim Erstellen dieser Arbeit möchte ich mich bei Frau Merkelbach und Herrn König.

Bremen, den 20.02.1998 Frank Herchenröder

Inhaltsangabe

Teil I

1.	Einleitung	9
1.1.	Psychoanalyse im Krankenhaus	9
1.2.	Behandlungsmodelle	12
1.3.	Bedeutung des Realitätsraumes, Hypothesen	16

Teil II

2.	Von wessen Wirklichkeit ist stationäre Behandlung?	21
2.1.	Das konstruktivistische Erklärungssystem für Wirklichkeit	21
2.2.	Die Wirkung der psychischen Struktur	26
2.3.	Die Konstruktion der Wirklichkeit	30
2.4.	Die Auseinandersetzung mit der Lebenswirklichkeit	42
2.5.	Auseinandersetzung und Konflikte in Alltag und Therapie	51

Teil III

3.	Struktur und seelische Entwicklung aus Sicht der Psychoanalyse	59
3.1.	Strukturbildung und Internalisierung	59
3.2.	Ausgewählte Reifungsvorgänge	65
3.3.	Entwicklungsstörungen	75
3.4.	Einzeltherapie und stationäres Setting	87

Teil IV

4.	Durchführung und Ergebnisse der angefertigten Studie	101
4.1.	Planung und Ablauf der Untersuchung	101
4.2.	Methodisches Vorgehen	110
4.2.1.	Datenerhebung	110
4.2.2.	Auswertung	111
	- Beispielinterview -	115
4.2.3.	Kritische Würdigung der Methode	131
	- Ergebnistabelle	135
4.3.	Ergebnisse und Schlußfolgerungen	150

Anmerkungen		163
Literaturangaben		165
Anhang		175
–	Gesamtauswertungstabelle	176

Teil I

1. Einleitung

1.1. Psychoanalyse im Krankenhaus

Die Praxis der Psychoanalyse im klassischen Standardverfahren und bei ambulanter Therapie ist weithin bekannt. Einen ersten Versuch, die psychoanalytischen Behandlungsprinzipien auch im stationären Rahmen anzuwenden, um damit psychische Erkrankungen zu behandeln, unternahm Simmel (1928) in Deutschland. Er erkannte den Vorteil bei stationärer Behandlung, daß das Agieren der Patienten hier durch den täglichen Kontakt mit dem therapeutischen Team aufgefangen werden und wieder in die psychoanalytische Behandlung einfließen kann. Ein strukturiertes Team kann nach seiner Meinung für den Patienten den "Urtyp seiner Familie überhaupt" darstellen. Seine Pioniertat scheiterte nach kurzer Zeit, wurde jedoch in den USA von Menninger (1936) aufgegriffen und weiterentwickelt. In Deutschland entstanden erst nach dem Krieg 1948 eine Klinik für psychogene Störungen in Berlin (Wiegmann 1968) und 1949 die Klinik für psychogene Störungen in Tiefenbrunn bei Göttingen. Neben der psychosomatischen Klinik von 1950 unter A. Mitscherlich in Heidelberg und der psychosomatischen Station an der Universitätsklinik Freiburg von 1959 sind dies Kliniken mit einer Behandlung von psychoneurotischen und psychosomatischen Patienten auf dem Boden psychoanalytischer Theorien. Seitdem sind noch viele weitere stationäre psychotherapeutisch-psychosomatische Behandlungsplätze hinzugekommen, die sich teils in sogenannten Sonderkrankenhäusern oder Abteilungen von psychiatrischen Krankenhäusern finden.

Zur Frage der Indikation für stationäre psychotherapeutische Behandlung nennt Janssen (1987) folgende mögliche Voraussetzungen:

- bei symptombedingter Unfähigkeit, eine ambulante Behandlung aufzunehmen, z.B. schwerer Agoraphobie, Angstneurose, Zwangsneurose;
- wenn organmedizinische Diagnostik und Therapie unabdingbar sind, z.B. bei psychosomatisch Kranken mit akuter körperlicher Symptomatik;
- bei persönlichkeitsbedingter Unfähigkeit, eine ambulante Psychotherapie aufzunehmen und aufrechtzuerhalten, z.B. bei erheblicher Ichschwäche;
- bei akuter Dekompensation zur Krisenintervention;
- bei erforderlicher Trennung aus einem Milieu, das die pathogene Psychodynamik erhält und fördert;
- bei regionaler Unterversorgung mit ambulanten Psychotherapeuten (ibd., 14/15).

Stationäre Psychotherapie als spezielle Form der psychoanalytischen Therapie soll eine besondere Gruppe von Patienten behandeln, welche ambulant nur schwer erreichbar ist. Freud war überzeugt, daß man psychotische Patienten oder solche mit strukturellen Ich-Störungen - den sogenannten narzißtischen Neurosen - psychoanalytisch nicht behandeln könne. Aber er ermunterte diejenigen seiner Schüler, die es dennoch mit Erfolg versuchten, da, so sagte er, "... ich mich für Geisteskranke nicht interessiere, da ich sie auch nicht mag, da ich eigentlich kein Psychiater bin" (zit. nach Federn 1991). Seine Nachfolger auf diesem Gebiet mußten das zunächst klassische psychoanalytische Standardverfahren mit seiner therapeutischen Dualbeziehung modifizieren und dem Setting einer Krankenhausstation anpassen. Dabei veränderten sich auch die Zielsetzungen. Cremerius (1979a, b) unterscheidet polarisierend zwei Gruppen von Analytikern:

- Die eine hält die "klassische" Technik in Umfang und Reichweite für definiert und festgelegt (Ziel: Einsichtstherapie); teilweise lehnen diese Analytiker Psychoanalyse in stationärem Rahmen ab.

- Die andere weitet das Indikationsgebiet der klassischen Technik auf prägenitale Störungen aus (Ziel: Therapie der emotionellen Erfahrungen).

Die strukturelle Ich-Störung soll hier als Oberbegriff für die vielen frühen Störungen vor Abschluß der Individuations- und Separationsphase stehen. Darunter fallen z.B. Borderline-Syndrome, Dissozialität, Sucht, Perversion, Psychosomatosen sowie manche neurotischen Symptombilder wie hysterische Lähmungen, Zwänge u.ä. Besonders verdient bei der Entwicklung von Behandlungsformen solcher Krankheitsbilder sind u.a. D.W. Winnicott, M. Balint, O.F. Kernberg und G. und R. Blanck, deren Ansatz ich hier kurz und exemplarisch vorstellen möchte:

Sie benutzen modifizierte Behandlungstechniken aus der Ich-Psychologie für strukturell ichgestörte Patienten. Ziel ist nicht eine Auflösung der unbewußten Konflikte mittels der Übertragungsneurose, sondern eine Förderung der Individuationsbestrebungen der Patienten. Die Ich-Psychologie (als eine Richtung innerhalb der psychoanalytischen Bewegung) geht von *primär*-autonomen und *sekundär*-autonomen Ichfunktionen aus, die - als Abwehrmechanismen - bedeutsam für die adaptiven Ich-Leistungen des Menschen sind. Bei strukturell Ichgestörten müssen adaptive Abwehrformationen verstärkt werden, um die Gefahr der Ich-Dekompensation zu vermeiden. Während beim Standardverfahren der Widerstand ein Hindernis ist, muß er hier wegen seiner wichtigen Funktion in Bezug auf frühe traumatische Ängste unbedingt weniger abgebaut, erhalten oder aufgebaut werden. Hauptziel ist der Schutz und die Förderung der Autonomietendenzen des Patienten. Dies wird mehr durch die therapeutische Haltung als durch eine Technik erreicht. Der Therapeut gibt sein Deutungsmonopol auf und ermutigt den Patienten zu eigenen Interpretationen. So fördert er Autonomie und synthetische Ichfunktionen. Außerdem unterstützt er den Symbolisierungsprozeß und die *Neutralisierung von Triebenergie*, die sonst über ein motorisches Agieren oder ein physiologisches Somatisieren abgeleitet würde.

Wichtig ist auch der Umgang mit der Regression in der Übertragung und mit der Loslösung vom Therapeuten. Parallel zum Aufbau von Objektbeziehungen soll im analytischen Prozeß die *Individuation* angestrebt werden. Es soll nicht erst zu einer stark regressiven "Ja-Sager-Abhängigkeit" kommen. Nach Spitz (1957) soll der Patient das Wort "Nein" kennenlernen "als Kanal für seine Aggression und als Mittel zur Verstärkung seiner Autonomietendenzen". Dazu soll der Therapeut den Fortschritt auf den Stufen der Triebentwicklung nicht deuten, sondern nur die regressive Abwehr, z.B. als symbiotische Tendenzen, die die "erreichten" ödipalen Liebeswünsche wieder abwehren sollen. Bedeutsam ist für G. und R. Blanck die Unterstützung der vorhandenen Ansätze zur Ichbildung, nicht die deutende Bearbeitung der Übertragungsneurose. Letztere ist wegen der Undifferenziertheit der Objektwahrnehmung ohnehin oberflächlich und flüchtig. So greifen auch Deutungen kaum gründlich und überdies ist das Denken emotional kaum "besetzt". Der Bereich, in dem das Ich besonders stark ist, soll gefördert werden. Die Ichstützung fungiert aber nicht als Beruhigungstechnik.

Strukturell ichgestörte Patienten kommen meist angepaßt und affektiv abgekapselt in der Klinik an. Unter anderem aufgrund der Gruppensituation kommt es bei ihnen bald zu regressiven Tendenzen und über kurz oder lang übertragen sie ihre Sehnsucht nach einem idealisierten Objekt auf einen Therapeuten. Sie reinszenieren frühkindliche Beziehungsmuster innerhalb der Station mit all ihren Betreuern, Therapeuten und Mitpatienten. Eine wichtige Erfahrung bildet das Erleben von Begrenzung und Abwesenheit. Das ersehnte idealisierte Objekt kann dem einzelnen Patienten nicht unentwegt für eine enge, ausschließliche Beziehung zur Verfügung stehen. Er muß es mit Mitpatienten und mit anderen Therapeuten teilen. Dabei muß er eine desillusionierende Erfahrung machen. Das frustrierende, negative frühkindlich-mütterliche Objekt wird realisiert. Dennoch bedarf er auch heute noch dieses mütterlichen Objekts und ist stark von ihm abhängig. D.h. er kann es nicht einfach negieren und ablehnen. Aber auch ein "Sowohl-als-Auch" ("gut" / ideal und "schlecht" / sich entziehend) kann der strukturell Ichgestörte nicht konstruieren. Sein Subjekt konnte sich diese Kategorie in seiner frühkindlichen Entwicklung zwischen dem Borderline-Funktionsniveau (nach M. Klein: paranoid-schizoides Niveau) und dem Integrations-Niveau (M. Klein: depressives Funktionsniveau) noch nicht erwerben. Deshalb kann ein Konflikt zwischen "gut" und "schlecht" vorerst nur interpersonell gedacht werden. Die nicht tolerierbaren Eigenschaften des Therapeuten werden in einer anderen Person "untergebracht". Es kommt also zu einer *Spaltung* der Übertragung innerhalb der Gruppe auf der Station. Hierbei handelt es sich um ein Zusammenspiel verschiedener Einzelmechanismen mit jeweils verschiedener Intensität (z.B. Projektion, projektive Identifikation, Idealisierung, Abwertung, Verleugnung), die das klinische Phänomen der Spaltung hervorrufen.

Die Patienten reinszenieren die Konflikte meist im Agieren, welches dann die ganze Station miteinbezieht. Von Becker und Lüdecke (1978) wird es als ein "konstruierendes Element menschlicher Selbstentfaltung" verstanden, also als positive "handelnde Selbstinszenierung", nicht als negativer Widerstand gegen das Erinnern (Freud 1914). Durch dieses Agieren und über soziale Lernprozesse gelingt der Zugang zu intrapsychischen Prozessen und zu neuen Erfahrungen. Voraussetzung ist, daß das Agieren oder die Re-Inszenierung interpretativ durchgearbeitet wird. Wenn es dem Team also gelingt, die Spaltungen und Beziehungsmuster zu ertragen und durchzuarbeiten, kann dies dem Patienten eine Erfahrung vermitteln, "... die der Patient in seiner früheren Mutterbeziehung nicht machen konnte" (Janssen 1987).

Dann tritt das Gegenstück zum Spaltungsmechanismus, die *Integrationsprozesse,* ein. Hierbei handelt es sich gleichfalls um ein Zusammenspiel verschiedener Detailvorgänge. Kind (1992) nennt beispielhaft: Folge einer Rücknahme der Projektion, der projektiven Identifikation, einer Rücknahme pathologischer Idealisierungen, eines Verzichts auf Abwertung, einer größeren Kapazität für realitätsgerechtere Wahrnehmungen. Eine wünschenswerte Folge dieser Integrationsprozesse ist eine gewisse *Objektkonstanz* (Hartmann 1972). Darunter versteht man die Fähigkeit des Subjekts, ein soziales Objekt auch dann als existent und verläßlich zu erleben, wenn es physisch nicht anwesend ist. Für Kernberg (1978), dessen theoretischer Ansatz sich am stärksten durchgesetzt hat, geht es dabei um die Bildung stabiler (integrierter) Selbst- und Objektrepräsentanzen, um eine psychische Struktur also, die sich in Form eines verläßlichen inneren Abbildes des äußeren Objekts zeigt. Umgekehrt vertraut das Subjekt darauf, auch beim Objekt verläßlich repräsentiert zu sein. Der Fähigkeit zur Objektkonstanz bedarf es bei der Wiedereingliederung in die Gesellschaft.

1.2. Behandlungsmodelle

Die stationäre Therapie von Patienten im Kindes- und Jugendalter erfordert spezielle Rücksichten. Häufiger noch als bei Erwachsenen tritt bei ihnen eine Rückkehr zu einer kleinkindlichen Erlebnis- und Reaktionsweise auf, die sie entsprechend hilflos und von ihrer Umgebung abhängig macht. Damit sie bereit sind, die archaischen Aggressionen u.a. per Projektion auf die Therapeutengruppe zu verlagern, muß über die Pflege und diatrophische Versorgung eine tragende, elterliche Beziehung aufrechterhalten bleiben. Das aber stellt große Anforderungen an das Einfühlungsvermögen, die Geduld, Standfestigkeit und Stabilität der Betreuer, die ständig mit den Patienten den Stationsalltag bestreiten. Denn gerade im Jugendalter handelt es sich - Regressionen eingeschlossen - nicht um stabile psychische Zustände, sondern um instabile, flukturierende Zustandsbilder. Unter Umständen kommt es zu einem ständigen Wechsel zwischen infantiler Hilflosigkeit und anklammerndem Halt der Patienten auf der einen Seite und anspruchsvoller puberaler Protesthaltung mit Größenideen andererseits. Es kommt zu sogenannten "rasch wechselnden Ich-Zuständen" (Lempp 1990).

Bion (1977) hat mit dem Begriff der "Container-Funktion" auf eine bestimmte therapeutische Funktion hingewiesen. Jenes vom Patienten nicht mehr ohne Schaden tolerierbare psychische Material, wie z.B. destruktive Affekte, wird von den Betreuern und Therapeuten der Station aufgenommen. Dadurch werden sie gewissermaßen zu "Behältern" für diese verschiedenen Teil-Ängste und Affekte des Patienten. In einem zweiten Schritt versuchen die Therapeuten und Betreuer, sie zu "entschärfen", indem sie sie sich bewußtmachen, sie differenzieren und damit emotional entwerten. Diese Anteile des Patienten können ausgehalten, gleichsam "bewältigt" werden. Wenn der Patient dieses wiederum erlebt, erzeugt es in ihm eine tiefe emotionale Erfahrung über das eigene Selbst und die Beziehungs-Objekte. Janssen (1987) schreibt: Gelingt es ihm, diese Erfahrungen zu introjizieren und als positive mütterliche Imago in sich zu behalten, so bedeutet das eine Überbrückung der primären strukturellen Ichstörung" (206).

Nach dem Krieg aufgekommen, fand nach und nach das Prinzip der "therapeutischen Gemeinschaft" (Main 1946) Eingang in die Klinikstruktur. Es wurzelt in Lewins Ideen zur Gruppendynamik und darin, daß in einer therapeutischen Gruppe die Neurose des Patienten sich als Phänomen der Gruppe darstellt (Bion 1961). Das gesamte Krankenhaus sollte als solch eine Gruppe organisiert sein und die Patienten aktiv am Alltagsleben beteiligen. Der Therapeut gilt Main als "ehrlicher Kommentator" des Verhaltens in der Gruppe. Ein anderer Ansatz mit gleichem Namen ist der von Maxwell Jones (1953). Es ist ein sozialpsychologischer Ansatz. Mit den Mitteln einer Sozialanalyse wirkte er vor allem demokratisierend. Jones war Psychiater, und Veränderungen bewirkte er zuerst in psychiatrischen Krankenhäusern in Großbritannien. Das Konzept der therapeutischen Gemeinschaft gilt heute als eine Form der Umstrukturierung des Krankenhauses zu therapeutischen Zwecken. Zusammenfassend wird es als eine therapeutische Institution und ein *sozialer Organismus* gesehen, dessen Teile im einzelnen miteinander zusammenhängen. Strikte Hierarchien und Rollentrennungen können ihn stören. Deswegen trachtet man nach einer horizontalen, demokratischen Strukturierung. Es gibt jeweils Funktionsbereiche, damit soziale Distanz reduziert wird. Aufgabe des Leiters ist es, Konflikte zu begrenzen, "... damit die Integrität der Organisation gewährleistet bleibt und die Lernprozesse im Team fortschreiten können" (Morrice 1972). Whiteley (1978) versteht die therapeutische Gemeinschaft als eine Großgruppe, in der es reichlich Gelegenheit zum Agieren gibt. Solche Großgruppen neigen in besonderer Weise zu regressiven Prozessen. Der Leiter soll hier die Arbeitsebene erhalten. In seiner Bedeutung als eine Art Elternfigur können an ihm in der Übertragung Konflikte bearbeitet werden. Alle Mitglieder des Behandler-Teams haben therapeutische Funktion und sind persönlich gleichwertig (Enthierarchisierung). Das ist eine grundlegende Voraussetzung für die Aufrechterhaltung der personalen und beruflichen Identität. Gleichwohl gibt es eine Differenzierung in den therapeutischen Aufgaben.

Die Konzepte der therapeutischen Gemeinschaft kamen bei den analytischen Kliniktherapeuten in der BRD nur zögernd an, dafür übernahmen aber einige Kliniken den Gedanken der "Bipolarität" (vgl. Enke et al. 1964, Enke 1965a, Enke 1968), nämlich der Unterscheidung von *Therapieraum* und *Realitätsraum*. Bipolare Konzepte haben sich besonders in größeren psychotherapeutischen Kliniken durchgesetzt, z.B. in Stuttgart-Sonnenberg und in Tiefenbrunn bei Göttingen. Das "Göttinger Modell" (Heigl-Evers und Heigl 1973b, 1975, 1976) sieht einen psychotherapeutischen und einen sozialen Bereich vor. Manche Patienten können in den erstgenannten Bereich noch nicht einsteigen. Er sieht eine Fokal- sowie Gruppentherapie vor. Therapieraum und Realitätsraum sind weitgehend gleichgestellt. Zum Realitätsraum gehören die Beziehungen des Patienten zu den anderen Patienten, zum Stationsarzt, zu den Schwestern, zu den Beschäftigungstherapeuten und zu den Sozialarbeitern. Nach Heigl und Nerenz (1975) können z.B. Verstöße gegen die Hausordnung auf der Ebene der Realität *und* auf der analytisch-psychotherapeutischen Ebene behandelt werden. Auf letzterer werden die Gründe für den Verstoß hinterfragt. Der Patient soll so lernen, beide "Räume" zu unterscheiden. Alsdann werden eine therapeutische Ichspaltung und ein analytisches Arbeitsbündnis möglich, weil er die Notwendigkeit einer Kooperation mit dem Klinikpersonal einsieht und er darüber die Freiheit für ein assoziatives Fühlen, Denken und Phantasieren im Therapieraum gewinnen kann. Die Trennung beider Räume soll ermöglichen, die Übertragungsreaktionen und Regressionen besser zu steuern. Durch einen regelmäßigen Informationsaustausch zwischen den Räumen soll insbesondere die "Übertragungsspaltung" verhindert werden.

Während im "Göttinger Modell" der Realitätsraum bereits als Übertragungsfeld und lebensstrukturierender Bereich genutzt wird, ging die Trennung der Räume woanders tiefer. Z.B. in der Heidelberger Klinik unter Mitscherlich (de Boor und Künzler 1963) bestanden die dort tätigen Psychoanalytiker auf dem Primat der persönlichen dualen Beziehung zum zeitweise stationär aufgenommenen Patienten. Der stationäre Aufenthalt wurde nicht sozio- oder gruppentherapeutisch genutzt oder organisiert. Nach Janssen (1987) wurden somit das "multipersonale Beziehungsangebot" und der gruppendynamische Faktor konsequent ausgeblendet. Dadurch aber kommt es zu einer verzerrten Darstellung der stationären Psychotherapie. Dankwardt (1976) und Biermann (1975) kamen bei ihren Untersuchungen an der Tübinger Universitäts-Nervenklinik zur Erkenntnis, daß offenbar "Potentiale der Grundstörung" zur Ausgangsbasis für die Objektwahl im gesamten Gruppensystem der Klinik werden. Meist ist der affektive Tonus der Subgruppe stärker als der des Therapeuten. Wenn nun der Therapeut sich ausschließlich auf den Fokus (Fokaltherapie) konzentriert oder in seinen Interventionen das emotionale Erleben in der Gruppensituation nicht mit einbezieht, verwirft der Patient diese Deutungen. Biermann spricht in diesem Zusammenhang von einem Scheitern der eigentlichen Fokaltherapie, Dankwardt von "krankmachenden Bedingungen" auf der Station.

Janssen (1987) berichtet von eigenen Erfahrungen mit dem bipolaren Behandlungsmodell. Durch die regelmäßig verstärkte Regression nach der stationären Aufnahme (wegen der Herausnahme des Patienten aus seinem Lebensbereich und des Zusammenlebens in der Gruppensituation) konnte die Trennung von Realitäts- und Therapieraum immer weniger durchgehalten werden. Durch das heftige Agieren auf der Station kam es zu Auseinandersetzungen mit dem Personal. Im Zuge der Aufklärung dieser Konflikte bildeten sich oft "Nebentherapien", die nicht in das therapeutische Gesamtkonzept eingebettet werden konnten. Die wöchentliche Stationsbesprechung von nur einer Stunde brachte meist mehr Informationen vom Personal zum Therapeuten als umgekehrt. Auch gab es ein großes narzißtisches Gefälle der einzelnen therapeutischen Aufgaben, da die Therapeuten die Schwestern als "Gehilfinnen" benutzten. Einerseits führte das "Therapieverbot" der Schwestern zum Verschweigen von Ereignissen auf der Station und von eigenen Gefühlen. Andererseits wurde das Ausagieren ihrer Gegenübertragung (z.B. das Einladen der Patienten nach Hause) von den Schwestern als bessere Therapie empfunden: Der Patient wurde entspannter. In alledem lag eine Abwehr gegen die kränkende Reduzierung seitens der Therapeuten. Aber auch zwischen den Psychiatern und Psychoanalytikern sowie zwischen ambulanten und stationären Psychotherapeuten gab es Streit wegen unterschiedlicher Auffassungen über die Wertigkeit ihres Tuns. Aufgrund dieser Nachteile des bipolaren Modells plädiert Janssen für integrative Modelle.

Die längsten Erfahrungen mit einer psychoanalytisch geführten Klinik nach dem Modell der therapeutischen Gemeinschaft kommen aus dem Cassel-Hospital in Richmond bei London. Dort entwickelte sich die ursprünglich integrative therapeutische Gemeinschaft in den 70er Jahren zu einer bipolaren Behandlungskonzeption (Hilpert 1979) weiter. Plojé (1977) führt die Schwierigkeiten an, die diese Bipolarität mit sich brachte, wobei er die Tendenz zur Übertragungsspaltung hervorhob. Plojé plädiert deswegen für ein Setting, welches Spaltungen korrigieren kann. Der Einzeltherapeut soll auch im Sinne der Stationsarbeit die Übernahme der Elternrolle praktizieren. Er soll mit den Schwestern in den Stationsgruppen zusammenarbeiten, damit fühlbar wird, daß er und diese ein therapeutisches Paar sind. Andernfalls entdeckt der Patient beim Einzeltherapeuten Schwäche und Gleichgültigkeit und mißbraucht die Haltung des Therapeuten, indem er sich nur noch an der Einzeltherapie orientiert und die Beziehung zu den Teammitgliedern verleugnet. Die zum Stationsmanagement erforderlichen zahlreichen Konferenzen mit Team und Therapeuten bewahren letztere vor der Tendenz, die Patienten in einer Art "Gebärmutter" schützen zu wollen. Plojé beobachtete nach der Erprobung dieses Modells einen Rückgang der einzeltherapeutischen Sitzungen sowie der durchschnittlichen Aufenthaltsdauer von zuerst 24 auf 10 Monate.

Janssen (1987) entwickelte im "Essener Modell" ein integratives Behandlungskonzept, in dem er neben der Aufstellung von organisatorischen und therapeutischen Prinzipien vor allem die *Integration* aller auf der Station beschäftigten Berufsgruppen in ein therapeutisches Team beschreibt. Er postuliert als Voraussetzungen für eine therapeutische Atmosphäre solche "... Beziehungsstrukturen im Gesamtteam, die die personale und berufliche Identität jedes einzelnen erhalten und narzißtische Konflikte und Identitätsstörungen, d.h. Probleme der Wertigkeit des Tuns, vermeiden" (139). Orientiert am Konzept der therapeutischen Gemeinschaft, sieht er in jeder Handlung eines Teammitglieds stets auch ein Handeln um Identität. Die Äußerungen, Einfälle und Interpretationen aller sollen gleich bewertet werden - egal, ob Experte oder Nicht-Experte. Jeder soll nicht den anderen interpretieren, sondern nur für einen Teilbereich des gesamten Beziehungsfeldes sprechen. Diese identitätserhaltende Interaktion führt zur Identifikation aller mit der therapeutischen Aufgabe. Ein psychoanalytischer Berater (z.B. der Leiter der Klinik) sorgt als "integrierende Instanz" dafür, daß das Team seine erste Aufgabe, die therapeutischen Prozesse des Patienten zu fördern, aufrechterhalten kann.

1.3. Bedeutung des Realitätsraums, Hypothesen

Die Klinik mit ihren Beschäftigten, den Teammitgliedern auf den Stationen und den Patienten wird als eine strukturierte Großgruppe verstanden. Nach der psychoanalytischen Forschung kommt es in der Großgruppensituation zur interaktionellen Re-Inszenierung primitiver Objektbeziehungsmuster. Der einzelne Patient steht in einer Vielzahl von Beziehungen, z.B. als Mitpatient, mit spontanen Beziehungen, als Patient einer Stationsgemeinschaft, als somatischer Patient, als Patient der Schwestern und Betreuer und als Patient jeweils spezialisierter Therapeuten. In jeder dieser Beziehungen können sich Konflikte für ihn kristallisieren, die er im Rahmen des Stationslebens inszenieren und ausagieren kann. Das Team fängt diese Beziehungsmuster auf, arbeitet sie durch und bringt sie zur Einsicht als eine emotionale Erfahrung. Janssen (1987) sagt:

"Dadurch, daß der Patient erfährt, daß abgelehnte und abgespaltene Aspekte des Selbst angenommen werden können, daß er also die Tragfähigkeit des Teams erlebt, wird es ihm überhaupt erst möglich, die negativen Erfahrungen aus den infantilen Objektbeziehungen zumindest partiell zu bewältigen" (209).

Der Patient gewinnt an Integrationsfähigkeit, wenn er sich mit der Integrations-Handlung des Teams oder eines positiv besetzten Therapeuten identifizieren kann. Die introjizierten Erfahrungen reichen günstigenfalls später zur Stabilisierung der Ich-Grenzen aus. So lebt das gute, verläßliche Objekt in der Phantasie fort. Es muß nicht gegenwärtig sein und bleibt dennoch Hort der Zuflucht und des Trostes.

Ernst Federn (1991) wertet die Behandlung von ichgestörten Patienten nicht als ursächliche Behandlung einer Krankheit. Man müsse wegkommen von dem ärztlich formulierten Modell, denn es handle sich darum, "... einen Menschen, der nicht funktioniert, so lange zu betreuen, bis er funktioniert ... Die richtige Behandlung von ich-gestörten Menschen ist, was wir heute Sozialtherapie nennen" (in: Becker 1991, 26 f.). R. du Bois et al. (1990) schildern ihr Konzept der Behandlung von schizophrenen Psychosen der Adoleszenz in Tübingen. Als wichtigste therapeutische Wirkungen werden die Einzelbeziehungen gesehen, die der Patient zu seinen Bezugspersonen im stationären Alltag herstellt. Lempp (1990) erweitert diesbezüglich den Therapiebegriff. Hier sei die Ansprache durch alle Mitarbeiter inbegriffen, "... diese läuft aber besser gewissermaßen tangential zu einer alltäglichen Beschäftigung, beim Spaziergang, beim Tischtennisspiel, wenn der Betreuer neben dem Bett sitzt, in das sich der Patient geflüchtet hat, aus dem Fenster schaut und beiläufig über banale Dinge spricht" (191).

Du Bois et al. (1990) berichten von einer katamnestischen Nachuntersuchung von 43 abgeschlossenen Behandlungen des Klinischen Jugendheims Tübingen. Die

Patienten hatten jeweils eine schizophrene Psychose der Adoleszenz und ihre Entlassung lag etwa 3 - 10 Jahre zurück. Es wurde untersucht, welche erkennbare biographische Bedeutung die Langzeittherapie bei diesen Patienten hatte. Auffällig war dort eine unerwartet hohe Gewichtung des alltäglichen Stationsgeschehens (gegenüber regressiven Einzelbeziehungen) in der Erinnerung der ehemaligen Patienten. Dies wird als ein Hinweis darauf verstanden, daß sie nicht nur in der Einzelzuwendung, sondern auch im Gruppengeschehen wichtigen Halt und wichtige Impulse bekamen, z.B. durch das Vorhandensein eines geregelten, inhaltsreichen Tagesablaufs auf der Station. Entwicklungsmäßig fortgeschrittene ehemalige Patienten erinnerten sich überdies an die Station "... als einen Ort, an dem sie mit Realitäten konfrontiert und auf die 'Welt' zugeführt worden waren. Zur 'Welt' zählten die zwischenmenschlichen Erfahrungen mit den Betreuern und den Mitpatienten, die Erfahrungen in der Schule und alle lebenspraktischen Herausforderungen" (in: Lempp 1990, 202). Ein zentrales Thema in allen durchgeführten Interviews war die symbiotische Struktur der Interviewten, die mehr oder weniger ausgeprägt, stets aber vorhanden und nie vollständig überwunden wurde, sowie die damit verbundene Trennungsunfähigkeit. Der mindeste therapeutische Effekt dabei war die Erfahrung, daß Trennungen / Ablösungen psychisch überlebt werden und Sinn erhalten konnten.

Die Behandler beschrieben als Eignung für die Langzeittherapie eine extrem auf Abhängigkeit zielende Bedürfnislage. Deshalb boten sie den Patienten enge und feste Bindungen über lange Zeit an. Die ehemaligen Patienten betrachteten die meiste Zeit im Jugendheim als eine aktive Auseinandersetzung mit der neuen Umwelt. Diese Auseinandersetzungen wurden einschließlich der beteiligten Bezugspersonen und realer Gefahren bis ins Detail erinnert. Sogar tiefe regressive, später überwundene Phasen wurden angeführt. Solche eindringlichen Schilderungen konnten die Auffassung über eine Höherwertigkeit von persönlichen Auseinandersetzungen auf der Station bestätigen "... im Unterschied zu Auseinandersetzungen, die durch ein institutionelles Eingreifen von 'oben' frühzeitig unterbunden werden, den Konflikt ins Leere laufen lassen und den Patienten mit seiner Ohnmacht konfrontieren" (in: Lempp 1990, 199). Als weitere wichtige, gelernte Integrationsvoraussetzung imponierte die Erweiterung der sprachlichen Fähigkeiten.

Als Simmel (1928) in Berlin erstmals die Psychoanalyse in die Klinik einführte, verstand er die Therapeutengruppe als ein strukturiertes Team, das für den Patienten "den Urtyp seiner Familie überhaupt" darstellt. Hier finden wir den Ursprung der Idee von der Stationsstruktur als Abbild von der Familienstruktur. Auch ich möchte diesen Gedanken weiterverfolgen, um daraus meine hauptsächlichen Hypothesen zu formen: Gemäß der Portmannschen Konzeption (1944) von der "biologischen Frühgeburt" ist für das Kleinkind die Mutter die Vermittlerin der Umwelt / des Milieus. Erst wenn das Kind diese basale Abhängigkeit überwunden hat (mittels Differenzierung des Realitätsbildes), ist es ausreichend beziehungsfähig, um gesellschaftlich integriert werden zu können. Diese Unabhängigkeit soll in der Psychotherapie nachträglich hergestellt werden - wenn auch in anderem Umfang und anderer Qualität. In der modellhaften Ursprungsfamilie sind der

Vater, die Geschwister, ggfs. die Großfamilie u.a. alltägliche Bezugspersonen für das Kind die Umwelt, mit der es mehr und mehr auf eigenständige Weise in Beziehung tritt. Diese Umwelt ermöglicht es ihm und reizt es dazu, sich von der abhängigen Beziehung zur Mutter zu lösen. Der mächtige Vater (und in abgeschwächter Form die Geschwister), der ebenfalls einen Anspruch auf eine ausschließliche Zweierbeziehung mit der Mutter hat, wird vom anfänglich nur besonders häufig präsenten und deutlichen Vertreter der Umwelt immer mehr zum wichtigen Konkurrenten in der Mutterbeziehung (u.a. auch wegen seiner Rolle als wichtiges, grenzensetzendes Objekt). Nach J. Kind (1992) fällt dies zusammen mit der zunehmenden Selbst-Objekt-Abgrenzung des Kindes:

> Die Trennung in ein Selbst und ein Nichtselbst kann das symbiotische Paar nicht aus sich heraus allein bewerkstelligen. Es muß zur Einleitung dieses Prozesses und zu dessen erfolgreicher Durchführung eine dritte, 'triangulierende' Person hinzukommen. Diese dritte Person muß die Voraussetzungen dafür mitbringen, daß das Kind eine qualitativ andere Beziehung zu ihr aufnehmen kann als zum Primärobjekt. Ist diese Voraussetzung erfüllt, wird ein Prozeß eingeleitet, der hilft, die symbiotische Beziehung zu öffnen ... Da es in der Regel die Mutter ist, die sich auf die symbiotische Beziehungsform einstellt, kommt die triangulierende Funktion meist dem Vater zu. Bei erfolgreicher Triangulierung hat das Kind sowohl zur Mutter als auch zum Vater eine Beziehung, die es als unterschiedlich erlebt und sie deshalb nicht gegeneinander abwägen und ausspielen muß (69 f).

Wenn diese Konkurrenzproblematik nach der ödipalen Phase einigermaßen gelöst ist, ist das Kind dadurch einigermaßen unabhängig und in seinem Wahrnehmen und Denken weitgehend differenziert geworden. Hier beginnt (in unserem Kulturkreis) die Latenz und damit die Fähigkeit, zur Schule zu gehen bzw. sich direkt auf die Anforderungen der Umwelt zu konzentrieren, an ihr zu lernen (sich ihr anzupassen) und eine umweltbedingte soziale Identität zu entwickeln. Ab der Latenz beginnt sein gesellschaftliches Sein und Werden, welches bei vielen Tieren mit ihren angeborenen Instinkten offenbar schon mit der Geburt beginnt.

In Analogie zu diesen Vorgängen in der Familie wird m.E. auf der Klinik-Station die Umwelt oder das Milieu durch den *Realitätsraum* (s.o.) vertreten. Er reizt den Patienten dazu und ermöglicht es ihm, sich von der abhängigen Beziehung zu einzelnen Bezugspersonen abzulösen. Der Realitätsraum wird natürlich nicht nur durch einen hauptsächlichen Vater sowie einige Geschwister gefüllt, sondern durch alle Betreuer, Beschäftigungstherapeuten, Mototherapeut, Mitpatienten, Chef- und Oberärzte, externe Eltern und Verwandte. Das integrative Moment, d.h. die sichtbare Beteiligung des Einzeltherapeuten am Stationsgeschehen sowie sein Kümmern auch um Mitpatienten, ermöglichen im Verlauf der therapeutischen Beziehung annäherungsweise die Konkurrenzbeziehung bzw. ödipale Problematik in der Familie, welche zwecks Verselbständigung und mittels Differenzierung auch hier gelöst werden muß und in eine gewisse Unabhängigkeit führt. Nun kann der Patient von der Station entlassen werden.

Es stellt sich die Frage: Könnte die Betreuung durch dieses spezielle stationär-psychiatrische Beziehungssystem nicht schon eher durch ein anderes stationäres (z.B. Heim) oder durch das alte Beziehungssystem Familie ersetzt werden (bei ambulanter Weiterführung der Therapie)? M.E. entwickelt sich eine zunehmende Unabhängigkeit entlang von stetig andauernden, in ihrer Bedeutsamkeit zunächst ansteigenden Beziehungen zu den Personen des Realitätsraumes. Die sich verändernde Bedeutsamkeit gehört zu genau diesen Personen. D.h., der Prozeß muß mit ihnen zu Ende geführt werden und kann nicht "unterwegs" unterbrochen und mit anderen Personen bei quasi nahtlosem Übergang weitergeführt werden.

Erst die wechselnden Auffassungen über bestimmte (gleichbleibende) Bezugspersonen tragen zu einem differenzierten Bild von ihnen bei. Z.B. je nach Situation oder *Entwicklungsphase* der Beziehung zu jemandem ist dieser mal die liebe Vertrauensperson, der zuverlässige Spielkamerad, mal der böse Angreifer, der verletzende Ignorant, mal der unerreichbar wissende Übervater, die Respektsperson, mal der schwache, etwas hilflose (vielleicht verlegene) Leidensgenosse. Die verschiedenen erlebten Sichten von einer Bezugsperson können später zu einer Vielgestaltigkeit und Differenziertheit des Bildes von ihr zusammengeführt werden. Dadurch wird die Beziehungsfähigkeit zu ihr (wie auch zu dergleichen anderen) besser. Es gibt mehr Möglichkeiten zum "Andocken".

Die Beziehungen zu diesen Bezugspersonen des Realitätsraumes müssen weitgehend zu Ende geführt werden, weil das Niveau der Differenzierung bei Beziehungen kurz vor der sozialen Integrierbarkeit einfach schon zu hoch ist, als daß die Bezugspersonen auswechselbar wären. Sie werden nicht mehr nur als schematische Gestalten gesehen und sind dadurch nicht einfach ersetzbar. Denn aus dieser Phase der Undifferenziertheit sollen die Patienten ja gerade heraus.

Jede Beziehung zu einem Übertragungs- oder Projektionsobjekt innerhalb des Therapie- oder Realitätsraumes sollte also ausreichend Zeit haben, die o.g. Phasen zu durchlaufen. Das ausreichende Maß endet nach m.E., wenn von den Behandlern das Selbstkonzept und die Objektkonstanz des Patienten, und damit seine Beziehungsfähigkeit, kritisch als ausreichend differenziert ermittelt wird. Dies wäre z.B. bei Erreichen des o.g. integrativen Funktionsniveaus möglich. Nach meiner Annahme erfolgt bei einem vorzeitigen Abbruch des Durchlaufens der Subphasen der Beziehungsentwicklung eine zweckmäßige Selbststabilisierung und ein Selbstschutz mittels der für den Patienten typischen Modi. Je besser und abhängiger die Beziehung vorher war und je abrupter ihre Beendigung, desto stärker manifestiert sich der Einsatz der jeweiligen Modi aus intrapsychischen, interpersonalen und ggfs. psychosomatischen Abwehrmechanismen. Dadurch entwickelt sich dann mit der Zeit das jeweilige Vollbild eines Borderline, einer Psychose, Depression, Anorexie etc. beim Erwachsenen. Die damit verbundene Behandlungsresistenz wird für die Gesellschaft auf die Dauer kostenrelevant.

K. v. Klitzing und D. Bürgin (1994) weisen darauf hin, daß bei schweren, durch frühe Deprivation entstandenen und durch sich wiederholende Traumatisierungen verschärften emotionalen Störungen rein verhaltenstherapeutische Ansätze zu kurz greifen. Neben anderen Bedingungen wird vor allem auf die Notwendigkeit eines günstigen pädagogischen Milieus verwiesen. Erst im Rahmen einer sich entwickelnden "tragenden" Beziehung könne sich langfristig eine Besserung des psychischen Funktionsniveaus ergeben. Selbst bei hochfrequenten Therapieverfahren sei langfristige Behandlung (bis zu 18 Monaten und länger) nicht zu vermeiden, "... damit das Kind nicht frühzeitig einen neuen Beziehungsabbruch erleben muß" (213).

M. Günter und H. Preute (1991) konstatieren bezüglich der Therapie psychotischer Jugendlicher, "... daß eine stationäre Behandlung nicht dann beendet werden kann, wenn bestimmte Probleme vollständig gelöst sind, sondern dann, wenn es zu einer ausreichenden Ermäßigung psychotischer Ängste gekommen ist" (in: Becker 1991, 72).

Janssen (1987) erwähnt anläßlich einer vergleichenden Untersuchung von stationären Behandlungen strukturell ichgestörter Erwachsener eine durchschnittliche Behandlungsdauer von 5,7 Monaten. Die Behandlungsdauer an sich hatte keinen Einfluß auf das Therapieergebnis. Es wurden also die länger Behandelten nicht in höherem Maße geheilt.

Zur allgemeinen Frage, wie lange ein stationär untergebrachter Patient dort behandelt werden muß, gibt es viele verschiedene, aber keine eindeutigen Aussagen. Für die Kostenträger, und damit auch für die Gesellschaft, wird es relevant, ob der Patient bei einem Tagessatz von mehr als DM 500,-- nicht schon früher entlassen werden kann als bisher. Dementsprechend wird mit der Kostenzusagen u.U. gezögert, eine profundere Begründung für einen Antrag auf Verlängerung erwartet und außerdem auf die geschaut, die eine allgemein kürzere Behandlungsdauer in ihren Kliniken praktizieren können. Da aber die Therapieverläufe genauso unterschiedlich sind wie die pathologischen Psychodynamiken bei Antritt der Therapie, wird man gewiß - schon aufgrund der mannigfaltigen Einflüsse - zu keinen generellen Richtwerten bezüglich der Dauer gelangen. Mein Anliegen bei dieser Untersuchung ist deshalb der Versuch einer Differenzierung der an Beziehungen geknüpften Entwicklungsfortschritte, wie sie von den betreffenden Patienten erlebt wurden. Es soll einerseits gezeigt werden, daß diese Zeit ggf. mit wichtigen Reifungsschritten für den Patienten gefüllt war und deswegen bei höherem Schweregrad und langwieriger Verfestigung der pathologischen Psychodynamik des Patienten (z.B. durch mehrfach gescheiterte therapeutische Interventionen in seiner Vorgeschichte) eine längere Behandlungsdauer gerechtfertigt war. Andererseits möchte ich überprüfen, welche Bedeutung der *Realitätsraum* auf der Station hat, um beim Patienten eine für die gesellschaftliche Integration notwendige Beziehungsfähigkeit herzustellen. Daraus ließe sich dann schlußfolgern, ob er - im Vergleich zum Therapieraum - vorzeitig verlassen werden kann, etwa für eine ambulante Weiterführung der Therapie.

Teil II

2. Von wessen Wirklichkeit ist stationäre Behandlung?

2.1. Das konstruktivistische Erklärungssystem für Wirklichkeit

Wenn wir uns mit Entwicklung, Beziehungsfähigkeit und lebendigen Kindern und Jugendlichen beschäftigen, benutzen wir stets ein wissenschaftliches Verständnissystem. Eine in dieser Hinsicht ebenso plausible wie umfassende Theorie von der Organisation des Lebens auf der Erde liefern Umberto Maturana und F. Varela (1984). Ich möchte sie hier zunächst kurz einführen, um mich später ausführlicher auf sie zu beziehen. Maturana/Varela sagen, wenn wir ein Objekt oder eine Einheit z.B. ein Lebewesen, aufzeigen und identifizieren wollen, bedingt dies eine Unterscheidung vom Hintergrund. Dazu brauchen wir ein Unterscheidungskriterium. Für Lebewesen heißt dieses: Es sind "solche Netze und molekulare Interaktionen, welche sich selbst erzeugen und ihre eigenen Grenzen bestimmen".

Der Akt des Unterscheidens ist gleichzeitig ein Aufzeigen einer Organisation der Einheit. Eine solche Organisation besteht aus Relationen zwischen unbestimmten Teilen, damit das Ganze ein unterscheidbares Etwas ist. Lebewesen erzeugen sich andauernd selbst. Ihre Organisation ist daher eine *autopoietische Organisation*. Das Besondere einer autopoietischen Einheit wie z.B. einer Zelle ist, daß in ihr Bestandteile erzeugt werden (z.B. die Zellmembran), die vom Stoffwechsel erzeugt werden und gleichzeitig seine Aufrechterhaltung und die eigene Produktion ermöglichen.

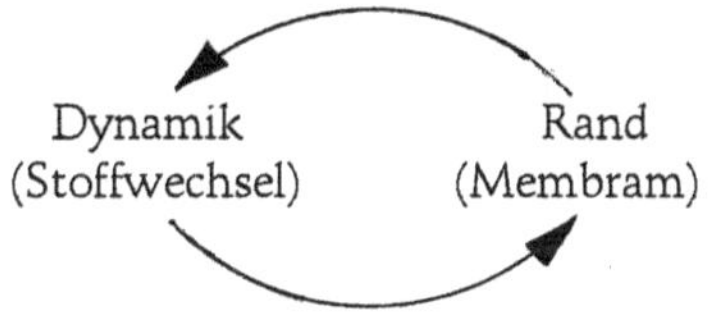

Nicht eines war zuerst da: es bildete sich eine gleichzeitige Ganzheitlichkeit. Die Beziehung zwischen Entwicklungsstand und Entwicklungsweg ist dialektisch. Das Lebewesen zieht sich quasi am eigenen Schopf hervor, denn das einzige Produkt der Organisation von Lebewesen sind sie selbst. Es gibt dabei keine Trennung zwischen Erzeuger und Erzeugnis. Darüber hinaus sind Sein und Tun einer autopoietischen Einheit untrennbar.

Ein Lebewesen unterscheidet sich vom umgebenden Milieu mittels seiner eigenen Dynamik, von anderen Lebewesen durch eine andere Struktur (z.B. Chitinpanzer statt Knochengerüst), ist ihnen aber in Bezug auf die Organisation gleich. Diese autopoietische Organisation kennzeichnet Lebewesen als autonom. Sie haben die Fähigkeit, ihre eigene Gesetzlichkeit, das ihnen jeweils Eigene zu spezifizieren. Die Phänomene, die autopoietische Einheiten in ihrem Operieren erzeugen, hängen von der Organisation der Einheit ab und von der Art, wie diese verwirklicht wird. Deswegen wird z.B. die Interaktion einer Zelle mit einem bestimmten Molekül dadurch bestimmt, wie die autopoietische Dynamik verändert wird. Und das ist abhängig von der Struktur der Zelle. Die Bewegung in der Zelle ist mithin *strukturdeterminiert*.

Die *Ontogenese* ist die Geschichte des strukturellen Wandels einer Einheit ohne Verlust ihrer Organisation. Die zelluläre Einheit "sieht" und ordnet ihre ständigen Interaktionen mit dem Milieu immer im Sinne ihrer Struktur. Beides befindet sich in ständiger Dialektik zueinander und in Veränderung (Entwicklung) bis zur Auflösung (Desintegration) der Einheit. Einheit und Milieu teilen also eine Geschichte wechselseitiger Strukturveränderungen. Dabei gehen sie miteinander eine *strukturelle Koppelung* ein. Ihre Strukturen sind "gekoppelt", insofern sie füreinander reziproke "Perturbationen" (entspricht in etwa: wechselseitige Reizeinwirkungen) bilden und dadurch bei sich gegenseitig Strukturveränderungen auslösen. Welche Interaktionen bei einer Einheit als Perturbationen wirken und welche Strukturveränderungen diese auslösen können, wird determiniert durch die Struktur der Einheit. Jede Zelle verwirklicht sich in der strukturellen Koppelung mit dem Milieu, in dem sie lebt. Darin liegt Ziel und Wesen ihrer Existenz. Zum Milieu gehören aber auch andere Zellen. In vielzelligen Systemen wird die Autopoiese normalerweise nur in einem Milieu aus anderen Zellen verwirklicht. Maturana/Varela sprechen in diesem Zusammenhang von *Metazellern*.

So führte die Anpassung an unterschiedliche klimatische und unterschiedliche Milieuverhältnisse zur engen strukturellen Koppelung von Zellen, um eine Autopoiese besser verwirklichen zu können. In solch einem Fall einer metazellulären Einheit stellen die Strukturänderungsphasen (sprich: Entwicklungsphasen) der einzelnen Zellen zusammen mit der Strukturänderungsphase der metazellulären Einheit den Lebenszyklus *einer organischen Einheit* dar. Dabei laufen die ontogenetischen Veränderungen jeder beteiligten Zelle anders ab, weil sie an der Gesamtdynamik der Zellansammlungen nach Teilnahme, Lage und spezifischer Interaktionsgeschichte notwendigerweise anders betroffen ist. "Das Leben eines vielzelligen Individuums als Einheit vollzieht sich zwar im Operieren seiner Bestandteile, es ist aber nicht durch die Eigenschaften der Bestandteile bestimmt" (Maturana/Varela 1987/1984, 91). Die Ontogenese eines Metazellers wird vielmehr durch Interaktionen bestimmt, die er als Einheit vollzieht. Dennoch geschieht die Fortpflanzung selbst (Reproduktion) und entstehen die reproduktiven Variationen (z.B. Haarfarbe, Genkombinationen) wie beim Einzeller beim Durchlaufen der einzelligen Phase. Jedes vielzellige Individuum ist ein Ergebnis der Teilung und Aufspaltung einer Gattung von Zellen, die auf *eine* befruchtete Zelle zurückgehen und dann einen Entwicklungszyklus durchlaufen, in dem neue Individuen auf die gleiche Weise (mittels einer Ursprungszelle) erzeugt werden. Die sexuelle Fortpflanzung setzt voraus, daß eine der Zellen des Organismus eine operationale Eigendynamik entwickelt, beispielsweise die Spermazellen beim Mann. Alle heute bekannten vielzelligen Lebewesen müssen als Variationen über das Thema Zellorganisation und -phylogenese verstanden werden. Die einzellige Fortpflanzung ist gemeinsames Element in der Organisation aller dieser Organismen. Trotzdem ist die Fortpflanzung nicht notwendiger Bestandteil der

Organisation. Ein Lebewesen kann existieren ohne sich fortzupflanzen, und es gibt auch im Tierreich regulär Individuen, die sich nicht fortpflanzen.

Alle Metazeller wie Tiere, Pflanzen und Pilze enthalten Zellen als Bestandteile ihrer Struktur. Deswegen heißen sie *autopoietische Systeme 2. Ordnung*. Sie weisen eine operationale Geschlossenheit ihrer Organisation auf. Alles, was in ihnen geschieht, ereignet sich unter Erhaltung der Autopoiese der sie bildenden Zellen und gleichzeitig der Erhaltung der eigenen Organisation. Das letzte Ziel ist dem erstgenannten dabei übergeordnet.

Es gibt 4 Bereiche oder Ordnungen, die von der Struktur einer Einheit festgelegt werden:

a) der Bereich von *Zustandsveränderungen*, d.h. Strukturveränderungen ohne Veränderung der Organisation

b) der Bereich von *destruktiven* Veränderungen, d.h. Strukturveränderungen mit Verlust der Organisation und Klassenzugehörigkeit der Einheit (z.B. tödliche Verletzung)

c) der Bereich von *Perturbationen*, d.h. allen Interaktionen, die Zustandsveränderungen auslösen (z.B. Lichtreize)

d) der Bereich von *destruktiven Interaktionen*, d.h. solchen Perturbationen, die zu einer destruktiven Veränderung führen (z.B. Revolverkugel ins Herz).

Solange die Einheit nicht in eine destruktive Interaktion mit dem Milieu eintritt, gibt es zwischen beiden eine Verträglichkeit. Im Rahmen der gegenseitigen strukturellen Koppelung unterliegen beide Bereiche einem ständigen Strukturwandel. Aufgrund ihrer Verträglichkeit aber haben sie eine gegenseitige Anpassung. Strukturkoppelung ist immer gegenseitig und dient der Erhaltung der Anpassung. Alle Interaktionen, die hiermit vereinbare Strukturveränderungen auslösen, sind Perturbationen, alle damit unvereinbaren sind destruktive Interaktionen. Beides findet ständig statt und die ständige Strukturveränderung driftet in unterschiedlichste Richtungen, aber stets in Übereinstimmung mit dem Driften des Milieus. So definieren Maturana und Varela die *Phylogenese* als Abfolge der durch reproduktive Beziehungen verwandten organischen Formen. Die in diesem Verlauf entstehenden Veränderungen bilden den phylogenetischen oder evolutiven Wandel. Was nicht in Übereinstimmung zum damaligen Strukturwandel des Milieus war, verlor seine Anpassung und starb folglich aus.

Im Verlauf der Evolution sind jene Wandlungen interessant, die einen Bezug zur Erhaltung der Strukturkoppelung haben. Ein Lebewesen ist solange an ein Milieu angepaßt, als es sich nicht auflöst. Der Zustand der Anpassung ist dann "invariant". "Jeder Organismus ist angepaßt, solange er existiert" (Maturana/Varela 1987/1984, 125). In dieser Hinsicht gibt es kein Überleben des "Angepaßteren", sondern ganz einfach eines des "Angepaßten". Es ist also kein Fortschritt in der Evolution möglich. Deren Entwicklungskriterium ist nach Maturana/Varela: *Verwirklichung des Lebendigen.* Das natürliche Driften innerhalb der Phylogenese geschieht nicht gemäß dem Zufall, aber es gibt auch keine andere Begründung als das Gesetz der Erhaltung einer Identität und der Fähigkeit zur Fortpflanzung.

Wie bereits gesagt, werden diejenigen Perturbationen, die in einer Einheit Zustandsveränderungen hervorrufen, von der Einheit bestimmt. Die Voraussetzung dazu ist, daß die Anzahl von zusammenhängenden inneren Relationen invariant gehalten werden. Am Beispiel von bestimmten einzelligen Bakterien kann man das beobachten. Sie haben Geißeln (= schnurförmige Endigungen die sich winden und dadurch wie ein "Schraubenantrieb" arbeiten können). Eine erhöhte Zuckerkonzentration im Milieu stellt für das Bakterium eine Perturbation dar, welche über seine Membran aufgenommen und mittels innerer Veränderungen die Geißel zur Bewegung veranlaßt. Sie treibt das Bakterium in Richtung der erhöhten Zuckerkonzentration, welche ein erhöhtes Nahrungsangebot darstellt. Interessant an diesem Beispiel eines Reaktionsverhaltens, das auch Chemotaxis genannt wird, ist, daß dieses Bakterium im Unterschied zu den Pflanzen eine sensorische und eine motorische Fläche hat, die miteinander nicht identisch sind. Beide Flächen haben eine stabile Korrelation zueinander.

In dieser Variation der autopoietischen Anpassung ans Milieu liegt im Kleinen das Prinzip zugrunde, welches dem Nervensystem eine so überragende Bedeutung bei mehrzelligen Lebewesen gab. Nervenzellen haben zytoplasmatische Verzweigungen, die sich über enorme Abstände erstrecken. "Die physische Anwesenheit eines Neurons erlaubt den Transport von Stoffen zwischen Regionen auf einem besonderen Weg, der die umliegenden Zellen nicht beeinträchtigt und die gezielte Abgabe dieser Stoffe möglich macht" (ibd., 170). Nervenzellen sind mit diesen Zellen verbunden. Aber indem sie zwischen motorischen und sensorischen Zellen ein Netz bilden, welches sehr präzise Interaktionen erlaubt, bilden sie ein Nervensystem. Die neuronalen Netze erzeugen sensomotorische Korrelationen (wie beim Bakterium, s.o.). Die Art, wie sich das Netzwerk aus Nervenzellen und deren Endigungen verkörpert, ist sehr verschieden. Es gibt astronomische Kombinationsmöglichkeiten bei den verschiedenen Tierarten und Individuen - ebenso mannigfaltige, wie Möglichkeiten des Organismus, sich zu verhalten. Sie sind aber stets nur Variationen über ein Thema. Das Nervensystem ist Bestandteil einer autonomen Einheit. Dort führt jeder Aktivitätszustand zu einem anderen solchen in der selben Einheit, denn die Arbeitsweise ist zirkulär, d.h. *operational geschlossen.*

Einem Beobachter scheint es, als ob das Nervensystem (NS) sich entsprechend den Umständen der Interaktionen des Organismus verändert, als ob es "lernt". Es ist aber gerade nicht davon determiniert. Ein *Lernen* ist vielmehr "... Ausdruck einer Strukturkoppelung, in der die Verträglichkeit zwischen der Arbeitsweise des Organismus und des Milieus aufrechterhalten wird" (ibd., 187). Jemand hat eine Erkenntnis, meinen wir, wenn er ein erwartetes wirksames Handeln in einem Kontext zeigt, den wir vorher durch die Fragestellung abgesteckt haben. Aus einem geeigneten Blickwinkel kann *jede Interaktion* eines Organismus vom Beobachter als kognitive Handlung oder Erkenntnis bewertet werden. Somit ist das Aufrechterhalten der Strukturkoppelung, d.h. das Leben als Lebewesen, bereits ein Erkennen bzw. Lernen im Existenzbereich. Maturana/Varela benennen es: "Leben ist effektive Handlung im Existieren als Lebewesen" (ibd., 191).

Das Nervensystem ist an kognitiven Phänomenen beteiligt durch die Vielfalt von sensomotorischen Konfigurationen, die den Bereich möglicher Zustände des Organismus stark erweitern. Darüber hinaus eröffnete es neue Dimensionen struktureller Koppelung, indem die große Vielfalt von inneren Zuständen (Korrelationen) verbunden werden kann mit einer Vielfalt von Interaktionen, in die der Organismus eintreten kann. Das Zusammenleben z.B. in Nachbarschaft zu anderen Organismen ruft Interaktionen hervor, die im Laufe gemeinsamer Entwicklung rekursiven Charakter annehmen können. Beim Vorhandensein von Nervensystemen kann von den gemeinsam driftenden Organismen ein besonders komplexer Bereich von struktureller Koppelung gebildet werden: eine *Verhaltensabstimmung*. Sie ist erhaltenswert z.B. bei Organismen mit sexueller Reproduktion, Fürsorge für die Jungen, Nahrungserwerb in lebensfeindlichen Umwelten. Solch eine Koppelung erlaubt Beziehungen und Aktivitäten neuer Art, z.B. die Koppelung des Verhaltens durch chemische, visuelle, auditive oder sonstige Interaktionen. Gruppen und Gemeinschaften werden möglich, und in diesem Zusammenhang individuelle Temperamente. Jedes Individuum bringt ständig seine Position in das gemeinsam geformte Interaktionsnetz ein. Die beteiligten Organismen verwirklichen ihre individuellen Ontogenesen als Teil eines Netzwerks von Ko-Ontogenesen und bringen dadurch soziale Phänomene hervor.

Einen umfassenden Überblick über die Kognitionstheorie Maturanas und deren Implikationen für Psychotherapie gibt Ludewig. Er führt folgende Kernthesen an:

"- Menschliches Erkennen ist ein biologisches Phänomen und nicht durch die Objekte der Außenwelt, sondern durch die Struktur des Organismus determiniert.

- Menschen haben ein operational und funktional geschlossenes Nervensystem, das nicht zwischen internen und externen Auslösern differenziert; daher sind Wahrnehmung und Illusion, innerer und äußerer Reiz im Prinzip ununterscheidbar.

- Menschliche Erkenntnis resultiert aus 'privaten Erfahrungen', ist als Leistung des Organismus grundsätzlich subjektgebunden und damit unübertragbar.

- Der Gehalt kommentierter Erkenntnisse richtet sich nach der biologischen Struktur des Adressaten." (Ludewig 1992, 59).

Es ist also die jeweils aktuelle Struktur eines Lebewesens, die determiniert, in welcher Weise und in welchen Grenzen es durch Einflüsse von außen veränderbar ist. Das hat seine Bedeutung beispielsweise bei der vergeblichen Absicht, "Information" zu vermitteln. Maturana sagt: "Ich bin auf wundersame Weise nicht verantwortlich für das, was Sie hören, aber völlig verantwortlich für das, was ich sage" (zit. nach Ludewig 1992, 67). Ein lebendes System, welches sich selbst erzeugt, reguliert und erhält, ist hierbei nur den eigenen Regeln unterworfen. Seine so definierte Autonomie verhindert, daß es von außen determiniert werden kann, z.B. mittels gezielter Informationsvermittlung. Individuen können übereinander bezüglich des Erlebens oder Denkens nicht verfügen. Instruktive Interaktion ist zwischen ihnen nicht möglich. Um dennoch in einer Art Austausch und Zusammenarbeit zu treten, koppeln sich ihre Strukturen so aneinander, daß ihre Interaktionen rekursiv sind und beständig zueinander "passen". Beide (oder auch mehrere) Individuen perturbieren sich dann wechselseitig, wobei die jeweiligen Perturbationen (z.B. eine durch Institutionalisierung erworbene gemeinsame Sprache) gut aneinander angepaßt sind und vom jeweils anderen in gewohnter Weise verarbeitet werden. Man sagt, diese aneinander gekoppelten autonomen Systeme "driften" gemeinsam.

Die Implikationen daraus für die soziale Arbeit richten sich natürlich auf die nur sehr relative Beeinflußbarkeit der Mitmenschen. Therapeuten können nicht umhin, die Eigenheiten ihrer Patienten als für deren jeweilige Struktur nützlich anzusehen. Um ihnen helfen zu können, muß man sich mit dieser Struktur gründlich auseinandersetzen und sie in ihrer Funktion wertschätzen. Anregungen für Veränderungsprozesse (Perturbationen) sollten auf sie abgestimmt sein, da sie sonst ignoriert werden oder die Arbeitsbeziehung zerstören können (z.B. Abbruch der Behandlung, innerer Rückzug).

2.2. Die Wirkung der psychischen Struktur

Wir wollen uns nun dem Substrat zuwenden, das eine Beziehung zu seinesgleichen hat bzw. eingeht. Diese Konfiguration "wirkt" dort, wo die Beziehungsfähigkeit eines Menschen zum Tragen kommt. Es ist die *Struktur* der Psyche eines Individuums, die diejenigen Einflüsse selektiert, die eine Wirkung auf sie zu haben vermögen. Indem sie außerdem bestimmt, in welcher Weise diese Einflüsse auf sie wirken, regelt sie die Beziehungen jedes Individuums zu seiner Umwelt bzw. zu seinen Beziehungspartnern. Ein außenstehender Beobachter würde dieses charakteristische Beziehungsgeschehen mindestens teilweise auf die psychische Struktur des Individuums zurückführen und darin ggf. seine individuelle Beziehungsfähigkeit "erkennen".

Struktur bezeichnet nach Maturana die spezifische Ausgestaltung der Organisation, d.h. wie die einzelnen aufeinander bezogenen Elemente einer autopoietischen Einheit gestaltet sind, um die Organisation des "Lebens" zu verwirklichen. Hierzu (in Beziehung zur Umwelt) befähigt sind beispielsweise die Strukturen Bakterium, Stubenfliege oder Mensch. Die Berechtigung, mit der Maturanas Konzept für lebende (biologische) Systeme auch auf psychische und soziale Systeme übertragen werden kann, wurde jedoch auch angezweifelt und kritisch diskutiert (eine Sammlung verschiedener kritischer Beiträge gibt Jones 1993, 23 ff). Deswegen möchte ich auf eine Darstellung von Ciompi (1982) zurückgreifen. Nach ihm entstehen Strukturen durch Differenzierung. Aus dem vorher Undifferenzierten, Einheitlichen treten Unterschiede, d.h. *Differenzen* hervor. Beispielsweise wäre die Auflösung eines identifizierbaren *Ganzen* in zwei unterscheidbare Anteile die einfachste Form eines Differenzierungsvorgangs. Eine Differenzierung bildet dann ein Gefüge von Differenzen, die ein komplexeres Bild als vorher für den Beobachter ergeben. Konkret konstruiert ein Differenzierungsvorgang jedoch nicht nur im Bereich der Wahrnehmung, sondern eine (Aus-)Differenzierung kann sich auch durch die evolutive Entwicklung von Gesteins- oder Pflanzenformen der Natur, von Häusern, technischen Artikeln wie Autos, von Theorie oder institutionalisierten Verhaltensformen ergeben.

Der Begriff *Struktur* entstammt dem Lateinischen. Das Verb *struere* bedeutet dort etwa: schichten, zusammenfügen, errichten. In dem deutschen Wort *konstruieren* erkennt man den Bezug darauf, womit ein Schaffen von Struktur bezeichnet wird. In Lexika wird die Struktur oft als *innere Gliederung* bezeichnet bzw.: wie Teile eines Ganzen unter sich arrangiert sind. Auffällig ist die Wiederholung eines gleichbleibenden (invariaten) Grundprinzips, das jeweils leicht abgewandelt wird. So erfaßt das Auge beispielsweise Strukturen aus den spezifischen Form- und Farbrastern in den Feldern einer Ebene oder aus Streifen- und Rautenmustern in Meer und Wolken. Offensichtlich haben besonders unsere Augen eine große Übung und Fähigkeit im Erkennen von Strukturen. Die Gestaltpsychologie hat in den ersten Jahrzehnten des 20. Jahrhunderts deutliche Gesetze der Wahrnehmung festgestellt, nach denen die menschliche Sinnestätigkeit - z.B. in Form der Kontrast- und Gestaltbildung - die Strukturbildung als grundlegendes Prinzip benutzt. Die variierende Wiederholung von gleichen Mustern führte Ciompi zu der Definition, daß eine Struktur "ein Produkt aus einer Invarianz und einer Varianz" ist (1982, 104). Jede Differenzierung schafft aus einem gemeinsamen Prinzip (Invarianz, z.B. das Prinzip Pflasterstein) durch die Einführung von immer neuen Varianten (Varianz, d.h. ähnlichen Pflastersteinen) schließlich eine Struktur (Kopfsteinpflaster). Sie zeichnet sich aus durch eine stetige Kombination aus einem invariaten und einem variaten Anteil.

Ciompi weist weitergehend nach, daß eine große Ähnlichkeit zwischen den Definitionen der Begriffe *Struktur* und *System* herrscht. Beide stellen ein aus mehreren Elementen bestehendes Ganzes dar. Allerdings wird in den feinen Nuancen des allgemeinen Sprachgebrauchs dem Begriff *Struktur* ein mehr noch diachrones Moment zubemessen. Der zeitlich entstehende Aufbau, die Konstruktion spielt hier eine größere Rolle als beim Begriff *System*. Trotzdem bezeichnen beide Begriffe aus etwas anderer Perspektive den gleichen Sachverhalt. Ciompi belegt diese These mit Hilfe des für beide grundlegenden Bauelements des Bipols. Aus der o.a. *Differenzierung* ergab sich die Teilung eines Ganzen in mindestens zwei unterscheidbare Anteile, die zueinander in Beziehung stehen. Auch das einfachste aller möglichen Systeme besteht aus zwei Polen, zwischen denen eine Relation herrscht. Die Zahl zwei ist einfach die geringste Form von Mehrzahl. Beispiele für einfachste Systeme im psychischen Geschehen sind die Gegensatzpaare von Liebe und Haß, Spannung und Entspannung, in der Psychoanalyse Bewußtes und Unbewußtes oder das Lustprinzip versus das Realitätsprinzip. Ein Bipol bildet in einfachster Form ein Ganzes, und es finden sich in ihm bereits alle grundlegenden Charakteristika eines Systems sowie einer Struktur. Komplexere Strukturen wie Systeme ergeben sich nun durch ein Hinzutreten von etlichen anderen Bipolen, die miteinander bzw. zueinander in geregelten Beziehungen stehen. Ciompi definiert: "Strukturen wie Systeme sind eigentlich nichts anderes als äquilibrierte *Gefüge von Relationen*" (1982, 112).

Die Struktur der Psyche ist ein organisierter Niederschlag von Interaktionserfahrung. In erster Linie ermöglicht sie durch ihre sich selbst bildende und erhaltende Funktion die fortwährende Erhaltung der Anpassung im Milieu der gesellschaftlichen Beziehungen. Im Sinne der Portmannschen Konzeption von der "biologischen Frühgeburt" (Portmann 1944) erlaubt die Strukturbildung beim (instinktarmen) Menschen eine besonders flexible Anpassung an den Lebensraum. Psychische Struktur besteht nur durch ihre Funktion, nämlich Orientierung zu geben. Die Relationen zwischen ihren Elementen haben eine stetige Dynamik, die die Bestimmung von Positionen und Unterscheidungen ermöglicht. Beispielsweise bietet sie Orientierung zwischen den Polen angenehm versus unangenehm, früher versus später, ruhig versus erregt. Als der Reizempfängnis und Reizreaktion zwischengeschaltete Institution ermöglicht sie Differenzierung, Ordnungsbildung und Konkretisierung bei der Wahrnehmung. Schließlich ist sie in der Lage, Eigenes zu bilden und von Nicht-Eigenem zu unterscheiden. Struktur ist die Folge ihrer dynamischen Funktion, gleichzeitig ist die Dynamik die Folge von Struktur. Beide formen ein sich gegenseitig bedingendes Ganzes, dessen Dialektik in enger Beziehung zur Wechselwirkung zwischen Assimilation und Akkommodation im psychischen Differenzierungsprozeß steht" (Ciompi 1982, 85).

Sigmund Freud meint *beherrschende und verbindende Zentralmotive*, wenn er eine Struktur charakterisiert (Beland 1995, in: Schneider/Seidler 1995, 48). In seinem Werk "Massenpsychologie und Ich-Analyse" schildert er beispielsweise eine unter allen Mitgliedern einer Großgruppe herrschende Identifzierung mit derselben Zielvorstellung oder Führungsperson und spricht hier von einer "libidinösen Struktur einer Masse" (1921c, 145). Diese herrschende Identifizierung (Struktur) verbindet gleichzeitig. Das Ich des Einzelnen hat nach ihm eine Struktur als "Gesamtwillen", z.B. als den Willen wahrzunehmen und bewußt zu sein. So ist die *Strukturbildung* immer die Bildung eines Zusammenhangs, wobei das herrschende Interesse integriert. Diesem herrschenden Interesse ist der "relativ größte Betrag (der) Libido ... zugewendet" (1931a, 510). Beland folgert: "Wenn Struktur als Primat einer zentralen Bedeutung (Wunsch, Tendenz, vorherrschende Objektbeziehung) verstanden wird, dann ist Strukturveränderung verständlich als Bedeutungswandel" (ibd. 1995, 50).

Das klinische Denken der Psychoanalyse ist teilweise durchaus in Übereinstimmung mit der allgemeinen Art systemtheoretischen Denkens. Beispielsweise sagt die "Theorie des Denkens" von Bion (1962b) in eben dieser Weise aus, daß das psychische System sich aus der Differenz zur Umwelt bildet - nämlich ursprünglich über die Alpha-Funktion der Mutter. Es setzt diese Differenz zur Umwelt im Umgang mit sich selbst in Komplexität um, bezieht sich in allen inneren Relationen auf sich selbst (Internalisiertes, Repräsentanzen), stellt sich darin selbst her und erhält sich in der Weise seiner Entstehung. Auch Kernberg (1976) weist auf die bipolare Natur der Internalisierung hin. Bipolare intrapsychische Vorstellungen (Selbst- und Objektbilder) konstituieren sich; Einheiten von Selbst- und Objektbild werden in einem besonderen Kontext aus bipolaren Affektpaaren etabliert. Schon deshalb kann man viele Aussagen der allgemeinen Systemtheorie als ebenso gültig für das psychische System im Sinne der Psychoanalyse begreifen.

Wie oben bereits angeführt, bestehen alle komplexen Systeme aus einer Kombination von zahlreichen einzelnen bipolaren Elementen, die in ihrem So-Sein zwischen zwei möglichen Extrempositionen liegen. Jedes System hat dabei notwendigerweise Grenzwerte, innerhalb derer die Anpassung bzw. das Leben erhalten werden muß. Bei organischen Systemen sind es z.B. Werte in Bezug auf pH, Temperatur oder Wassergehalt. Bei kognitiven, affektiven oder sozialen Systemen verhält es sich ähnlich. Ciompi bezeichnet das zum Handeln motivierende *Wertsystem* eines Menschen wegen seiner kognitiven *und* affektiven Komponenten als "affektlogisches System" (1982, 114). Es ist aus dem jeweiligen Erleben im Austausch mit einer ganz bestimmten Umwelt gewachsen und stellt ein in subtilem Gleichgewicht befindliches Gefüge von internalisierten Fühl-, Denk- und Handlungsanweisungen dar. Jene Gedanken, Gefühle und entsprechenden Verhaltensweisen schwanken alle zwischen zwei möglichen Extrempositionen.

"So bewegt sich etwa das Wertsystem, das unser Verhalten beim Betreten einer Kirche reguliert, innerhalb einer Reihe von mittleren und als "gestattet"(="gut", "richtig") empfundenen Varianten, zwischen übermäßig viel und ganz fehlender Bekleidung, zwischen überstarker motorischer Bewegung und Ruhe, zwischen Reden und Schweigen, übertrieben intensivem oder völlig inexistentem Kontakt mit den anderen usf. Alle Varianten, die sich nach der einen oder anderen Seite hin einem Extremwert annähern, gelten als unstatthaft bzw. "schlecht" oder "falsch"; ..." Wer sie trotzdem wählt, erscheint unangepaßt, stört und erzeugt Spannung und Unsicherheit (1982, 114).

Für soziale Systeme konstatiert Luhmann (1984), daß sie sich konstituieren und erhalten mittels einer selbstgeschaffenen Differenz zur Umwelt. Sie benutzen ihre Grenzen zur Regulierung dieser Differenz. So nimmt sich jedes System selbst aus seiner Umwelt aus und reguliert seine Anpassung an sie und sein Fortbestehen über die eigene Grenzziehung.

Ein besonderes Problem der frühkindlichen, sich um die Identitätsbildung rankenden Entwicklung ist der Vorgang der allmählichen Ablösung des eigenen, autonomen, genügend stabilen und konsistenten "psychischen Apparates" von demjenigen der Mutter als erster Bezugsperson. Das Selbst, und spezieller das *Ich* des Kindes verselbständigt sich, trennt sich als psychisches System von dem der Mutter, um sich selbst durch Abgrenzung von eben jenem stetig aufzubauen und zu stärken. Differenzierter betrachtet, könnte man den gesamten "psychischen Apparat" mitsamt Es, Ich und Überich als innerpsychisches *System* auffassen. Es steht im Austausch mit der ganzen inneren und äußeren Realität. Durch die Interaktionserfahrung mit ihr bildet dieses System aus unzertrennbar affektiven und kognitiven Elementen Selbst- und Objektrepräsentanzen. Solche Strukturen sind aufgrund der Selbstreferentialität des Systems unabdingbar. Kernberg (1976) und auch Ciompi (1982) zeigen, daß diese Repräsentanzen durch gleichsinnige Affekte *geordnet* werden. Wenn wir uns erinnern, daß eine Struktur ein Produkt aus einer Invarianz und einer Varianz ist, so können wir schlußfolgern, daß "der *Affekt (die Stimmung) offenbar die grundlegende Invarianz in den affektiv-kognitiven psychischen Strukturen [ist]*" (Ciompi 1982, 248). Stimmen nun im Laufe der Erfahrungsbildung die Affekte und ihr kognitiver Gehalt überein, ergeben sich also keine grundlegenden Widersprüche, dann konstituieren sich normalerweise internalisierte Fühl-, Denk- und Handlungsanweisungen von großer Klarheit und Konstanz . Sie haben alle Eigenschaften, die dem psychoanalytischen Begriff der "Ichstärke" zukommen. Kann eine solche klare und konstante Struktur des psychischen Systems, d.h. ein solches "eigenes Entscheidungszentrum" nicht gebildet werden, dann spricht die Psychoanalyse von einer sog. "Ich-Schwäche". Bei ihr entsteht keine klar abgegrenzte, konsistente psychische Struktur. Vor allem die Konturen der internalisierten Selbst- und Objektrepräsentanzen bleiben unscharf. Auf dem objektbeziehungstheoretisch niedrigeren Funktionsniveau werden "durchlässige Ichgrenzen" beschrieben (z.B. mangelnde Demarkation zwischen fremden und eigenen Gefühlen, Gedanken, Meinungen etc., erhöhte Neigung zu vielfältigen Projektionen und Introjektionen, niedrigere Reizschwelle bzw. erhöhte Sensibilität, Empfindlichkeit, Verletzbarkeit). Damit verbunden wird ein defektes Identitätsgefühl gesehen, sowie ein labiles und inkonsistentes Selbstvertrauen (Neigung zu Depersonalisationsgefühlen, hypochondrischen Körpermißempfindungen, depressiver Selbsterniedrigung oder übertriebener Selbstüberhöhung). Für den Beobachter bietet sich das allgemeine Bild einer mehr oder weniger gestörten Autonomie des psychischen Systems, welches durch äußere Einflüsse leicht in Erregung zu versetzen ist. Diese allgemeinen Charakteristika waren gemeinsame, verbindende Merkmale für die Personen, die ehemals als Patienten mit ganz unterschiedlichen Störungsbildern in der Klinik des Wichernstiftes behandelt und im nachhinein für die vorliegende Untersuchung interviewt wurden (Teil 4).

2.3. Die Konstruktion der Wirklichkeit

Berger und Luckmann (1966) beschreiben die Entstehung der gesellschaftlichen Wirklichkeit aus einer Vereinbarung von subjektiven Wirklichkeiten. Hiernach ist die Wirklichkeit der Gesellschaft ein ständiger dialektischer Prozeß, der sich aus den drei Komponenten *Externalisierung, Objektivation und Internalisierung* ergibt - aus allen dreien simultan gleichzeitig. Der Mensch wird zum Mitglied der Gesellschaft, zum Teilhaber an ihrer Wirklichkeit, im Verlauf seines Internalisierungsprozesses. Objektive Vorgänge, die subjektive Vorgänge bei einem anderen offenbaren, werden internalisiert, d.h. für mich subjektiv sinnhaft. Auch wenn ich ihn nicht richtig verstehe, versuche bzw. meine ich doch zu verstehen und ordne seinem Tun einen Sinn zu. Damit wir beide uns richtig verstehen, also in unseren Äußerungen und Interpretationen voll übereinstimmen, bedarf es einer gut gelernten Verständigung über ein Zeichensystem, z.B. über eine Sprache. Doch dieses muß vorher über eine Internalisierung gelernt worden sein. Somit ist die Internalisierung die Grundlage für das Verständnis unserer Mitmenschen und darüber hinaus für das Erfassen der Wirklichkeit als einer sinnhaften und gesellschaftlichen Wirklichkeit. Ich übernehme also die "Welt" des Anderen und er übernimmt "meine Welt" über eine wechselseitige Identifikation. Wir leben in derselben Welt und haben teil an unserer beiden Sein. *Dann* bin ich Mitglied der Gesellschaft.

Für das entscheidende Moment meiner subjektiven Wirklichkeit, das Identität genannt wird, braucht es eine ausdrückliche und gefühlsgeladene Gewißheit, die mir "signifikante Andere"[1] entgegenbringen. Diese finden sich z.B. in der Familie, Nachbarschaft, im Freundeskreis, Sportverein - oder auch in einer Urlaubsbekanntschaft, mit der ich tiefgehend emotionale Gespräche geführt habe. Das gilt in positiver wie in negativer Hinsicht: Auch Gelegenheitsbekanntschaften können mir unter Umständen die Gewißheit vermitteln, ein Versager zu sein. Die ausgesuchte Gruppe signifikanter Anderer ist sozusagen die Star-Besetzung in meinem Leben als Heranwachsender oder Erwachsener. Die anderen sind mehr oder weniger der Chor darum. In einem gewissen Maße kann ich mir die Personen meiner Umgebung aussuchen. Andere muß ich ertragen lernen. So steckt die Gesellschaft voll von wirklichkeitssichernden Beziehungen.

Das notwendigste Mittel zum Kontakt mit anderen und signifikanten Anderen ist die Unterhaltung. Wobei die Wirklichkeits-"Unterhaltung" implizit im Gespräch stattfindet, also ohne daß sie irgendwie Thema ist. Die Sätze und Formeln, die ausgetauscht werden, setzen die Gewißheit einer ganzen Welt voraus. Gleichzeitig wird diese dadurch bestätigt und modifiziert. Z.B. Ungewißheiten werden durch das "drüber reden" gewiß, Zweifel werden deutlicher, Meinungen geändert. Sprache schafft aus fließenden und losen Erfahrungen eine kohärente Ordnung und objektiviert dadurch die Welt. Sie "verwirklicht" sie im doppelten Sinne: begreifend und erzeugend. So ist fast die gesamte tägliche Konversation mit dazu bestimmt, die subjektive Wirklichkeit zu sichern. Diese bekommt erst durch Häufigkeit und Dichte des beiläufigen Gesprächs ihr Volumen. Ein Mangel an Beiläufigkeit bricht mit den Routinen und stellt eine potentielle Gefahr dar für die Gewißheit der Wirklichkeit. Dem kann man abhelfen, indem man bei einem Abbruch der Gespräche oder einer drohenden Isolierung signifikante Gespräche durch einen Austausch von Briefen weiterführt oder die mangelnde Häufigkeit durch Tiefe ausgleicht.

Ciompi (1982) formuliert dies für die seelische Struktur des einzelnen, indem er feststellt, daß die Psyche fortwährend der Bestätigung von außen bedarf, um ihre normale Struktur und Funktionsweise aufrechtzuerhalten; anders ausgedrückt, daß sie als offenes hierarchisch strukturiertes, von der Umwelt über vielfältigste Feedbackmechanismen ständig gestütztes System von internalisierten Funktionsabläufen (= affektiv-kognitiven Bezugssystemen) aufzufassen ist, das rasch aus den

Fugen gerät, wenn die systemerhaltenden, positiven und negativen Rückmeldungen von der Außenwelt ausbleiben oder sich gravierend verändern (297).

Cramer und Kaempfer (1990) formulieren: "Die Welt ist ein *Prozeß*. Sie *ist* nicht, sie *geschieht*!" Dieser gemeinschaftliche Prozeß formt Wirklichkeit. Da Menschen immer in sozialen Zusammenhängen leben, ist sie nicht das Ergebnis eines persönlichen, solipsistischen Prozesses. Was als "Wirklichkeit" bezeichnet wird, entsteht als konsensuelles Phänomen im gesellschaftlichen Dialog und ist ein *Konsens* des jeweiligen Subsystems (z.B. Gesellschaft, Familie, Kollegium) darüber, wie die Dinge zu sehen sind. Gemeinsame Wirklichkeitsauffassungen in einem System können in einem weitgehenden Maße über Glück oder Unglück, Zufriedenheit oder Unzufriedenheit bestimmen.

Handlungen mit hohem symbolischen Gehalt (z.B. kirchliche oder gesellschaftliche Rituale) verweisen oft auf andere Wirklichkeiten als die der Alltagserfahrung. Ihre Sinnhaftigkeit wird erklärt innerhalb einer *symbolischen Sinnwelt* (Berger/Luckmann 1966). Eine symbolische Sinnwelt ist sozusagen der Mutterboden *aller* gesellschaftlich objektivierten und subjektiv wirklichen Sinnhaftigkeit. Es sind z.B. Theorien vom Kosmos und Universum, philosophische Weltauffassungen oder besondere Wissenschaften. Alles kann mit ihnen erklärt werden. Und wenn es nur heißt: "Gott wollte es so ..." Dies besorgen ausgewählte Hüter der Lehre.

Symbolische Sinnwelten sind selbstverständlich gesellschaftliche Produkte mit Geschichte. Aber sie präsentieren sich als unumstößliche Ganzheiten und setzen Ordnung bzw. Recht. Als "oberste Alltagswirklichkeiten" können sie Erfahrungen des Menschen aus verschiedenen Wirklichkeitssphären, z.B. aus Schlaf- und Wachträumen oder Grenzsituationen (z.B. in Todesnähe) einen Stellenwert geben. So schafft eine symbolische Sinnwelt für den einzelnen eine Hierarchie der Wirklichkeiten und damit eine Ordnung in seiner Erlebniswelt, die ihn umarmend vor dem Irrsinn schützt. Solchen Schutzes beraubt zu sein - nahe der geistigen Umnachtung - heißt zu recht: anormal (psychisch "krank") sein. Die symbolische Sinnwelt ermöglicht also immer eine "Rückkehr zur Wirklichkeit". Da diese Wirklichkeit aber die institutionale Ordnung der Gesellschaft mit den ihr entsprechenden Verhaltensweisen und Rollen enthält, wird jene immer dadurch endgültig legitimiert. Auch die Wirklichkeit und Richtigkeit der Identität des Einzelnen wird von ihr bestimmt und erhält ihre definitive Legitimation, sobald sie in den Zusammenhang einer symbolischen Sinnwelt gestellt wird. Je mehr sich der Mensch also mit seiner gesellschaftlichen Routinerolle - abgeleitet von der symbolischen Sinnwelt - identifiziert, desto sicherer kann er sich seiner Identität sein.

Die Sinnwelt bringt System in die Geschichte. Vergangenheit, Gegenwart und Zukunft bilden in ihr eine einzige sinnhafte Totalität, d.h. alle allgemeinen Ereignisse aus jenen drei Zeiten bekommen eine Einordnung nach Sinn und nach Wichtigkeit für die Gesellschaft. "Jede gesellschaftliche Wirklichkeit ist gefährdet und jede Gesellschaft eine Konstruktion am Rande des Chaos" (Berger/Luckmann 1980/1966). Die symbolischen Sinnwelten sind eine Konsequenz aus der konstitutionellen "Weltoffenheit" des Menschen (Portmann 1944). Hier schon beginnt der Konflikt zwischen Ordnung und Chaos. Aus der unbedingten Notwendigkeit symbolischer Sinnwelten entspringt aber auch ein Festhalten der Menschen an ihren Inhalten. Vielfältige Mechanismen zu ihrer Bewahrung und Stützung ließen sich anführen.

Symbolische Sinnwelten, also Glaubenssysteme, bauen auf den Glauben der Einzelnen. In der subjektiven Wirklichkeit eines Einzelnen gibt es vielerlei "Dinge", an die er glaubt, deren Gültigkeit jedoch nicht gesellschaftlich vereinbart ist. Beispielsweise könnte ich glauben, daß ich nach meinem Tode irgendwo auf der Erde als Mensch wiedergeboren werde. Dieses Glaubensgut wäre eine *Konkretisierung* von Wünschen und Erfahrungsanteilen, die aus der Alltagswirklichkeit stammen. Eine Konkretisierung führt zu einem *Wissen* bzw. einem begrenzten Wirklichkeitsbild, mit den man "arbeiten" kann. Sie erfolgt, um sich das Nicht-Begreifbare [ersatzweise] begreifbar zu machen, weil dieser Zustand des Nicht-begreifen-Könnens, also auch der Hilflosigkeit und Perspektivlosigkeit, etwas besonders Unerträgliches für Menschen darstellt. Würde ich in einer besonderen Lebenslage diffuse Ängste und Erregungszustände in Form von Wahnideen konkretisieren, so würde ich mich vermutlich zunächst beruhigen, denn ich wüßte, *wovor* ich Angst habe. Meine Nachbarn als Teilnehmer an einer gesellschaftlich objektivierten Sinnhaftigkeit würden bei mir dagegen eher einen Realitätsverlust feststellen und mir die Selbstverantwortung absprechen. Doch gerade in Lebensperioden, in denen viele Frustrationen auszuhalten sind, klammert sich der Einzelne wie auch die Gemeinschaft an Wirklichkeiten, die dadurch "wirken", daß sie Halt, Perspektive und Hoffnung geben können. Hier zeigt sich, daß Glaube und Wissen gleichen Ursprungs sind.

Für die konstruktivistische Erkenntnistheorie gibt es keine Wirklichkeit unabhängig von ihrem Betrachter, d.h. vom erkennenden System. Zwischen diesem und dem zu erfahrenden Wirklichkeitssystem wird eine Wechselwirkung gesehen. "Systeme erkennen Systeme" (Schiepek 1987). Gemäß Maturana (1984) ist das Erkennen selbst ein konstitutives, konkretisierendes Vorgehen. Das erkennende Subjekt trifft Unterscheidungen, die Gesellschaft "schafft" Wirklichkeit. Darin liegt die Fähigkeit zur Orientierung und damit die Fähigkeit zu überleben. Menschen bilden sich Konzepte und konkrete Vorstellungen über die Welt, mit denen sie sich zurechtfinden können. Solche Konzepte sind z.B. scheinbar allgemeinverständliche Begriffe wie "Seele", "Körper", "Krankheit" oder "Familie". Alle diese Konzepte sind Beschreibungen, die auf ihre Urheber (Beobachter, z.B. Forscher) zurückgehen. Sie haben *mit Hilfe von Vergleichen Unterscheidungen* vorgenommen. Beispielsweise bei der Beschreibung von Menschen kann sich die vergleichende Beobachtung auf verschiedene Lebensphasen (biographisch), auf andere Personen (differentiell) oder auf abstrakte allgemeine Werte (normativ) stützen. Weil jeder Mensch etwas anders beobachtet, orientiert sich die Brauchbarkeit einer Erkenntnis daran, daß sie sich mitteilen (beschreiben) läßt, eine gewünschte Zusammenarbeit fördert und einen Zugewinn gegenüber anderen Erkenntnissen oder der Unkenntnis bedeutet. "Brauchbarkeit heißt also, daß eine Erkenntnis von Menschen mit gleichen Nützlichkeits- oder

Geltungskriterien als nachvollziehbar, effektiv und gewinnbringend bewertet wird" (Ludewig 1992, 60).

Das menschliche Ausdrucksvermögen hat die Kraft zu objektivieren. Ereignisse und Erfahrungen können allgemeinverständlich formuliert werden, so daß sie einen Zugang für alle bekommen. Diese ausgedrückten Objektivationen sind automatisch Indikatoren subjektiver Empfindungen. Sie gehen über die Mimik und Gestik der vis-a-vis-Situation hinaus, denn diese überdauern die Situation nicht. Objektiviert wird nicht nur verbal, sondern auch durch Zeichen, z.B. ein Messer in der Wand, eine geschlossene Pforte zwischen zerstrittene Nachbarn. Dabei sind Zeichen und Zeichensysteme objektiv eingängig. Sie reichen über subjektive Intention im "Hier und Jetzt" hinaus.

Man könnte sagen, daß die Wirklichkeit der Alltagswelt nicht nur voll von Objektivationen ist, sondern daß sie vielmehr nur wegen dieser Objektivationen wirklich ist: Denn sie schreiben bestimmten Objekten eine bestimmte Bedeutung zu. Wir sind umgeben von Objekten mit bestimmter Bedeutung, die wir kennen. Manchmal ist es schwer zu erfassen, welche Bedeutung, d.h. welche subjektive Empfindung, hier "proklamiert" werden sollte. Dann ist die vis-a-vis-Situation hilfreich bei der Orientierung. Gemeinsame und allgemeine Objektivation geschieht im wesentlichen durch Versprachlichung. Deswegen ist Alltagswelt ein Leben mit der und durch die Sprache. "Sprache ist der Speicher angehäufter Erfahrungen und Bedeutungen, die sie zur rechten Zeit aufbewahrt, um sie kommenden Generationen zu übermitteln" (Berger/Luckmann 1966).

In der vis-a-vis-Situation kommt der andere Partner hinzu, man hört sich gegenseitig und beschäftigt sich mit dem jeweils Aufgenommenen. Doch während ich mit ihm spreche, habe ich Gelegenheit, auch über mich zu reflektieren. Meine subjektiven Empfindungen oder Intentionen werden folglich nicht nur für den Anderen "wirklich", sondern gleichzeitig auch für mich. Etwas zu verbalisieren heißt also gleichzeitig, es bewußt zu machen. Sprache bezieht sich in erster Linie auf die Alltagswelt, welche ich in voll wachem Zustand erlebe. Sie hat die Kraft, das "Hier und Jetzt" zu transzendieren. D.h. sie verhilft dem Sprechenden, sich vorstellungsweise in räumlichen und zeitlichen Umgebungen bzw. Verhältnissen aufzuhalten und sich mit ihnen zu beschäftigen, die überhaupt nichts mit der gegenwärtigen Situation zu tun haben. Sprache kann also Phänomene "vergegenwärtigen", eine momentane Wirklichkeit schaffen, fast wie es dem Sprechenden beliebt. Und zwar auch dann, wenn der einzelne Mensch mit sich selbst spricht.

Eine entscheidende Frage ist, auf welche Weise in sozialen Systemen unter den Mitgliedern das vereinbart oder "hergestellt" wird, was anschließend als Wirklichkeit Bedeutung gewinnt. In diesem Zusammenhang geht es nicht allein um die Aneignung von Vorstellungen.

> Sprache wurde niemals von jemandem erfunden, nur um damit eine äußere Welt zu internalisieren. Deshalb kann sie nicht als Mittel verwendet werden, mit dem sich eine solche Welt offenbar machen läßt ... Wir geben unserem Leben in der gegenseitigen sprachlichen Koppelung Gestalt - nicht weil die Sprache uns erlaubt, uns selbst zu offenbaren, sondern weil wir in der Sprache bestehen, und zwar als dauerndes Werden, das wir zusammen mit anderen hervorbringen (Maturana/Varela 1987, 253).

Über die wichtige Aufgabe hinaus, Beschreibungen zu liefern und diese zu ordnen, kommt der Sprache also eine in großem Maße konstituierende Funktion zu für unsere Erfahrung von Wirklichkeit. Sprache schafft aus fließenden Erfahrungen eine kohärente Ordnung und objektiviert dadurch die Welt. Dadurch "verwirklicht" sie die Welt im doppelten Sinn: sie begreift sie und erzeugt sie. Haken (1987), der Begründer der Synergetik, sieht in der Sprache eine "langlebige Größe", die jedem, der sich ihrer bedient, auch ihre Gesetzmäßigkeiten aufzwingt (andere ordnende Strukturen, die zugleich determinieren, sind z.B. Sitten und Gebräuche). Auf der anderen Seite bietet die Sprache uns die besondere Möglichkeit der *Reflexivität*. D.h. wir können darüber reflektieren, wie wir Wirklichkeit schaffen und immer wieder Anfang und Ende festlegen. Beispielsweise können wir unabhängig von bestimmten Stimmungen oder Begleitumständen erkennen, daß als verschieden erlebte und beschriebene Phänomene auf einer höheren Ebene verwandt sind, mitunter sogar das gleiche bedeuten. Um uns selbst nicht zu täuschen, müssen wir uns gleichwohl immer wieder damit auseinandersetzen, daß die Sprache uns dazu geneigt macht, mit ihr eine undifferenzierte, widerspruchsfreie Ordnung zu "setzen".

> ... Abstraktion - und damit zeigt sie ihr Janusgesicht - bringt auch die Versuchung mit sich, das jeweils Abstrahierte zu verdinglichen. Gerade die Weise, wie Sprache Verdinglichungen ermöglicht und legitimiert, erweist sie dann als "harten Ordner". Das gilt nicht zuletzt für die deutsche Sprache und insbesondere die deutsche psychologische Fachsprache, die inzwischen weitgehend in unsere Umgangssprache eingeflossen ist. Sie zeigt sich übersät mit Verdinglichungen wie "das Unbewußte", "die Depression", "der Trieb", "die Psychose", "der psychische Apparat" und "das Selbst" oder gar "das wahre Selbst" (Stierlin 1990, 268).

So wird aus der uns gegebenen Chance zur Reflexivität über Sprache auch eine Pflicht. Wir haben die Verantwortung, unsere interaktiv vereinbarte Wirklichkeit immer auf diesen Vereinbarungsprozeß hin zu überprüfen.

Eine Psychologie bzw. Identitätstheorie ist ein Erklärungssystem, welches konstruiert wurde und spezialisiert ist für den Bereich der psychischen Phänomene. Ist eine Psychologie erstmal da, so zieht sie eine dialektische Beziehung zwischen Identität und Gesellschaft nach sich, nämlich die zwischen psychologischer Theorie und jenen Elementen der subjektiven Wirklichkeit, die sie zu bestimmen und erklären vorgibt. Dabei wird der Wissensbestand einer intellektuell differenzierten Psychologie üblicherweise von einem "Personal" verwaltet und weiterentwickelt, das in dieser Lehre speziell ausgebildet ist. Jene Experten verfügen nun über Interpretationsschemata für problematische Fälle des Alltagslebens. Wenn beispielsweise Schwierigkeiten auftreten, die sich aus der Dialektik zwischen subjektiver Identität

und gesellschaftlicher Identitätszuschreibung ergeben, so können sie diese nach theoretischen Kategorien klassifizieren. Und das ist bereits die Voraussetzung für jede Therapie. In diesem Sinne verhilft eine psychologische Theorie dazu, gesellschaftlich anerkannte Verfahren zur Erhaltung und "Ausbesserung" von Identität zu legitimieren (z.B. Psychiatrie oder Therapieverfahren zur Beseitigung von störenden Symptomatiken). Identität wie auch die Alltagswirklichkeit werden gesellschaftlich *und* subjektiv bemessen - eine psychologische Theorie bildet zwischen beiden das theoretische Bindeglied. Wie brauchbar sie sich für Experten wie Laien erweist, zeigt sich an der Zahl der interpretativen Möglichkeiten für konkrete Phänomene im Alltagsleben.
Entsprechende Konzepte wie "Neurose" oder "Psychose" können nur in gesellschaftlichen Zusammenhängen gedeihen, die ihnen nicht widersprechen. Innerhalb dieser Zusammenhänge aber gedeihen sie mit Hilfe ihrer gesellschaftlichen Bestimmung und werden im Verlauf der Sozialisation wiederum als Wirklichkeit internalisiert. Sie sind dann Elemente der objektiven und der subjektiven Alltagswirklichkeit. Die psychologische Theorie, in der sie enthalten sind, hat als Faktor der gesellschaftlichen Wirklichkeitsbestimmung somit die Kraft, Wirklichkeit zu *setzen* (Berger/Luckmann 1966). Eine Psychologie ist aber erst dann gesellschaftlich etabliert, wenn sie allgemeine Anerkennung findet als brauchbare Interpretation von objektiver Wirklichkeit. In diesen Prozeß entwickelt sie als Ordnungssystem das Bestreben, sich in den Phänomenen, die sie beschreibt und erklärt, nachdrücklich zu verwirklichen. Weil es hier um emotionsgeladene Vorgänge der Identitätsbildung und innere Wirklichkeiten geht, beschleunigt sich ihre Internalisierung. Schon während sie internalisiert wird, verwirklicht sie sich. Wie rasch das geht, merken Psychologiestudenten, die etliche der erlernten psychopathologischen Beschreibungen zuerst bei sich selbst feststellen.

> Da wiederum Psychologie per definitionem Identität betrifft, kommt zu ihrer Internalisierung wahrscheinlich bereits eine Identifikation hinzu, womit sie also identitätsformend wirken würde. Dieser besonders enge Nexus von Internalisierung und Identifikation unterscheidet psychologische Theoreme erheblich von anderen. Danach überrascht es nicht weiter, daß - da Fehlschläge bei der Sozialisation dieser Sorte von Theoretisieren nicht gerade ungelegen kommen - psychologische Theoreme ihrerseits sozialisierend wirken (ibd., 1980, 190).

In der heutigen Zeit gibt es eine ganze Reihe von theoretisch gut formulierten Erklärungssystemen für auffällige psychische Phänomene. Aber in der psychotherapeutischen Praxis begegnet man noch um ein Vielfaches zahlreicheren Erklärungssystemen, denn jeder Patient hat ein eigenes. Auch Therapeuten erarbeiten sich ein eigenes Erklärungssystem, das sie im Laufe der Arbeit stetig weiterentwickeln, wobei sie je nach Brauchbarkeit oder Glaubwürdigkeit meist mehr von diesem oder jenem Erklärungsansatz "übernehmen". Alle diese Erklärungsansätze sind nur "Werkzeuge" zum Verstehen und Erkennen der Welt psychischer Phänomene. Man wählt sich mehr oder weniger große Teile aus und schafft sich ein eigenes Werkzeug. Die *Plausibilität* als Indikator für die eigene Auswahl fußt auf der jeweiligen subjektiven Sinnwelt. Die theoretischen Modelle sind Werkzeuge, mit denen wir "arbeiten" können und als solche grundsätzlich sinnvoll. Aber wie alle symbolischen

Sinnwelten, auf denen sie fußen und nach denen der Lernende ihre Plausibilität beurteilt, sind sie von relativer Gültigkeit. Es gibt keine anwenderunabhängigen Beweise dafür, daß sie letztlich stimmiger oder glaubwürdiger sind als andere. Dem gemäß sind wir in einem hohen Maße verantwortlich für das, was wir als "wirklich" ansehen. Wir können uns nicht aufgrund von "richtig" und "falsch" für ein Modell entscheiden, sondern vielmehr aufgrund einer *Vorstellung* von richtig und falsch. Man sollte von Therapeuten erwarten, daß sie sich nach Kriterien der *Angemessenheit* und *ethischen Vertretbarkeit* für eine Sicht von Wirklichkeit entscheiden. Dies erfordert jedoch unbedingt eine Auseinandersetzung mit dem Stoff und mit sich selbst. Bestimmte symbolische Sinnwelten und psychologische Erklärungsansätze sind Mittel, mit denen bestimmte Menschen besser und bestimmte Menschen schlechter "arbeiten" können. *Arbeiten*, d.h. z.B. sich Sinn, Identität, Selbstwert und Selbsterkenntnis zu erwerben, andere Menschen einzuschätzen und zu beschreiben, seine Anpassung gegenüber der Umwelt zu erhalten. Welcher Erklärungsansatz besser *für welchen Menschen* (Patient, Therapeut) ist, bemißt sich also vor allem an *seiner* subjektiven Wirklichkeitssicht und *seinem* bisherigen individuellen Erklärungsansatz, der ein Teil davon ist. Dieser individuelle Erklärungsansatz mag undifferenziert und bisher noch unformulierbar sein. Aber er existiert, und nach ihm entscheidet sich, ob und wieweit ein anderer Erklärungsansatz plausibel oder "glaubwürdig" erscheint - so sehr dieser andere Erklärungsansatz einem Therapeuten (oder einem Therapeuten als Kollegen) auch als "besser" (sinnvoller, differenzierter, handhabbarer) erscheinen mag.

Wenn Zweifel an der subjektiven Wirklichkeit aufkommen, werden sie üblicherweise durch Plausibilitätsstrukturen umgehend abgewiesen. Solche sind die gesellschaftliche Grundlage der Wirklichkeit und die gesellschaftlichen Prozesse, die für ihren Bestand erforderlich sind. Beispielsweise kann man seine Selbstidentifizierung als respektable, einflußreiche Person nur in einem Milieu erhalten, das diese Identität bestätigt. Solange wir uns in der Plausibilitätsstruktur einer überschaubaren institutionalen Ordnung wissen, finden wir es überflüssig, daß uns subjektive Zweifel an der entsprechenden Wirklichkeit überkommen. Wir können schweigend über uns selbst lächeln und im Geiste die Achseln zucken. Doch dies wird zunehmend schwieriger, wenn die Plausibilitätsstruktur unzugänglicher wird, wie z.B. in den heutigen, gegenüber früher komplexeren Gesellschaften mit konkurrierenden Wirklichkeitsbestimmungen. Hier übernehmen Experten die Wirklichkeitsbestimmung des Unbegreiflichen. Durch die Erwartungsstrukturen der Anfragenden wirkt ihre Diagnose stark prägend und in hohem Maße plausibel für z.B. Patienten, Angehörige und andere Behandler. Weil sie viele Ungewißheiten rasch behebt, beruhigt sie alle Beteiligten und neigt dazu, sich selbst zu stabilisieren. Das dahinter stehende "Problemerklärungssystem" ist mitunter so *brauchbar*, daß es nicht mehr hinterfragt wird. Ludewig macht das deutlich am Beispiel der Psychose:

> Zur Diagnose kommt es gewöhnlich wie folgt: Jemand entfaltet ein ungewöhnliches Handlungsrepertoire; ein anderer, meist ein naher Verwandter, fühlt sich gestört oder beunruhigt und eröffnet eine Problemkommunikation. Das unübliche Verhalten nimmt überhand; der Betreffende liegt z.B.

den ganzen Tag im Bett, ohne krank zu sein, wandert nachts umher, spielt laute Musik, reagiert nicht auf Ansprache, leidet unter Unruhe und Schlaflosigkeit, zerstört Mobiliar oder bedroht andere. Die Angehörigen suchen ärztliche Hilfe; der eingeschaltete Psychiater deutet die Zeichen im Sinne einer Psychose: Er erzeugt das Phänomen, indem er es benennt. Meist verordnet er Medikamente; ggf. - bei Gewalttätigkeit oder Suizidalität - kann auch eine Zwangseinweisung erfolgen.

Die zunächst vorläufige Diagnose erhärtet sich bei "Rückfällen", sodaß die medikamentöse Behandlung - oft lebenslang - fortgesetzt wird. Dadurch lassen die Sorgen der Angehörigen und Helfer sowie das unerklärliche Leiden des Patienten nach. Der Kliniker hat also Fakten geschaffen, und nun weiß man was zu tun ist - in der Regel abzuwarten, bis die Krise überstanden ist. Je nach Orientierung und Zeitbudget wendet der Arzt begleitend psychotherapeutische oder psychoedukative Maßnahmen an; das Ergebnis ist ungewiß. Im günstigen Fall reiht sich der Patient sozial wieder ein, vergißt die Krise allmählich und behält nur die vage Befürchtung zurück, vielleicht genetisch (also unheilbar) krank zu sein (Ludewig 1992, 170 f).

Die Zuschreibung von Krankheit bei einem Verhalten, das als Psychose diagnostiziert wird, verändert für gewöhnlich vieles und Bedeutendes für Patienten wie für Angehörige. Das Verhalten der Umstehenden ändert sich in jedem Fall. Meist wird dem Psychotiker die Zurechnungsfähigkeit und die Selbstverantwortung mehr und mehr abgesprochen. Im selben Zuge stößt er auf eine unsichere, unberechenbare Umgebung. Seine objektive Wirklichkeit bekommt von außen die Option auf Desorientierung zugeschrieben. Da subjektive Wirklichkeit jedoch niemals völlig sozialisiert ist, kann sie durch gesellschaftliche Prozesse auch nicht völlig transformiert werden. Möglich sind aber starke Veränderungen oder "Verwandlungen". Beispielsweise könnte er sich in jemanden verwandeln, der in unangenehmen Konfliktsituationen eine kommunikative Nichtverstehbarkeit annimmt und die sozialen Spielregeln dahingehend ausnutzt, daß durch sein Kranksein viele andere Leute sich um ihn kümmern und ihn versorgen. Die Psychiatrie ist als Chronifizierungseinrichtung oft sehr wirksam. Auf der anderen Seite könnte er sich möglicherweise in jemanden verwandeln, der gelernt hat, sich mit seinen inneren Konflikten selbständig auseinanderzusetzen und sich bei Bedarf adäquate Hilfe zu holen.

Für starke Veränderungen der subjektiven Wirklichkeit müssen eher radikale Akzente greifen, ähnlich der Primärsozialisation. Dazu muß eine neue überzeugende Plausibilitätsstruktur vorhanden sein und durch signifikante Andere vermittelt werden. Durch Beziehungen zu diesen signifikanten Anderen vermittels Prozessen der Identifizierung muß dann auch eine Gefühlsabhängigkeit wie in der Kindheit noch einmal nachvollzogen werden. Eine gesellschaftliche Einrichtung für solche "Verwandlungen" ist z.B. die Psychiatrie. Sie hat die gesamtgesellschaftliche Aufgabe, Berechenbarkeit (z.B. in Bezug auf die institutionale Ordnung und die gesellschaftliche Wirklichkeit) zu gewährleisten. Deswegen hat die psychiatrische Klinik ihre gesellschaftliche Aufgabe im Grunde schon erfüllt, sobald die Regelverletzer aus dem Verkehr gezogen sind. Wie in einer "Familie mit anderen Mitteln" übernimmt sie Funktionen von Kontrolle und Fürsorge für die Patienten. Als Therapeut in einer solchen Institution hat man gleichzeitig diesen gesellschaftlichen Auftrag, und ist darüber in seiner Neutralität eingeschränkt. Diese Rolle, daß man u.a. ein Kontrolleur der Gesellschaft ist, sollte man gegenüber sich und den Patienten eingestehen. Erst dann klingt man für sie ehrlich in seinen Bemühungen.

Da das Nervensystem ein selbstreferentiell geschlossenes System ist, orientiert es sich an den Effekten, die durch die scheinbaren äußeren Reize im Nervensystem selbst gebildet werden. Es ist dabei aber prinzipiell nicht in der Lage, zwischen Effekten von äußerer oder von innerer Determination zu unterscheiden. Aufgrund dieses Prinzips kann es sich seine Orientierung in der Welt, d.h. seiner Realitätssicherheit, nie wirklich sicher sein. Sicherheit (und Ruhe) in seiner Orientierung gibt dem Individuum die "normale", gewohnte Einbettung in die Alltagswelt. Hier wird das Bild von der Realität als gangbar (viabel) und "richtig" bestätigt, indem es eine gute Orientierung, sprich: Anpassung an die gegenwärtigen Umweltbedingungen erlaubt. Sobald die Alltagswelt verlassen wird, z.B. auf Reisen, in Grenzsituationen, bei Krieg oder langen Leidenszuständen, schwindet auch die Sicherheit der Orientierung. Auch die Veränderungen des Realitätsbildes im Zuge von Entwicklungsprozessen des Einzelnen, wie z.B. der Pubertät, bedingen eine vermehrte Unsicherheit (sowie Unruhe) "in der Welt" - und damit Identitätsprobleme. Erfahrungen in der Bewältigung von Situationen der Unsicherheit außerhalb der Alltagswelt können dem Individuum die Anpassung an fremde Umwelten und schwierige Situationen gegenüber der Umwelt aus menschlichen Beziehungen erleichtern. Diese sog. "Lebenserfahrung" stattet den Einzelnen mit einer größeren *Flexibilität* aus bei der Erhaltung der Anpassung an verschiedene Umwelten. Lebenserfahrung macht reifer (differenzierter), ruhiger und flexibler. Psychotherapie bzw. stationäre Aufenthalte von Menschen mit einem Manko an Flexibilität der beschriebenen Art sind m.E. Paradebeispiele für Umwelten, die über das Bewältigen von problematischen Erfahrungen und Konflikten der Heranbildung von Flexibilität dienen. Enthalten sein muß das Problematische dabei in zu bewältigenden (für Behandler wie für Patienten) Einheiten.

Je *flexibler* wird sind, desto adäquater können wir unser Einfühlungsvermögen der entsprechenden Umwelt oder einer entsprechenden Person anpassen, die uns gerade betrifft oder interessiert. Sind wir noch nicht so flexibel, dann kann unsere psychische Struktur das empathische Empfinden von bestimmten Gefühlen eines anderen Menschen noch nicht konstruieren oder noch nicht zulassen. Dann brauchen wir für eine bessere, stimmigere Einfühlung mehr Lebens- oder *Selbsterfahrung*. Die Erfahrung mit sich selbst sorgt dafür, daß bestimmte Ängste oder Werte des eigenen Wertsystems verändert werden, so daß sie anschließend nicht mehr die Empfindung von bestimmten Gefühlen blockieren müssen. Eine höhere Flexibilität auf psychischer Ebene bewirkt auch ein *besseres Einfühlungsvermögen*.

Meistens reicht die *Introspektion* aus, um einfühlsam sein zu können. Sie ist das natürliche, alltägliche Mittel dafür, über die eigene Innenschau Gefühle eines anderen Menschen nachvollziehen zu können. Aber häufig, und das besonders gegenüber stärker strukturell Ich-Gestörten, reicht sie eben nicht aus, um diesen Menschen zu verstehen. Dann nimmt man die psychologische Entwicklungstheorie zur Hilfe. Dafür ist sie da. Aber es reicht wiederum nicht aus, sie nur durch Lesen zu kennen oder von ihr gehört zu haben. Denn einfühlsam kann man nicht mit dem Verstand allein sein. Dafür muß man sich mit der psychologischen Entwicklungstheorie auseinandergesetzt haben, so daß das Wissen um die psychischen Entwicklungskennzeichen in das eigene Empfinden integriert werden konnte. Die Auseinandersetzung mit der Entwicklungstheorie ist ein Durcharbeiten an sich selbst. Denn erst dadurch können "Empfindungs-Sperren" durch eigene frühkindliche Fixierungen und Traumata aufgedeckt und im folgenden bei der Arbeit berücksichtigt werden.

Die Voraussetzung für und die Folge von Nähe und Vertrauen in einer Beziehung ist, daß der eine beginnt, das Bild des anderen zu internalisieren. Dadurch entsteht interpersonal schon eine Institutionalisierung. Viele Menschen, besonders solche mit unverarbeiteten Traumatisierungen, müssen sich teilweise vor der Internalisierung des Bildes eines anderen schützen. Denn sie läuft nicht willkürlich ab und kann innerlich zu wirksamen Veränderungen führen (z.B. Gefühlen der Abhängigkeit, Ängsten vor dem Ausgeliefertsein). Diese Menschen müssen sich also durch einen Kokon aus verschiedenartigen Abwehrmechanismen vor Nähe und dem Vertrauen-Fassen schützen. Sie geben sich bevorzugt rational (Gefühle kontrollierend). Ein Therapeut muß hier offen für eigene Internalisierungsvorgänge sein, weil er sich zwecks effektiver Beeinflussung des Wertsystems des Patienten vorübergehend mit ihm identifizieren muß. Er muß also in dieser Weise Kontrolle loslassen können und Kontrolle wiederfinden können. Therapeuten, die konstant die Kontrolle behalten wollen, scheitern, weil sie so keine empathisch adäquaten Veränderungsreize (z.B. Deutungen) zu setzen in der Lage sind. Insofern kann man die Empathie nicht lernen. Man muß sie bei sich "zulassen".

Empathie ist die vorübergehende Identifikation mit dem Wertsystem des Anderen. Ein Wertsystem aber ist der Bauplan, nach dem das Abwehr- und Denksystem des Menschen strukturiert ist. Der empathische Therapeut also "versteht" (erkennt) über die vorübergehende Identifikation und den Rückgriff auf sein Inneres einen Teil von dem Abwehr- und Denksystem des Patienten. Mit Hilfe dieses Verständnisses kann er dort strukturverändernde Reize setzen.

Wertung motiviert und mobilisiert die Abwehr. Auch das "Erkennen" (nach Maturana: die Erhaltung der Anpassung an das Milieu, also die Lebenstätigkeit selbst) besteht aus Abwehrmechanismen. Letztlich sind es die unangepaßten oder "irrationalen" Abwehrmechanismen, die durch die Therapie verändert werden sollen. Indem sich das Wertsystem des Patienten ändert, verändert sich auch seine Abwehr und seine Art zu leben.

Häufig rühren Fehler und Erfolglosigkeit von Therapeuten von einer mangelhaften Empathiefähigkeit her. D.h. sie können bei sich nicht genug passagere Identifikation zulassen und deswegen in der Folge zu wenig von der Konfiguration des Wertsystems des Patienten in sich wiederfinden. Aufgrund ihrer mangelnden

Offenheit für eigene Internalisierungsprozesse ("Zulassen") werden so letzten Endes auch ihre Veränderungsreize inadäquat.

Der Therapeut unterstützt die Selbsterkenntnisbestrebungen des Patienten. Er weiß nicht, "was für ihn gut ist", aber er fungiert als Geburtshelfer für seine diesbezüglichen Entscheidungen. Der Weg zu einer solchen Entscheidung zu mehr Selbsterkenntnis durch Bearbeitung von Problemen führt über eine *Differenzierung*: Was will ich wirklich? Welche Bedürfnisse habe ich, welche Ansprüche? Über eine Differenzierung dieser Grundlagen für Entscheidungen kommt der Patient früher oder später selbst darauf, was für ihn "gut ist" bzw. was er bearbeiten will (z.B. persönliche problematische Gefühle und Erinnerungen). Indem der Therapeut die Arbeit der Differenzierung voranbringt, geleitet er den Patienten zu den vermeintlich wichtigen Themen. Sofern er aber in der Bewertung neutral ist, könnte es prinzipiell auch vorkommen, daß über den Prozeß der Differenzierung er, der Therapeut, erkennen muß, daß seine bisherige Wirklichkeitsdefinition nicht stimmig ist. Diese Möglichkeit muß er konsequenterweise einkalkulieren. Der Prozeß der Differenzierung (wie auch der Therapie im allgemeinen) ist ein Ringen um Wirklichkeitskonstruktionen. Anschließend haben beide Beteiligten höher ausdifferenzierteres "Material in Händen", mit dem sie weiterarbeiten können. Doch zunächst wissen eigentlich beide kaum, wo es langgeht.

Es geht bei der psychischen Entwicklung des Menschen nicht so sehr um das Verstehen-Können. Darum geht es auch, aber das Verstehen setzt relativ früh ein. Sondern es geht mehr noch um die Fähigkeit, mit dem Verstandenen umzugehen, es differenziert auszudrücken oder zu verbalisieren. Das ist das eigentlich Schwierige für Menschen, was erst langsam erworben werden kann. Meist empfinden Menschen psychische Probleme nicht deswegen, weil sie nicht differenziert genug empfinden können, sondern weil sie nicht in der Lage sind, dies ausreichend differenziert auszudrücken (auch wenn der Wortschatz bekannt ist). Und weil sie das Empfundene nicht differenziert genug ausdrücken können, vermögen sie sich auch nicht mit sich oder anderen darüber zu unterhalten oder auseinanderzusetzen. Es existiert für sie weitgehend nicht bzw. wird abgewehrt und verdrängt. *Verstehen* bedeutet also eigentlich: eine Bereitschaft und Fähigkeit, angepaßt ("verstehbar") zu interagieren. Ähnliches beschreiben Maturana und Varela (1984) mit dem Begriff des "Erkennens". Auf psychischer Ebene verlangt dies eine tief innerliche Verbindung von Gefühlen, Kenntnissen und Sprache. Das wirkliche "Begreifen", "Erfahren", "Verstehen" von etwas ist noch etwas anderes, als dieses zu kennen, zu wissen, gelernt zu haben. Der Initial-Alptraum der menschlichen Entwicklung ist dabei, etwas verstanden zu haben, aber unfähig zu sein, darauf zu reagieren.

Eine Therapie hilft somit im wesentlichen beim Erwerb der Fähigkeit, sich auszudrücken und adäquat (angepaßt) mit der Umwelt zu interagieren. Wenn der Therapeut *deutet*, bewirkt dies neben der Einordnung des Sachverhaltes in einen anderen Kontext vor allem auch eine Umwertung bzw. Entwertung auf Seiten des Patienten. Damit eine Deutung verfängt oder "zündet", braucht es diese Wertung. Denn, wie gesagt, kommt das "Verstehen" relativ schnell und es gibt viele Realitätsbilder und Verständnissysteme, die dazu "viabel" (brauchbar) genug sind. Zu einem "wirksamen Verstehen" - auch *Einsicht* genannt -, also zur Bereitschaft und Fähigkeit, mit dem Verstandenen umzugehen und zu handeln, ist jedoch auch eine emotionale Betroffenheit (als Antrieb) notwendig. Diese emotionale Betroffenheit oder "Besetzung" (mit Energie) einer Sache oder eines Sachverhaltes wird uns durch ihre *Wertung* angezeigt. Wieviel ist mir das wert? bedeutet: Inwiefern mobilisiert es mich zum Verhalten oder Handeln? Jeder Mensch bildet sich während seiner Entwicklung ein individuelles Wertsystem heran und differenziert es aus, und zwar im Laufe seiner alltäglichen Interaktionen (Erhaltung der Anpassung) mit seinem Milieu. *Erkennen* heißt hier: *Einsehen* und damit: *Werten*. Auch der Selbstwert wird neu bestimmt. Eine stationäre Therapie bewirkt mithin über die alltäglichen Interaktionen vor allem die Heranbildung und Modifikation eines Wertsystems.

2.4. Die Auseinandersetzung mit der Lebenswirklichkeit

Auf einem Internistenkongreß Anfang April 1997 in Wiesbaden wurde ein ca. 10 Jahre altes Erklärungsmodell zur Entstehung von Arteriosklerose mit stichhaltigen Untersuchungen und Argumenten belegt. Danach reiht sich die Arteriosklerose in die große Zahl der Infektionskrankheiten ein. Das Bakterium Chlamydia pneumoniae, bei mindestens 60 % der Bevölkerung in Lunge und Blut enthalten, nistet sich über Jahre und Jahrzehnte hinweg in den weißen Blutkörperchen eines Menschen ein, mit deren Hilfe es von der Lunge (nach Tröpfcheninfektion) in alle Gefäße gelangt. An den glatten Innenwänden der Arterien setzen die Mikroben sich fest, zerstören das feine Endothelgewebe, und bewirken über eine Entzündungs- und Immunreaktion des Körpers dort Ablagerungen von Cholesterin und Kalk. Über Zeiträume von vielen Jahren büßen die arteriellen Blutgefäße ihre Elastizität ein, verhärten und verengen sich, was wiederum Mangeldurchblutung, Herzinfarkt, Schlaganfall, Thrombosen usw. zur Folge haben kann. Besonders interessant ist nun, daß dieser Bakterienbefall erst dann ungehindert aufblühen und wuchern kann, wenn das Immunsystem durch Risikofaktoren (z.B. Nikotin, Blutfett, Diabetes), Streß oder Vorerkrankungen geschwächt ist. Bewiesen ist, daß dem Herzinfarkt stets eine langwierige Entzündung vorausgeht (Spiegel 17/1997, 246). Auch die gewöhnliche Altersschwäche setzt die Kräfte des Immunsystems herab. Und wir müssen uns mit der Vorstellung konfrontieren, daß Krankheitserreger in unserem Körper und unserer unmittelbaren Umwelt ständig in einem gewissen Maße vorhanden sind. Beispielsweise weisen neuere Untersuchungen Viren und infektiösen Erregern eine Schlüsselrolle bei der Entstehung von gewöhnlichen Krankheiten wie Krebs, chronischen Darmentzündungen, Diabetes, Multipler Sklerose, Alzheimer oder Gelenkrheuma zu. Es ist vielmehr eine permanente Leistung unseres Immunsystems, daß unser Körper nicht krank wird. Nach Maturana/Varela ist diese Leistung die Erhaltung der Anpassung an den Lebensraum, was gleichbedeutend ist mit der Erhaltung des Lebens eines Individuums. Sie sehen den Organismus und sein Milieu als operational unabhängige Systeme an, deren Strukturen aneinander gekoppelt sind. Das Fortbestehen des Organismus als autopoietisches System in seinem Milieu baut auf die beiderseitige strukturelle Verträglichkeit, also eine bestehende *Anpassung*. Für die Entwicklung des Organismus bedeutet dies: "Jede Ontogenese als die individuelle Geschichte strukturellem Wandels ist ein Driften von Strukturveränderung unter Konstanterhaltung der Organisation und daher unter *Erhaltung der Anpassung*" (1987, 113). Die Anpassung eines Organismus an seine Umwelt ist eine notwendige Folge von struktureller Koppelung. Dabei wird die Erhaltung der Anpassung erreicht durch eine fortwährende *Auseinandersetzung* (innerhalb der strukturellen Koppelung). Wie das Immunsystem sich beständig auseinandersetzt mit den Krankheitserregern und physiologischen Störfaktoren der Umwelt, und wie die Sinnesorgane sich permanent mit den veränderlichen Größen und Intensitäten von Umweltreizen auseinandersetzen, so muß auch das psychische System diesen Anpassungsprozeß fortwährend vollziehen. Es benutzt für den Vorgang der Auseinandersetzung Mechanismen des Schutzes und der Bewältigung, der Adaptation und der *Abwehr*. Dieser letztere Begriff ist für die psychoanalytische Theorie zentral. Er bezeichnet alle intrapsychischen Operationen, die darauf abzielen, unlustvolle Gefühle, Affekte, Wahrnehmungen etc. vom Bewußtsein fern und unter Kontrolle zu halten. *Abwehrmechanismen* (Freud 1915) sind in erster Linie unbewußte Ich-Funktionen mit Schutz- und Bewältigungsaufgaben. Allgemein richtet sich die Abwehr gegen einen inneren Reiz (z.B. Trieb) und auswählend gegen einen an Vorstellungen gebundenen Reiz (Erinnerung, Phantasie) oder gegen eine bestimmte Situation, die diesen Reiz auslöst, soweit er mit dem intrapsychischen Gleichgewicht unverträglich und daher für das Ich unlustvoll oder bedrohlich ist. Die Abgrenzung normaler Bewältigungsmechanismen von solchen Abwehrmechanismen, die als pathologisch bezeichnet werden, kann nur wenig deutlich sein. Beispielsweise ist die Verdrängung nebst einigen anderen unterstützenden Abwehrmechanismen häufig notwendig, um sich in Gegenwart von Störreizen trotzdem auf etwas zu konzentrieren, oder um in einer Krisenlage "dem Ich Zeit zu geben", weil bestimmte Veränderungen des Selbstbildes nicht sofort bewältigt werden können. Darüber hinaus hat gerade die Verdrängung nach Freuds Auffassung als Abwehrmechanismus eine in besonderem Maße konstituierende Funktion für das Unbewußte an sich (1937, GW XVI, 80).

Übertragen auf die Lehre von den autopoietischen Systemen, bezeichne ich die Mechanismen des Schutzes und der Bewältigung, der Adaptation und der Abwehr als Grenzen des psychischen Systems, über die der Austausch und die Auseinandersetzung mit dem umliegenden Milieu vonstatten geht. Diese Mechanismen sind quasi Abgrenzungen und Unterscheidungen, die einmal im Laufe von Auseinandersetzungen mit der Umwelt von eben jener bewirkt worden sind (frühkindliche Prägung). Fortan setzen sie selbst Grenzen und bestimmen den Prozeß der Auseinandersetzung mit der Umwelt zunehmend mit. D.h. die Art der Auseinandersetzung wird durch die Produkte bzw. Spuren der Auseinandersetzungen in der Vergangenheit (gebildete Struktur) ständig verändert oder entwickelt. Es ist also ein dialektischer Prozeß zwischen der Umwelt und den beschriebenen Mechanismen, welche die Struktur und zugleich die Grenzen des psychischen Systems konstituieren. Ludewig definiert:

> Grenzen schließen und öffnen das System gegenüber seiner Umwelt. Systeme sind insofern geschlossen, als keine ihrer Operationen außerhalb stattfinden können; sie sind aber in dem Maße offen, wie ihre Komponenten mit Zuständen und Prozessen der Umwelt interagieren können. Grenzen regulieren also die strukturelle Koppelung zwischen System und Umwelt (1992, 90).

Auseinandersetzung heißt Einebnen von groben Unterschieden oder Widersprüchen etc. und Schaffen eines differenzierteren Bildes von Unterschieden bzw. von Konfigurationen des Weltbildes. Das Ziel ist dabei die gezieltere, energieärmere und *flexiblere* Auseinandersetzungsfähigkeit mit der Umwelt. Sie erst ermöglicht größere Sicherheit bei der Erhaltung der Anpassung.

Freud betonte, daß das Seelenleben im Allgemeinen von Dichotomien regiert wird - so z.B. zwischen Subjekt (Ich) und Objekt (Außenwelt), oder zwischen Lust und Unlust (vgl. GW XI, 145 f). Kernberg veranlaßt das zur Annahme von angeborenen Dispositionen für eine subjektive Erfahrung in der Dimension von Lust und Unlust. Diese Dispositionen werden durch die Affekte repräsentiert, welche zunächst mit Verhaltensmustern und kognitiven Funktionen verbundene Einheiten bilden. Eine Differenzierung von Affekten erfolgt später im Zusammenhang mit der Differenzierung von internalisierten Objektbeziehungen. Die zunächst undifferenzierten lustvollen und unlustvollen Affekte sind nach Kernberg die hauptsächlichen Motivations- oder Triebsysteme, durch die intrapsychische Erfahrung organisiert wird.

> Libido und Aggression repräsentieren die beiden umfassenden psychischen Triebe, welche die übrigen Triebkomponenten und die anderen, zuerst in Einheiten von internalisierten Objektbeziehungen konsolidierten Bausteine integrieren (1992/1976, 106 f).

Entgegen dieser Auffassung möchte ich von der Dichotomie von Lust und Unlust ausgehen und mich wiederum an Maturanas/Varelas Modell orientieren. Nach ihnen ist eine unangepaßte interaktionelle Einbettung in das Milieu bedrohlich. Dieser Zustand wird allgemein als Unlust, als Beunruhigung empfunden, während auf der anderen Seite die Erfahrung von guter struktureller Koppelung in Beziehungen zu anderen Menschen beruhigt. Die übereinstimmende Befriedigung von Bedürfnissen des Es, Ich und Überich wird als Glück bezeichnet - ein Gefühl, das ebensowenig beunruhigt wie die Befriedigung von (z.B. sexueller) Lust. Deswegen möchte ich die Dichotomie von Lust und Unlust als die für die Erhaltung des Lebens basalsten Grundaffekte an die Stelle von Kernbergs Gesamtorganisation der Triebsysteme in der allgemeinen Polarität von "gut" und "böse" setzen. Libido als Streben nach Lust in der Form einer vollkommenen Anpassung an das Milieu findet seinen Gegensatz in der Angst, die ein Signalgeber für die Bedrohung durch [eine Tendenz zur] Nichtangepaßtheit an das Milieu ist, was u.U. das Leben kosten kann. M.E. stellt die Aggression keinen Trieb dar, sondern sie ist ein sehr früher und wirksamer Abwehrmechanismus, der wie alle anderen auf *Angst* reagiert. Die Angst ist als

Affekt nicht zu trennen von der psychischen und körperlichen Reaktion auf sie. Äußere Reize als Perturbationen für das körperliche System erzeugen in diesem System als Antwort auf eine mehr oder weniger bedrohliche Nichtangepaßtheit ein immer gleiches Reaktionsmuster, das für jeden Menschen charakteristisch ist und auf eine subjektiv reale oder vermeintliche Ursache hin auftritt. Auf körperlichem Wege ist sie eine Zusammenziehung. Der Körper sammelt und konzentriert seine Kräfte. Es entsteht eine Spannung und er steht unter einem "Streß", d.h. einem Notbetrieb. Eine mehr oder weniger bewußte Sorge sorgt für eine Unruhe und eine Konzentration auch der Aufmerksamkeit. Dabei werden unwichtigere Bereiche des Körpers und der Wahrnehmung inaktiviert, um wichtige andere hervorzuheben. Die autonomen körperlichen Reaktionsmuster sind erhöhte Atem- und Pulsfrequenz, steigender Blutdruck, Schwitzen, Pupillenerweiterung, erhöhter Muskeltonus, Erhöhung der sympathischen und Verminderung der parasympathischen Funktionen. Was die Angst so sehr zu einem Unglück und zu einem Leiden macht, ist also die *Angstreaktion*, die mit zunehmender Strukturierung des Wertsystems auch eine emotionale Bewertung dieses Zustandes vornimmt.

Angst wird in stufenlos geringerem und höherem Maße empfunden als ein Zustand der Unlust. Sie ist Anzeiger für eine mehr oder minder große Freiheit von Strukturkoppelung, d.h. die Erhaltung der Anpassung des Individuums in seinem Milieu ist unterbrochen oder gestört. Da die Wirkungen der Reize (Perturbationen) aus dem Milieu auf das Individuum von seiner Struktur determiniert werden, liegt es in seiner Macht, durch eine Änderung seiner Struktur eine Verbesserung der Strukturkoppelung mit dem Milieu zu erreichen. Dies geht auch, sofern - wie beim Menschen heutzutage nicht selten - das Milieu selbst ebenfalls verändert werden kann. Auch diese Möglichkeit ist in der Angstreaktion enthalten. Aber dieser Weg ist nicht der naheliegendste. Maturana/Varela stellen fest, daß wir im Alltag allgemein so handeln, als seien alle Dinge und Individuen strukturdeterminierte Einheiten. Bei einem Defekt gilt unsere Absicht einer Veränderung ("Reparatur") der Struktur. Meiner Ansicht nach kann man auch die Angstreaktion als eine solche *Anpassungsreaktion* betrachten. Sie dient zunächst mal der "Gewöhnung" an den gegenwärtigen Zustand verminderter Strukturkoppelung. Im Zuge dessen findet eine Leidensverminderung statt. So kann z.B. durch erhöhten Blutdruck, einen evtl. Schock, über diverse Abwehrmechanismen, körperliches Agieren und nachfolgende Erschöpfung soweit das Denken und Bewerten eingeschränkt werden, daß die aktuelle Situation kaum als Unglück empfunden werden kann. Weiterhin folgt als Reaktion auf das vermeintliche Strukturdefizit eine Verdichtung und Umschreibung der Struktur an einer vermuteten Stelle. Es wird schnell eine schützende Ersatzstruktur gebildet - in Form von körperlichen und psychischen Abwehrmechanismen, woraufhin über einen längeren Zeitraum die Struktur sich gemäß der Anpassung ans Milieu erneuern soll. In Analogie zu den körperlichen Vorgängen, z.B. der Entzündungsreaktion, lösen die psychischen Vorgänge das Problem des realen oder vermeintlichen Strukturdefizits ebenfalls mittels einer Ummantelung und Stützung/Ersetzung mit Abwehrmechanismen. Dann folgt ein Drang zur Wiederholung und Durcharbeitung (z.B. der Wiederholungszwang bei ungelösten intrapsychischen Konflikten), damit die Ursache bekämpft und ausgeschieden werden kann und sich an dieser Stelle eine erneuerte Struktur bilden kann. Aus dieser Sicht dient die Angstreaktion der Heilung und Neustrukturierung (zur Wiederholung der Strukturkoppelung bzw. Anpassung).

Angst ist ein fundamentales Motiv für Abwehrmanöver des Ich auf allen Entwicklungsstufen (Kernberg 1992/1976, 38). Ein weiterer bedeutender Aspekt der Angst ist ihr Entwicklungsreiz, denn Problembewältigung und Neustrukturierung der Psyche sind die eigentlich wichtigen Schritte zur Fortentwicklung und inneren Reifung. Die ständigen Strukturveränderungen im Laufe der Auseinandersetzung mit dem Milieu zwecks Erhaltung der Anpassung sind nichts anderes als eine *Entwicklung* und der Vorgang des Lebens selbst. Und die Entwicklung zu einer differenzierteren psychischen Struktur nennen wir eine "Reifung". Daß im Zuge jener Vorgänge das Auftreten und die Bewältigung von Sorgen und Ängsten unverzichtbar ist, ergibt sich von selbst. Wer sich nie in Unsicherheit begibt, gewinnt auch keine Lebenserfahrung.

Unlust und innerliche Unruhezustände können auch durch sog. "Bedürfnisspannungen" hervorgerufen werden. Diese Bedürfnisspannungen sind aber im Prinzip dasselbe wie Ängste. Halten wir uns streng an die Beschreibung des Phänomens, dann ist ein Bedürfnis im Prinzip eine Angst und eine Bedürfnisspannung eine Angstreaktion - nur jedoch in sehr fein abgestuftem und geringerem Maße (z.B. Appetit - Hunger; Konzentrationsschwäche - Müdigkeit). Auch hier, wie bei der Angstreaktion, zeigt sich ein Mangel an Angepaßtheit. D.h. es besteht ein Nachholbedarf an Anpassung an das Milieu, und dieser Zustand der Anpassung muß üblicherweise regelmäßig (z.B. im Laufe von Stunden oder Minuten) nachreguliert werden. So ist z.B. Hunger eine Bedürfnisspannung (oder auch: feinsinnige Angst, durch mangelnde Nährstoffzufuhr die Anpassung zu verlieren), die anzeigt, daß Nahrung zugeführt werden muß, damit der Körper die Anpassung an die Umwelt nicht verliert. Andererseits wäre es denkbar, daß der Mensch das Milieu verändert (z.B. die Heizung nachreguliert), um eine Anpassung wieder herzustellen bzw. einen Verlust der Anpassung zu vermeiden. Bedürfnisspannungen bzw. Angstreaktionen kann man also als sehr fein abgestufte, mehr oder minder dringliche Rückmeldungen über den gegenwärtigen Zustand betrachten. Gleichzeitig sind es Mechanismen oder Vorgänge zur Abwehr von Not, d.h. zur behelfsgemäßen Überbrückung dieses Mangelzustandes im Sinne einer strategischen Kompensation. Hier läßt sich die Streßreaktion anführen, oder - in Bezug auf längere Zeitperioden - die Neurose oder Psychose. Das körperliche und das psychische System reagiert auf diesen Mangelzustand jeweils *nach seinen Möglichkeiten* und *nach seinen Aussichten*. Die Möglichkeiten einer reiferen, differenzierteren Struktur der Psyche sind andere als die einer unreifen. Darüber hinaus sind die Aussichten bzw. *die Perspektive* des Individuums entscheidend, d.h. wie lange dieser Mangelzustand wohl noch dauern wird und in welchem Maße er sich ggf. noch verschärfen kann.

Für beide Aspekte, sowohl für die Möglichkeiten als auch zur Perspektive über eine Überbrückung dieser Mangelanzeige (und unabhängig davon, wie "real begründet" sie ist) spielt es eine entscheidende Rolle, in welchem Maße das bewußte Denken oder die Erfahrung korrigierend eingreifen können. Eine solche Korrektur mit Hilfe einer differenzierteren Wirklichkeitssicht bzw. eines Glaubens steht dann im Dienste der Abwehr. Der Mensch kann sich der Angstreaktion mehr oder weniger bewußt werden - das ist u.a. eine Sache der Erfahrung. Sie wiederum ist die Verfügbarkeit von bewältigten Erlebnissen der Vergangenheit aus dem Gedächtnis. Daraus folgt: Je höher das reife Niveau der psychischen Struktur eines Menschen ist, je mehr persönliche Erfahrung ihm zugänglich ist und je konkreter und differenzierter seine Lebensperspektive ist, desto flexibler und erfolgreicher kann er auf Mangelzustände bei der Strukturkoppelung mit seinem Milieu reagieren. Alle drei Voraussetzungen wirken in ihren Ausprägungen zudem untereinander dialektisch.

Die fortwährende Anpassung besteht aus der Aufrechterhaltung und Weiterentwicklung von *Mechanismen der Auseinandersetzung* mit der Umwelt. Der Soziologe N. Luhmann sagt: Es ist gerade diese Differenz von System und Umwelt, die Sozialisation erst ermöglicht (1984, 327). Die Auseinandersetzung findet ihre intrapsychische Entsprechung dann z.B. in der mit Hilfe von Verdrängungsbarrieren vollzogenen gegenseitigen Abstoßung von Es und Ich, die zugleich deren Konsolidierung bewirkt. Immer wieder auseinandersetzen muß das Individuum sich in erster Linie mit dem Nicht-Habituierbaren. Das Habituierte bildet dafür die notwendige Basis, nämlich Selbstvertrauen, Identität, Lebenserwerb und Entlastung im Alltagsleben. Kreativität, Wandelbarkeit, Belastbarkeit und dergl. sind bei diesem "Kampf" um Lebenserhaltung diejenigen Stärken und Eigenschaften, die dem Individuum *Flexibilität* geben. Sie erst ermöglicht auf ontogenetischer und gesellschaftlicher Ebene Unabhängigkeit, d.h. Freiheit in der Gestaltung des Lebens.

Der Prozeß der Auseinandersetzung mit der Umwelt *"setzt Grenzen"*, z.B. in Form von Abwehrmechanismen, die fortan selbst Grenzen konstituieren und den Prozeß der Auseinandersetzung mit der Umwelt zunehmend mitbestimmen. Die Stärke der Abwehr ist dabei ihre *Fähigkeit zur Differenzierung*. Alles Nachdenken, Reflektieren oder Diskutieren ist eine Form der Auseinandersetzung wie auch der differenzierenden Abwehr, deren Entwicklungsprozeß erst dann behindert wird, wenn Konflikte (Probleme) vermieden werden. Differenzierung über Analyse, "Auflösung", einen höheren Grad an Prägnanz der Komponenten bzw. der Aspekte des Problems oder der Bedrohung. Differenzierung meint aber auch Konstruktion. Eine *Struktur* wird dem vorher mehr Schemenhaften gegeben, so daß es anschließend handhabbarer wird und besser oder effektiver mit dem eigenen Weltbild vereinbar ist. Es ist sozusagen einzigartiger, ausführlicher, eben differenzierter geworden. Und diese neue Strukturierung gemäß dem eigenen Weltbild ist wiederum eine Konstruktion. Denn dieses Weltbild wurde auch einmal "konstruiert", ist also abhängig von der Struktur der Konstruierenden und unabhängig von der Außenwelt. Insofern ist die Differenzierung der Weg der Konstruktion. D.h. derjenige, der Probleme bearbeitet bzw. Bedrohungen "abwehrt", kann eigentlich nicht anders, als sein Leben zu strukturieren und sein Weltbild (Erfahrungswissen) zu vervollkommnen. Auch den Traum kann man ansehen als eine Auseinandersetzung mit einem Wunschthema. Die Wunscherfüllung ist dabei die Erfüllung des "Zwanges" zur Wiederholung. Konflikte, die so zur inneren Auseinandersetzung treiben, sind, ganz basal gesehen, Widersprüche oder *Unterschiede*, an die man sich (mittels geeigneter Abwehr- bzw. Anpassungsmechanismen) erst noch anpassen muß. Denn diese Unverträglichkeiten schwächen und bedrohen die Erhaltung der Anpassung an die Umwelt.

Wenn es keine unerfüllten Wünsche, wenn es also die Kluft zwischen Wunsch und Wunscherfüllung nicht gäbe, dann gäbe es keinen dringenden Bedarf für den modifizierenden Einfluß von Gedanken. Da es jedoch für jede Bedürfnisbefriedigung ein Ende und eine zeitliche Grenze gibt, entsteht anschließend jedesmal ein unangenehmer Zustand der Entwöhnung oder der Trauer. Das Denken erfüllt in dieser Beziehung eine Abwehrfunktion. Gedanken entstehen, um mit diesen psychischen Gegebenheiten umgehen zu können und sich an der "Realität" zu orientieren. Innere Reize und Impulse, die normalerweise Muskelspannungen und motorische Handlungen nach sich ziehen würden, nehmen hier einen "Umweg". Freud schlug vor, das Denken als Probehandeln zu verstehen. Er bemaß ihm eine spezielle Qualität zu, die es einem ermöglicht, einen Zuwachs an Spannungen zu ertragen, ohne zu einer Handlung getrieben zu werden. So gesehen ermöglicht das Denken einen Zwischenraum zwischen dem Bewußtsein eines Impulses und der Handlung, die für seine Ausführung benötigt wird.

... die Abwesenheit des Denkens und das Fehlen der Mittel, mit denen gedacht wird, verschlimmern die Enttäuschung und hemmen die Möglichkeit für Transformationen und folglich für Wachstum und Befreiung vom Wiederholungszwang. Je größer die Fähigkeit zum Ertragen dieser Enttäuschung (Frustrationstoleranz) ist, um so gesünder ist das Ergebnis für die Psyche in dem Sinne, daß die reale Situation Beachtung und Anerkennung findet; demgegenüber führen Manöver, der Realität auszuweichen, zu negativen Konsequenzen (M. Papadakis 1995[2],237).

Die psychische Entwicklung als Auseinandersetzung mit der Wahrnehmung der Umwelt läuft wechselweise in Schritten der *Differenzierung* und *Integration* ab.

Aus einem zunächst relativ diffusen, amorphen, undifferenzierten Ganzen bilden sich einzelne abgrenzbare Tendenzen, Funktionen, Muster, die in einem zweiten Schritt wiederum zu einem Ganzen, zu einer organischen Einheit integriert werden (Mentzos 1984/1982, 40).

Es ist der Vorgang der Strukturierung. *Konkretisierung* (z.B. als Veranschaulichung oder Vergegenständlichung von unbewußten Ängsten, von Ahnungen und Glaubensinhalten mittels Symbolen) läuft vor der Differenzierung ab und wird von ihr wieder gefolgt. Sie ist eine konkrete Fassung der Gefühle und Einstellungen in Form eines Glaubens (eines geglaubten Bildes von der Realität), z.B. einer religiösen Überzeugung, einer symbolischen Sinnwelt, oder in kleinerem Rahmen von Gesetzmäßigkeiten der näheren Umwelt. Dabei entspricht sie einer einfachen Gestaltbildung zum Zwecke der Orientierung und des Umgangs mit dieser Gestalt. Hat man diese Gestalt bzw. dieses Bild von der Welt verfertigt, dann folgt eine Differenzierung. Eine Analyse ist eine Differenzierung, die in Einheiten zerlegt. Ihr Ziel ist ein erhöhtes "Auflösungsvermögen" bei der Sicht der Dinge, und die Möglichkeit, Unwichtiges zu selektieren. Hat man schließlich ein differenzierteres Bild vom betrachteten Ausschnitt der Realität, dann folgt eine Integration in das bestehende Gesamtbild, die gleichzeitig auch wieder eine Konkretisierung ist, nämlich in Form einer Neu- oder Umkonstruktion eines Weltbildes.

Wo bei Menschen die Fähigkeit zur Differenzierung begrenzt oder blockiert ist, findet häufiger - nach jeweils veränderter Lage der Dinge - eine *Konkretisierung* statt. Man wundert sich über diese Kursänderung, steht aber lediglich vor einer veränderten Abwehrkonstellation gegenüber dem gleichen Grundproblem und der gleichen strukturellen Insuffizienz. Ein Beispiel für ganz normale Angstkonkretisierung stellen furchterregende Märchen dar. Vermutlich entstehen sie bzw. die kindliche Vorliebe für sie deswegen, um den Kindern Gelegenheit zu geben, diffuse Ängste zu vergegenständlichen und in Begleitung des Erwachsenen "durchzustehen". Unter pathogenen Bedingungen können die Mechanismen der Auseinandersetzung von Psychotikern aus diffusen Ängsten ein Wahngebilde konkretisieren. Der Psychoanalytiker Searles hat als erster gezeigt, wie etwa ein Übermaß an ständigen Sabotagen und Disqualifizierungen im Kommunikationssystem des Milieus (z.B. Familie) zu starker Verwirrung und Spannung führen kann. Einer der Beteiligten - namentlich der später so bezeichnete Psychotiker - "verrückt" schließlich und "schnappt über" in ein anderes, eigenes und unzugängliches Fühl-, Denk- und Funktionssystem (Searles 1959).

Grenzen gestalten die Auseinandersetzung zwischen System und Umwelt. In sozialen Systemen ermöglichen sie, wie die Membrane für eine Zelle, die Abgrenzung gegenüber der Umwelt, und zwar *regulierend*, mehr hinsichtlich einer kommunikativen Abschottung oder aber einer Anschlußbereitschaft des Systems. Implizit oder explizit getroffene Vereinbarungen entscheiden darüber, was oder wer in das soziale System einbezogen oder ausgegrenzt wird. Durch die mehr oder weniger durchlässigen Grenzen wird über die Dazugehörigkeit dann auch bestimmt, was die Sinngebung, die Identität dieses Systems ausmacht. Nach Luhmann (1984) ist das entscheidende Kriterium für die Dazugehörigkeit die Wahrung von Sinn. Dementsprechend sind Systemgrenzen Sinngrenzen, die Sinnhaftes im System von Sinnhaftem in der Umwelt unterscheiden. So kann z.B. eine Kernfamilie bestimmen, daß die im Hause lebende Großmutter (weil zu "Großfamilie" gerechnet) nicht dazugehören soll, wohl aber die Kinder des Vaters aus erster Ehe. Die Abgrenzung des *Subsystems* der Eltern gegenüber dem Subsystem der Großeltern oder dem Subsystem der Kinder bekommt eine besondere Bedeutung. Da die Ordnung des sozialen Systems Familie nicht für alle Mitglieder die gleichen Zuständigkeiten und Rechte vorsieht, müssen diese durch klare Grenzen voneinander unterschieden werden, um Störungen des Miteinanders im Kommunikationssystem zu vermeiden. Beispielsweise kann ein Ehepartner in seiner Erziehungsaufgabe handlungsunfähig werden, wenn er vom anderen Ehepartner beständig boykottiert wird; oder Kinder können völlig überfordert werden mit Entscheidungen und Funktionen, welche normalerweise die Eltern treffen. Ciompi beschreibt Probleme der Abgrenzung zwischen narzißtisch bedürftigen Ehepartnern, die zu einem Ehekonflikt führen können, der aber gerade wegen der gegenseitigen narzißtischen Verschränkung und Verkettung, in welcher jede echte Demarkation und Verselbständigung des Partners als vitale Gefährdung empfunden werden muß..., nicht offen angegangen und ausgetragen werden kann: Solche Familien sind aus guten und tiefen Gründen unfähig zu jeder wirklichen "Auseinander-Setzung" (1994/1982, 31 f).

Wie notwendig die Abgrenzung innerhalb einer Beziehung zu anderen Menschen ist, zeigt sich aus psychoanalytischer Sicht bei strukturell Ichgestörten: Solche Menschen mit einer weitgehend symbiotischen Beziehungsstruktur, die also noch eine große (schlecht abzuwehrende) Neigung haben, die Mutter (oder stellvertretend dafür eine andere, sehr enge Bezugsperson) als Vermittlerin innerhalb ihres eigenen *abhängigen* Verhältnisses zur Beziehungsumwelt zu benutzen, haben auch ein dementsprechend abhängiges Realitätsbild. Dennoch können sie nicht umhin, eigenständig mit der Umwelt Kontakt aufzunehmen und eine Beziehung zu führen. Dafür benötigen sie unvermeidlich eine zumindest zweckgebundene, vielleicht nur fassadenhafte Identität. Denn das gesellschaftlich institutionalisierte und legitimierte Realitätsbild, innerhalb dessen sie sich dabei bewegen, setzt z.B. eine Eigenständigkeit und Unabhängigkeit der kommunizierenden Person voraus. Beispielsweise ist es in der institutionalisierten Ordnung der Gesprächsbeziehungen zwischen den Menschen unmöglich, immer eine enge Bezugsperson bei sich zu haben, die für einen formuliert, wie man sich gerade fühlt. Baby-Verhalten und Inzest bei Erwachsenen sind gesellschaftliche Tabus und deswegen muß auch der symbiotisch Beziehungssüchtige eine vom Bezugsobjekt weitgehend unabhängige *gesellschaftliche Identität* und ein *auf die Gesellschaft* ausgerichtetes Realitätsbild entwickeln. Es wird ihm nicht viel bedeuten, und insofern er den symbiotischen Neigungen nachgehen kann, wird er es auch wieder verlassen. Aber in unserer Gesellschaft und als erwachsener Mensch wird er in solchen symbiotischen Phasen einer Beziehung immer wieder gestört und schmerzhaft auf den Boden der gesellschaftlichen Realität zurückgestoßen. Schmerzhaft deswegen, weil dann ganz plötzlich mit allen Mitteln die symbiotische Neigung abgewehrt werden muß, weil im Zuge damit oft der allgemein niedrige Selbstwert spürbar wird, und - ganz besonders - weil in solchen Situationen des Wechselns zwischen den konkurrierenden Realitätsbildern eine außergewöhnlich schwer zu bewältigende Fülle von Informationen und von Komplexität zu verarbeiten ist. Momente der Aufhebung der Verschmelzung sind Momente der Verwirrung und der Überlastung. Wenn sie im Laufe des Lebens nach der frühen Kindheit wiederholt erlitten wurden, so hat sich eine Angst davor gebildet. Es ist die Angst vor der *Aufhebung der Verschmelzung*, welche aus Erfahrung sehr rasch auf eine tendenzielle Verschmelzung folgt. Daher muß schon die "drohende" Verschmelzung mit allen Mitteln abgewehrt werden.

Die Mittel zur Abgrenzung sind für den Beziehungspartner oft überraschend feindselig oder destruktiv. Doch die Feindseligkeit gründet nicht allein in Haß und in der Ambivalenz gegen das werte Beziehungssobjekt, das symbiotische Neigungen erzeugt und dennoch eine mütterlich-haltende Funktion verweigert. Sie dient vielmehr einer omnipotenten Abwehr gegen eine als bedrohlich erlebte Abhängigkeit, gegen eine als Auslieferung befürchtete Hörigkeit (Anna Freud 1952). Jedes Grenzen-Setzen dient der Konstituierung einer Einheit, ihrer Festigung und Stabilisierung sowie dem Schutz oder der Abschirmung nach außen. *Aggression* ist ein solches Abgrenzen. Insofern ist sie zu verstehen. Auch Freud weist ihr diese Funktion zu, wenn er schreibt: Ja, man kann behaupten, daß die richtigen Vorbilder für die Haßrelation nicht aus dem Sexualleben, sondern aus dem Ringen des Ichs um seine Erhaltung und Behauptung stammen (1915, 230). Im Zusammenhang damit ist der Abwehrmechanismus der projektiven Identifikation zu nennen, bei dem es auch meist um unerträgliche aggressive intrapsychische Anteile geht, die auf ein Objekt projiziert werden. Das Subjekt wahrt sodann die Empathie (im Sinne einer emotionalen Bewußtheit) mit dem Projizierten, versucht ständig die unerträgliche Erfahrung abzuwehren, indem es das Objekt kontrolliert, und bringt das Objekt - in der faktischen Interaktion mit ihm - unbewußt dazu, das auf es Projizierte in seinem Erleben nachzuvollziehen (Kernberg 1997/1992, 203). Kernberg beschreibt Patienten mit psychotischen Objektbeziehungen, die mittels projektiver Identifizierung verzweifelt zu verhindern suchen, in völlige Verwirrung zu kommen, weil sie Selbst und Objekt nicht mehr als getrennt erkennen können. Durch die projektive Identifizierung können sie ihre Aggressionen außerhalb des Selbst lokalisieren. Aber auch Menschen mit Borderline-Persönlichkeitsorganisation benutzen diese sehr frühe Abwehrform wegen mangelnder Abgrenzung und Autonomie, welche durch pathologische übermäßige Identifikation bedingt sein können. W. Trimborn gibt dafür ein Beispiel:

Als eine Patientin schon zur ersten Stunde zu spät kam, was den Analytiker zumindest irritierte, versuchte dieser das Agieren als Kommunikation - wie folgt - zu verstehen: "Die Patientin kümmert sich schlecht um mich und muß mich das fühlen lassen, wie das ihre Mutter mit ihr in ihrer Unzuverlässigkeit getan hat." Dagegen stelle ich entsprechend meiner Überlegungen die Hypothese: Die Patientin mußte und konnte allein mit Hilfe des Zuspätkommens konkret eine Abgrenzung gegenüber dem Analytiker als Übertragungs-Objekt aufrechterhalten.

Wenn der Analytiker sich darüber ärgerte, dann mag dies der Patientin einerseits auch dazu dienen, mit Hilfe der projektiven Identifikation eigene Selbstanteile abzuspalten, andererseits wird das Übertragungs-Objekt auf diese Weise kontrolliert. Doch diese Mechanismen dürfen nicht allein als die pathogenen Ursachen verstanden werden, sondern sind eben auch Folgen eines komplexen pathologischen Geschehens (aus: Schneider/Seidler 1995, 189).

2.5. Auseinandersetzung und Konflikte in Alltag und Therapie

Charakteristisches Zeichen von Psychosen und namhaft von Schizophrenie ist die kommunikatorische Rätselhaftigkeit, das dem Verständnis nicht zugängliche Verhalten. Gerade dies aber hat für den Psychotiker offenbar eine wichtige Funktion. Es entlastet ihn von der Verantwortung dafür, von anderen verstanden zu werden. Diese Entlastung aufzuheben und ihm die Verantwortung für sich selbst wieder zuzugestehen, macht sich die Psychotherapie zur Aufgabe. Es ist dabei eine Kunst, innerhalb der Auseinandersetzung mit dem Bild oder dem Gegenüber, das einem der psychotische Mensch bietet, Sprache dort herauszuhören, wo sie in den verworrensten, verschrobensten, minimalsten Äußerungen oder im Schweigen enthalten ist. A. Bodenheimer sagt:

Je weniger ein Begebnis dialogisiert wird, umso unauslöschlicher und unveränderlicher bleibt es bewahrt. Deshalb erweisen sich psychotische Episoden als umso persistenter und bleibt die Erinnerung an sie umso traumatisierender, je eher die Betroffenen in ihrer spezifischen, psychosegemäßen Äußerungsweise alleingelassen bleiben. Das gewisseste Mittel, um dieses Alleingelassensein nicht einem Versinken in der Psychose als Mittel zum Bewahrtbleiben vor dem Gefühl der Leere in Einsamkeit anheim zu stellen, ist meines Erachtens darin gegeben, daß man auf die psychotische Äußerung sprachgerecht antwortet ... Eine Äußerung, und wenn es Anspucken ist, *wird*, ganz gleich aus welcher Ansicht sie intendiert war, zur Anrede (*gemacht*) dadurch, daß man sprach- (nicht bedeutungs-)immanent auf sie antwortet (...) (1989, in: Lempp 1990, 36-38).

Unentscheidbar, aber auch nicht von unmittelbarer Bedeutung ist dabei, ob mit Hilfe der Antwort Sprache *heraus*gehört oder *hinein*gehört worden ist. Wer sich mit dem Kommunikationssystem (dem Netz von Beziehungen), in dem der Schizophrene lebt, auseinandersetzt, stellt verwirrend unauthentische Beziehungsmuster fest, bei denen hinter vielfältigen Widersprüchlichkeiten jedoch Methode steckt. Gemeinsam ist all diesen kommunikatorischen Manövern die Vertuschung und Vermeidung jedes offenen Konfliktes. Auf diese Weise wird (mit viel Aufwand) eine entwicklungsträchtige Auseinandersetzung unterbunden und damit auch die Auflösung dieser Konflikte verhindert. Aus Sicht der Psychoanalyse, der systemischen Kommunikationstheorie wie auch der akademischen Psychologie erscheint die Konfliktvermeidung geradezu als *das* zentrale Faktum schizophrenen Verhaltens (Ciompi 1982). Betrachtet man nun auch die anderen psychischen Leiden wie die Neurosen oder Süchte, so könnte man folgern, daß sie alle auf einer Konfliktvermeidung, d.h. auf einer Vermeidung der Auseinandersetzung mit einem inneren Konflikt fußen, was eine Reifeentwicklung in diesem Bereich blockiert und zu Wiederholungen im Denken, in den Abwehroperationen und den Verhaltensmustern führt. Aber was ist eine "Konfliktvermeidung"? Genauer betrachtet stellt dieses Konzept eine Beschreibung dar, die ein Beobachter mit seiner spezifischen Struktur (z.B. Verständnissystem, Vorbildung) und aus seinem Blickwinkel macht. Er setzt die Interpunktion so, daß bestimmte Ganze für ihn unterscheidbar sind. Es sind in seinem Verständnissystem z.B. bestimmte Konflikte erkennbar, deren offene Austragung innerhalb des Kommunikationssystems (z.B. Familie) durch andere, individuell intrapsychische Konflikte vermieden bzw. umgelenkt werden. Die eine Auseinandersetzung findet nicht statt, zugunsten von einigen anderen Auseinandersetzungen in den Beteiligten selbst, die offenbar Vorrang haben. Jeder Beteiligte hat wiederum ein anderes Bild der existierenden Konflikte im System. Und wenn man von den individuellen Wertsystemen ausgeht, dann hat jeder Beteiligte nach seiner Sicht der Dinge im Grunde eine (vielleicht vorläufige) Entscheidung getroffen, der gemäß er sich verhält. D.h. er hat nach der für ihn wahrnehmbaren Konfliktlage die notwendigen Entscheidungen getroffen - mit allen Vor- und Nachteilen und vermutlich mehr unbewußt als bewußt. Aber gerade das letztere spielt ja keine Rolle bei Entscheidungen, die notwendig sind, um sich überhaupt verhalten zu können. Also jedem Verhalten (auch dem des Indexpatienten) liegt im Grunde eine Entscheidung zugrunde, mit der der Mensch einen persönlichen Konflikt gemäß seinem Wertsystem und nach seiner subjektiven Wirklichkeit entschieden hat - und wenn es nur die Entscheidung ist, aus taktischen Gründen das gleiche Verhalten wie bisher zu zeigen. Für den Beobachter sind die Gründe für solche individuellen Entscheidungen nur schwer erkennbar und in den Wert- und Erklärungssystemen der Einzelnen zu suchen. Mit anderen Erklärungssystemen bzw. einem anderen gemeinsam vereinbarten Erklärungssystem könnte dieses soziale System u.U. für den Beobachter ein höheres Maß an Konfliktualisierung zeigen und mittels anderer Verhaltensweisen (Entscheidungen) den durch ihn interpunktierten Konflikt anders lösen. Ob jedoch das gegebene "konfliktvermeidende" Konfliktverhalten wirklich eine Vermeidung ist, bemißt sich für diesen Beobachter zunächst anhand des von ihm angestrebten Reifekonzepts ("Auf dem Weg zur gesellschaftlichen und seelischen Reife lernt man anhand von bewältigten Konflikten").

Versuchen wir jetzt einmal wieder Komplexität zu reduzieren: Das Bild einer seelischen Störung wird beherrscht von Reaktionen auf zugrundeliegende Konflikte. Eine Austragung dieser intrapsychischen Konflikte, d.h. eine Auseinandersetzung in sich selbst oder mit anderen über das Problem, könnte zu einer Lösung dieser beiden konflikthaft widerstrebenden Tendenzen mit sich führen, etwa indem eben jene sich mittels Differenzierung in ihrer Gestalt verändern ("entschärfen"). Wenn das Ich sich eine solche Konfliktbewältigung jedoch nicht zutraut oder auf andere Weise daran gehindert wird, muß es die Thematisierung dieses Konflikts ("Wiederholungszwang") und damit auch die konstruktive Auseinandersetzung *abwehren*. Ebenso wie bei somatischen Krankheiten, z.B. Allergien, werden die Abwehrsysteme bei intrapsychischen Störungen oft zum eigentlichen Problem. Nach Mentzos (1982) bringt beispielsweise die *Neurotisierung* eines Konflikts fast immer eine asymmetrische "Bevorzugung" des einen Pols der beiden widerstrebenden Tendenzen mit sich (z.B. Autonomie gegenüber Abhängigkeitswünschen). Es findet ein Rückzug in eine rigide, einseitige Position statt, die gerade noch für das psychische Überleben unter den gegebenen Umständen ausreichend ist. Neben einer deutlichen Einschränkung der Flexibilität erfolgt in jedem Fall durch die Unterdrückung der rivalisierenden Strebung eine *Frustration*. So eine Frustration ist im Grunde aber nichts anderes als eine erlebte Destabilisierung des seelischen Gleichgewichts, etwa durch größere Streßbelastung oder Gefühle der Hilflosigkeit, Verzweiflung, Einsamkeit, der Trauer, des Verlachtwerdens bzw. der damit verbundenen Ängste. Diese frustrierenden Destabilisierungen werden beantwortet mit Aggression, aber möglicherweise auch mit Regression, zwanghaften, süchtigen oder perversen Verhaltensweisen. Denn sie alle sind basale Mittel der psychischen Struktur zur Stabilisierung des Selbst - werden häufig jedoch zu einem neuen Problem. *Aggressionen* beispielsweise sind gestaute Energie, die aus realistischen wie auch moralischen Gründen nicht ausgelebt werden kann. Aus eben jenen Gründen werden sie abgespalten (projektive Identifizierung, s.o.) oder verdrängt und "aufgestaut". Hinter den angestauten Aggressionen steckt also in vielen Fällen ein unterdrückter Teil des Selbst, der lediglich in Gestalt von Aggressionen den Weg nach außen findet. Aber "unterschwellig vorhandene", "gestaute" Aggressionen sind im Grunde unausgetragene verdrängte Konflikte - gleichgültig, ob intrapsychischer oder interpersonaler Art - die andererseits das Potential für eine Weiterwicklung in sich tragen. Häufig sorgen derart belastete Personen von selbst genug dafür, daß es zu einer dringend benötigten Auseinandersetzung kommt, welche dann günstigenfalls eine Klärung und ihnen eine nachfolgende Stabilisierung des Selbst erlaubt. Sie provozieren ungewollt. Im alltäglichen Umgang mit ihnen wie in der therapeutischen Behandlung kommt es m.E. darauf an, diese Konfliktaustragungen nicht zu vermeiden, jedoch in einer für sie zu bewältigenden und verstehbaren Art und Weise zu halten, ebenso wie in einem für sie zu bewältigendem Maße. Also die (wenn auch vorübergehende) Bewältigung muß für sie nachzuvollziehen sein. Dann kann es dazu kommen, daß der Konflikt zumindest teilweise "heilsam" wirkt und die Weiterentwicklung nicht mehr blockiert. Leider ist im alltäglichen Leben in der jeweiligen gesellschaftlichen Nische des Einzelnen der Aufwand zu solch einer pädagogischen Eingehensweise zu überlastend. Im Gegensatz zu früher kann die größere psychische Störung eines Menschen nur noch selten durch die Mitmenschen, z.B. innerhalb einer Großfamilie oder Gemeinde, in der beschriebenen Art "aufgefangen" werden. Dazu braucht es heute psychologische Betreuung oder einen stationären Behandlungsrahmen. Unser gesellschaftliches Bild wird m.E. wesentlich geprägt durch die überall vorhandenen intrapsychisch, interpersonal und psychosomatisch verdrängten bzw. abgewehrten Aggressionen der "Alltagsmenschen". Diese nicht geführten Auseinandersetzungen werden begleitet von den vielfältigen zugehörigen Affekten wie Minderwertigkeitsgefühlen, narzißtischer Bedürftigkeit in jeder Form, Neurosen, Desorientierung, irrationalen Ängsten, asozialen Verhaltensweisen, der Angst vor dem "Verrücktwerden" u.a.m. So lassen sich in unserer Gesellschaft nach meiner Empfindung auf Schritt und Tritt Potentiale zur Konfliktaustragung antreffen, sei es für eine intrapsychische oder interpersonale. Es gibt offensichtlich zu wenig Raum für *Auseinandersetzung*.

Wenn ich auf den vorhergehenden Seiten von Lernen durch Konflikte gesprochen habe, bin ich eine Erklärung darüber schuldig geblieben, wie dieses vor sich gehen kann. Kernberg (1992) liefert Material dazu, wie gerade Situationen, die mit starken Affekten aufgeladen sind - also z.B. Konfliktaustragungen - zur Verinnerlichung beitragen. Aus seiner Sicht werden Affekte und Objektbeziehungen im Internalisierungsprozeß als Einheiten integriert. Die Identifizierung als hauptsächliche Form der Internalisierung setzt eine wirkliche Objektbeziehung voraus. Das Individuum erfährt sich dann selbst als ein Subjekt, das in einer Interaktion mit einem anderen Menschen steht. Im Verlauf dieser Interaktion bilden libidinös oder aggressiv determinierte Affektzustände das primäre Motiv für die Internalisierung der Beziehung. In besonders heftigen Auseinandersetzungen, die von besonders starken Affekten begleitet werden, kommt es mitunter zu einer "Identifizierung mit dem Aggressor". Sie ist ... als Folge einer Identifizierung sowohl mit der Selbst- als auch mit der Objektseite zu begreifen und zeigt exemplarisch, wie sich ein passiver in einen aktiv ausgedrückten Impuls umwandeln kann (ibd., 122). In diesem Fall geht vom "Aggressor" (z.B. einer grenzensetzenden Erziehungsperson) eine überwältigende Beeindruckung aus, die das Lernen über Identifikation unvermeidlich macht. Die Affekte selbst lassen sich als eher komplexe psychische Strukturen fassen. Sie stehen in engem Zusammenhang damit, wie das Individuum seine augenblickliche Situation bewertet und verleihen der *Beziehung* zwischen ihm und dem jeweiligen Objekt eine positive oder negative Valenz. Aufgrund dieser kognitiven Bewertungskomponente haben Affekte auch einen zum Verhalten motivierenden Aspekt. In frühkindlichen Beziehungen oder bei manchen strukturell Ich-Gestörten erleichtern mit starken Affekten verbundene Erfahrungen das Verinnerlichen primitiver Objektbeziehungen, die sich in befriedigende oder nur-gute auf der einen und aversive oder nur-schlechte auf der anderen Seite gruppieren. Mit anderen Worten, das Anlegen affektiver Erinnerungsstrukturen geht leichter vor sich, wenn das Kind Selbst und Objekt erlebt, während es sich in einem Affektzustand hoher Intensität befindet. Zu Anfang sind Selbst- und Objektrepräsentanzen bei diesen Internalisierungen noch nicht klar voneinander geschieden (Kernberg 1997/1992, 26). Wenn libidinöse und aggressive Affekte durch eine *Synthese* von Identifizierungssystemen mehr und mehr verbunden werden, neutralisiert das die Aggression und wird zu einer wichtigen Quelle an Motivation (Energie) für Verdrängung und Sublimierung.

Bei der inneren Auseinandersetzung um die widerstrebenden Tendenzen der entwicklungsgemäßen Grundkonflikte muß auf allen libidinösen Stufen eine schwierige Trennung geleistet werden, z.B. von der Dualunion mit der Mutter, der absoluten emotionalen Abhängigkeit, der ausschließlichen Zweierbeziehung, der ausschließlichen Primärgruppe, von den infantilen Bindungen (Mentzos 1982). Dies ist eine wichtige Erfahrung, denn auch im späteren Leben geht es vielfach um das Abschiednehmen (z.B. der Mutter vom Embryo, der Eltern von den Kindern, im Klimakterium von wichtigen Körperfunktionen und Körperbild, beim Tod vom Anderen, bei wichtigen Entscheidungen von den jeweiligen Alternativen). Jede gut verarbeitete Trennung aber schafft Differenzierung und Reifung. Etwa in den Beziehungen zu den ersten Bezugspersonen kommt durch Auflehnung ein höheres Maß an Distanz zum Tragen. Reifere Beziehungen enthalten Distanz und die Fähigkeit, "allein zu stehen" als notwendige Voraussetzung, um sich in einer Beziehung wirklich nahekommen zu können. Erst diese Trennungen und Auflösungen von Bindungen ermöglichen neue Bindungen auf einer reiferen, höheren Ebene. Die vorhergehende konstruktive Lösung (die Trennung) macht eine höhere Differenzierung und Integration möglich. Der Konflikt wiederholt sich auf der höheren Ebene und trägt zur weiteren intrapsychischen Strukturierung bei. Durch Konfliktaustragung und -bewältigung muß im Laufe der gesellschaftlichen Sozialisation auch die Fähigkeit zum "Sowohl-als-auch" (Erikson 1950), d.h. die Fähigkeit zur Kompromißbildung ebenso wie zur Sublimierung erworben werden. Beides kann letztlich zur Beherrschung des "Kraftwerks der Wut" führen. Konflikte werden für das psychische System vor allem dann ein Problem, wenn sie sich aufgrund von intrapsychischen Gegensätzen und durch Abwehrreaktionen zu einem "Entweder-Oder" versteifen. Denn damit werden sie schwer lösbar und womöglich zu einer permanenten Last.

Den Begriff *Auseinandersetzung* kann man weitgefaßt halten. Auch die nach Aufklärung oder Reflexion gewonnene Distanz zu einem Konfliktthema bewirkt ja, daß man sich mit dem Inhalt dieser Erfahrungen "auseinandersetzt". Also schon der innere Dialog oder auch das angeregte "Phantasiegewitter" über ein affektiv erregendes Thema ist eine Auseinandersetzung. Warum aber ist ein bestimmtes Thema affektiv erregend? Weil es für das betreffende Individuum innerlich konflikthaft ist und dem Wiederholungszwang unterliegt. So strebt das Unbewußte nach konfliktlösender "Klärung". Ein wichtiges Ziel bei der stationären Therapie ist es, zu verhindern, daß sich der Patient - was ja durchaus seiner Neigung entspricht - in dem therapeutischen Alltag "einrichtet", indem er sich von ihm tragen läßt wie von einer Mutter und indem er dadurch seine Abhängigkeit und Unselbständigkeit unter geänderten Bedingungen neu ausbaut. Seine Strategie der Anpassung an die Umwelt war oftmals nicht anders aufgebaut. Die Therapie sollte hier m.E. ein zumutbares Maß an konflikthaften Auseinandersetzungen nicht überschreiten, aber auch möglichst nicht unterschreiten. Ciompi formuliert für soziale Systeme folgende therapeutische Zielsetzungen für die zwischenmenschlichen Kommunikationen und Transaktionen:

In beiden Bereichen wären in erster Linie vermehrte Ordnung, Klarheit, Eindeutigkeit und damit auch Verläßlichkeit, Sicherheit, Ökonomie zum Beispiel durch harmonisierende, kollaborative Priorisierung widersprüchlicher Wünsche, Zielsetzungen usw. anzustreben - wobei dies, wie wir später sehen werden, keineswegs einfach Konfliktvermeidung, sondern unter Umständen gerade Konfliktualisierung am rechten Ort und im rechten Moment, mit dem Ziel schließlicher schöpferischer Konfliktbewältigung bedeutet (1994/1982, 92).

Am Beispiel von Dissozialität möchte ich den Wert von Konfliktaustragung kurz veranschaulichen:

Im Grunde ist es ein wunderbarer Mechanismus der Selbstheilung, wenn Ich-Schwache bzw. Dissoziale oder Delinquente provozieren und fortwährend Grenzen überschreiten. Sie suchen damit nach konflikthafter Auseinandersetzung. Und Konflikte sind *die* Mittel eines schwachen Ichs, um sich über Aggressionen zu stabilisieren, sich abzugrenzen und sich jene Anreize zur Reifung zu verschaffen, derer es dringend bedarf. Bei der Konfliktaustragung laufen viele entwicklungsfördernde Schritte ab:

- Das Ich / die Persönlichkeit stabilisiert sich und grenzt sich ab über Aggressionen.
- Die Person gerät in einen Zustand der Erregung, der die Schwelle der schützenden und zugleich blockierenden Abwehrmechanismen senkt, und somit erst prägende Erfahrung möglich macht (Zugänglichkeit entsteht).
- Die Person übt sich in verbalen bzw. reiferen Formen der Konfliktaustragung.
- Die Person übt sich in Geduld und Frustationstoleranz, d.h. die inneren *grenzensetzenden* Abwehrmechanismen werden gestärkt und entwickelt.
- Es bildet sich ein *Gewissen*. Inhalte des Feindbildes werden teilweise übernommen durch Identifikation mit dem Angreifer o.ä.

- Die Person wird im Laufe der Auseinandersetzung und danach quasi gezwungen, auf "Hochtouren" zu denken und das eigene Weltbild zu hinterfragen (bei einer argumentativen Auseinandersetzung).

Eine solche Konfliktaustragung findet je nach Reife des Funktionsniveaus (und damit Stärke des Ichs) interpersonal mit körperl. Einsatz, interpersonal verbal (beides auch als Reinszenierung in der Gruppe) oder sogar intrapsychisch durch Nachsinnen (zwei Stimmen diskutieren im Kopf) statt. Voraussetzung für die fruchtbaren Folgen von Konfliktaustragungen ist aber deren Bewältigung. D.h. im Alltag: Auf eine Provokation oder Grenzüberschreitung folgt eine Konsequenz, ggf. eine Diskussion oder verbale Auseinandersetzung, das Durchhalten dieser Konsequenz (z.B. Strafarbeit etc. zur Wiedergutmachung) und ein Wiedervertragen. Jeder bewältigte Konflikt hat am Ende also ein *Ergebnis*, z.B. in Form einer Grenzziehung, eines Kompromisses, einer Entschuldigung etc. Dieses Ergebnis ist eine *Einigung* und eine Lernerfahrung für beide Parteien.

Je nach Reife des Funktionsniveaus provozieren Ich-Schwache also *die* Art Auseinandersetzung, die sie brauchen. Dabei findet sich Differenziertheit und Feinsinnigkeit mehr in reiferen Ebenen. Dort wird liebevolle Behandlung auch als Liebe empfunden und wertgeschätzt. Bei den derberen Konfliktaustragungen unreiferer Funktionsniveaus wird liebevolle Behandlung eher als Konfliktverweigerung und als "falsch" empfunden (der Betreuer bzw. Gegner, der eigentlich wütend sein müßte, verstellt sich). Je schwächer also das Ich und je niedriger das Funktionsniveau, desto mehr ist Fairneß, Klarheit (ggf. als konsequente Härte) und eine gewisse Distanz in der Beziehung angebracht. Eine zärtliche, liebevolle Beziehung gebührt eher den etwas reiferen psychisch Gestörten. Sie erst können eine tiefere Beziehung überhaupt eingehen. Die strukturell Ich-Gestörten mit niedrigerem Funktionsniveau können (wg. ihrer größeren Neigung zur symbiotischen Abhängigkeit) gar keine tiefere therapeutische oder andere menschliche Beziehung eingehen; es sieht nur so aus. Deswegen ist eine faire, grenzensetzende und etwas distanzierte Beziehung (zu einer Bezugsperson) für sie und aus ihrer Sicht viel mehr mit *Liebe* verbunden.

Auf dem präpsychotischen Organisationsniveau ist eine liebevolle, verständnisvolle zwischenmenschliche Beziehung mit Übereinstimmung, gleicher Meinung, Unterschiedslosigkeit verbunden und deswegen mit der großen Gefahr der Verschmelzung (= psychischer Tod des einen), die abgewehrt werden muß. Auf dem Borderline-Funktionsniveau wird zu diesem Zweck das Mittel der Spaltung eingesetzt, da die Ich-Grenzen (u.a. als Selbst- und Objektrepräsentanzen) wohl vorhanden, aber noch nicht stabil sind. Bei Gefahr von zu großer Annäherung und von Verschmelzung mit dem Objekt (gerade dann, also bei liebevollem Verständnis) müssen unter dem Schutz von Spaltung die Ich-Grenzen stabilisiert werden.

Delinquenz oder Verwahrlosung an sich spielt sich meist auf dem frühen Integrationsniveau (nach M. Klein: depressives) ab (wenn nicht mehr Borderline). Der Zustand hier ist ein sehr unruhiger. Überich und Es bekriegen sich weitgehend, so daß das Ich eine nur schwache Position hat. Integration hat stattgefunden, Spaltung findet nur noch selten statt, eine Gewissen / Überich hat sich gebildet, aber es ist noch schwach und deswegen *rigide*. Es pauschalisiert und reagiert mit drakonischer Härte auf das lustvolle Es, welches mit verführenden und schwach machenden Tendenzen dieses Überich immer wieder umgeht oder ausschaltet und zu Fall bringt. Die Festigung des Integrationsniveaus geschieht in der Lust-verdrängenden Latenz. Wird hier, in der frühen Integration, traumatisiert, so entsteht eine Fixierung und oft Depression. Demgemäß wird die nach außen gerichtete Aggression der Verwahrlosten häufig als umgelenkte depressive Tendenz gesehen. Auch zu Depressiven sollte man nicht zu liebevoll sein, eher ausgeglichen-wohlwollend, damit sich die Schuldempfindungen mittelbar nicht reaktiv verstärken und eine negativ-therapeutische Reaktion erzeugen.

Wenn eine Station mit Dissozialen quantitativ oder qualitativ derart überlastet ist, daß Konflikte nicht mehr bewältigt werden können, dann kann sie auf die betreffenden Patienten auch nicht mehr therapeutisch bzw. erzieherisch wirken. Ein ungünstiger Teufelskreis setzt ein.

Provoziert der Dissoziale, dann sucht er jemanden, auf den er sein rigides Überich externalisieren kann, d.h. der ihn bestraft und ihm Grenzen setzt, damit sein eigenes schmerzhaftes Überich das nicht tut. Mit diesem externalisierten Überich (der Person) kann er sich anschließend in Teilen identifizieren: *über eine Auseinandersetzung.* Ebenso könnte man hier die Externalisierung von Selbstanteilen auf Mitglieder des Stationsteams (die "Container", nach Bion) nennen, bei der der Patient die verschiedenen Beauftragten (in seinem Sinne) der Arbeitsgemeinschaft gegeneinander ausspielt. Erst über eine Auseinandersetzung mit anschließender Bewältigung innerhalb des Teams ist es auch ihm möglich, über eine Identifikation mit seinen Betreuern seine eigene Bewältigung bzw. Integration zu vollziehen. *Vor der intrapsychischen kommt die interpersonale Auseinandersetzung, die zunächst beeindruckend - also wirksam - geführt werden muß, damit der Patient zur intrapsychischen Auseinandersetzung bzw. zu deren Abwehrmechanismus veranlaßt wird.*

Konfliktfähigkeit, die interpersonal gelernt wird und sich zur Fähigkeit der gedanklichen Auseinandersetzung mit sich selbst, der *Selbstreflexivität*, entwickelt, basiert natürlich zunächst auf dem Vermögen, verbale Konflikte *überhaupt zu ertragen.* Hier stößt man bei dissozialen Jugendlichen oft auf ein Vermeidungs- und Fluchtverhalten mit großer Geschicklichkeit, das durch Übersensibilisierung bedingt ist. Für eine geglückte Konfliktlösung ist überdies die Fähigkeit des Subjekts nötig, zu jedem der beiden Konfliktpole denselben Abstand einnehmen zu können. Denn um wirklich abwägen zu können, muß es sich vorübergehend die Position von jedem einzelnen Konfliktpol zu eigen machen. Hier bildet sich vor allem die Eigenständigkeit und *Unabhängigkeit* bei der Auseinandersetzung mit einem konflikthaften Thema. Nach Kritz (1990) bietet die Fähigkeit zur Selbstreflexion dem Individuum einzigartige Möglichkeiten, um in die Beziehung zwischen Eindrücken und Ausdruck (Handlungen) bei sich einzugreifen. Damit erst erlangt es die Voraussetzung, sich von sich selbst, d.h. vom bloßen Sein im Hier-und-Jetzt zu distanzieren und auf sich selbst zurückzublicken. Es kann einerseits vom "Dort" auf das "Hier", also aus der Position eines anderen auf sich selbst zurückblicken. Andererseits ist ihm die Perspektive vom "Dann" auf das "Jetzt" möglich, also der Bezug von der Vergangenheit (durch z.B. Trauer) oder der Zukunft (durch z.B. Furcht oder Hoffnung) auf sein gegenwärtiges Dasein.

Wessen Wirklichkeit "wirkt" also bei stationärer Behandlung? Es unterliegt einem Prozeß ständiger Auseinandersetzung.

Teil III

3. Struktur und seelische Entwicklung aus Sicht der Psychoanalyse

3.1. Strukturbildung und Internalisierung

Struktur wurde als psychologischer Begriff von W. Dilthey (1924/1894) geprägt. Er bemühte sich um eine geisteswissenschaftliche Psychologie im Gegensatz zu der damals vorherrschenden naturwissenschaftliche Linie. Sein Erklärungsansatz setzte das *Erklären* dem *Verstehen* gegenüber und suchte die Beschreibung von Trieb- und Gefühlsleben, Intelligenz und Willenshandlungen zu einer erlebbaren Einheit zusammenzufügen. Hartmann (1927) hat sich mit diesem Strukturbegriff auseinandergesetzt und die Psychoanalyse folgerichtig als Strukturpsychologie im Sinne von Dilthey bezeichnet. Im folgenden möchte ich mich auf eine unveröffentlichte Monographie von Harsch (1980) beziehen, der die psychoanalytischen Vorstellungen von "Struktur" und "Strukturbildung" mit einer außerordentlichen Systematik beschrieben hat. Eine ausführlichere Darstellung davon findet sich bei Beland (1995[4]) und Schneider (1995).[4]

Entgegen z.B. Ciompi (1982) unterscheidet Harsch zwischen den Begriffen Struktur und System, wenn er sagt: "Ein System ist ein Ganzes, das aus Elementen besteht, die strukturiert sind, d.h. sie bilden einen Zusammenhang und befinden sich in einer Wechselwirkung, so daß die Veränderung eines Elements die Veränderung der anderen nach sich zieht." Demgegenüber versteht er Struktur als "die Menge und Art der die Elemente eines Systems miteinander verknüpfenden Relationen" (1980, 3 [im Original teilweise Hervorhebungen] zit. nach Schneider 1995).

In seiner systematischen Darstellung untersucht Harsch die fünf hauptsächlichen Strukturbildungsvorgänge mit ihrem jeweiligen Strukturmodell. Im *organischen Strukturmodell* geht es im wesentlichen um epigenetische Reifungsvorgänge. Psychische Strukturen werden analog zu organischen Strukturen beschrieben, insofern schon im Strukturbegriff die zusammenhängende Entwicklung von Nervensystem und Psyche betont wird. Meistens wird der Begriff Struktur mit Organisation gleichgesetzt. In diesem Erklärungsansatz finden wir eine hohe Übereinstimmung mit Maturanas Theorie von der Autopoiese biologischer Systeme, die ich im Kap. 2 dargestellt habe. Die Theoriebildung des Modells konzentriert sich in erster Linie auf Anpassung und auf die Abwehrmechanismen, welche als hierarchische Organisation (Struktur) von energiebindenden und verausgabenden Abfuhrschwellen verstanden werden. Schon Freud bemühte sich, die psychoanalytische Theorie biologisch und neurologisch abzuleiten. Dennoch wird diesem Modell die Zugehörigkeit zur klinischen Psychoanalyse abgesprochen. Denn diese ist nach Gill (1984, 97) eine 'reine' Psychologie ..., in der es um Intentionalität und Sinn geht.

Das *Triebmodell* bezieht sich vor allem auf Freud (1905), Abraham (1924) und Erikson (1950). Diese Auffassungsweise konzipiert psychische Struktur als Organi-

sation der Libido. Sie wird gebildet durch "das Durchlaufen der verschiedenen Libidoorganisationen ... bis zu der genitalen Libidoorganisation. Diese Entwicklung wird als Reifungsprozeß aufgefaßt und von der körperlichen Reifung der erogenen Zonen ... abgeleitet." Zwar besteht durch die körperliche Fundierung der Triebe eine Nähe zum organischen Modell, doch kann die "Libidoentwicklung ... nicht nur als gesetzmäßig ablaufende epigenetische Reifung angesehen werden, denn sie erfolgt immer in Abhängigkeit von einer fördernden oder hemmenden Umwelt" (Harsch 1980, 75, zit. nach Schneider).
Veränderungen der Struktur gehen mit einer Bewußtmachung einher. Sie bietet die Möglichkeit der Entfaltung einer angeborenen Reifungstendenz.

Das *Konfliktmodell* führt die Entstehung aller Strukturen auf Konflikte zurück. Strukturen stellen stets Kompromisse und Synthesen aus Gegensätzen dar. Beispielsweise besteht phylogentisch ein Gegensatz zwischen Lebewesen und Außenwelt, woraus sich Ich und Es, das Realitätsprinzip und die Lust-/Unlustprinzipien als Resultat des Konflikts, Kompromißbildungen und Konfliktlösungen gebildet haben. Ebenso kann ein Konflikt zwischen Trieb und Gesellschaft (Eltern) gesehen werden - verdeutlicht durch den ödipalen Konflikt, aus welchem als Resultat das Überich entstand. Da Strukturen wie Symptome nach Kompromissen gebildet werden, zählen auch die Symptome zu den Strukturelementen. Unter Strukturveränderung durch Therapie wird dementsprechend ein Bedeutungswandel verstanden, welcher durch bessere Kompromisse eine bessere Anerkennung der Realität mit sich bringt. In der psychoanalytischen Therapie werden pathologisch gelöste Konflikte wiederbelebt, um nach dem Durcharbeiten zu weniger ichfremden Konfliktlösungen bzw. Kompromißbildungen zu gelangen. Dadurch werden Entwicklungen möglich, die bisher gehemmt waren.

Im *Objektbeziehungsmodell* bilden sich die Strukturen in erster Linie über Prozesse der Identifizierung. Sie werden mit zunehmenden Reifestadien immer differenzierter - eine frühe Form bildet die Introjektion. Strukturen sind also der Niederschlag von verinnerlichten Objekt*beziehungen*, wie sie das Subjekt erlebt hat und zunehmend differenzierter integrieren kann. Nach Kernberg bedeutet Strukturbildung in der Objektbeziehungstheorie im wesentlichen, daß die Grundeinheiten der intrapsychischen Strukturen Konstellationen von Selbstbildern, Objektbildern und Affektdispositionen sind, die spezifische, durch solche Objekt-Affekt-Einheiten repräsentierte internalisierte Objektbeziehungen reflektieren. Diese Einheiten internalisierter Objektbeziehungen vereinen sich zu komplexeren psychischen Strukturen wie dem Ideal-Selbst und den Ideal-Objekten, und diese Strukturen geben ihrerseits schließlich dem Ich, dem Überich und dem Es ihre definitive Form (1992/1976, 257).
Strukturelle Störungen gehen nach diesem Modell auf Störungen in den internalisierten Objektbeziehungen zurück. Zu Veränderungen der Struktur kommt es in der therapeutischen Beziehung durch die Nutzung der übertragungsgemäßen Aktualisierung dieser Objektbeziehungen. Hier können sich dann die Modalitäten und die Mentalität der Beziehungen weiterentwickeln.

Durch das *Repräsentanzenmodell* werden verschiedene Auffassungen von psychischen Repräsentanzen vereinigt. Sie bilden nach den jeweiligen Autoren die eigentlichen Strukturen der Psyche, z.B. spricht Freud von der "Triebrepräsentanz", worunter er eine Vorstellung oder Vorstellungsgruppe versteht, "welche vom Trieb her mit einem bestimmten Betrag von psychischer Energie (Libido, Interesse) besetzt ist" (1915, 254 f[5]); für die psychoanalytische Richtung nach M. Klein ist "die unbewußte Phantasie die psychische Repräsentation der Triebregungen" (Hinshelwood 1993/1991, 41)[5]. Diese verschiedenen Auffassungen kann man nach Harsch inhaltlich vereinigen aus der Perspektive der Symbolbildung, denn bei allen diesen Konzepten (wird) derselbe Entwicklungsvorgang als wesentlich angenommen ... die Symbolbildung / Strukturbildung als Symbolbildung wäre also die Bildung von Phantasien, Repräsentanzen, Symbolen und sprachlichen Zeichen als Strukturelementen, als auch der Beziehungen, die sie miteinander eingehen (1980, 87, zit.nach Schneider 1995). Eine Strukturbildung als Symbolbildung beschreibt strukturelle Störungen folgerichtig als *Störungen in der Symbolbildung*. Veränderungen der Struktur durch die Therapie müssen also den Symbolbildungsvorgang nachvollziehen. Während Freud unter Strukturveränderung vor allem auch eine "Umverteilung" verstand - "Wo Es war, soll Ich werden" (1923a, 86) - müssen nach diesem Modell alte Strukturen aufgelöst werden und einem Struktur-Neuaufbau weichen, und das kann einen Durchgang durch das Nichts einer Strukturlosigkeit bedeuten, die temporär subjektiv Vernichtung beinhaltet ..." (Schneider 1995, 36).

Seidler (1995) faßt in einem gesonderten Ansatz Strukturen ebenfalls als organisierten Niederschlag von Interaktionserfahrung auf. Um zu einer weiterführenden Differenzierung zwischen ödipalen und präödipalen Strukturen zu gelangen, schlägt er eine Unterscheidung vor zwischen *Form/Gestalt/Rahmen* der jeweiligen Beziehungserfahrung, und auf der anderen Seite ihren *Inhalten*.

Strukturen werden vom "Ich" realisiert. Sie stellen Form und Rahmen bereit für Inhalte, deren Organisation inhaltsstrukturell beschreibbar ist. Die konfigurationale Ebene bildet logisch eine Meta-Ebene zur Inhaltsebene. Berücksichtigt man, daß sich differenzierende Vorgänge "in der Zeit" abspielen, sind es die Strukturen, die dieses Prozeßgeschehen steuern. In ihm organisieren sich die Inhalte. *Beide* sind Sets von Informationen. Im Wechselspiel von Konfiguration, "quale" und Inhalt beginnt Individualität, beginnt individuelle Lebensgeschichte. Unter der hier gewählten Perspektive lassen sich die zwei Gruppen der *präödipalen* und der *ödipalen Strukturen* unterscheiden. Sie sollen folgendermaßen charakterisiert werden: *Die präödipalen Strukturen sind die Sets von Informationen für die Form, für den Rahmen der Inhalte der ödipalen Strukturen* (Seidler 1995, 108).

Bei der Darstellung von Internalisierungsprozessen beziehe ich mich auf die Konzeption von Kernberg (1992/1976; 1997/1992). Er begründet seine Anlehnung an die spezifische Terminologie von Erikson damit, daß diese besonders gut auf die grundlegende Definition von Internalisierungseinheiten anwendbar ist und daß die Entwicklung von Internalisierungsprozessen kontinuierlich ist. Er schreibt:

Mit dem Oberbegriff *Internalisierung* bezeichne ich die Errichtung intrapsychischer Strukturen, die sowohl aus faktischen wie aus phantasierten Interaktionen mit bedeutsamen Objekten hervorgehen, und zwar unter Einwirkung von Triebabkömmlingen, die von spezifischen Affektzuständen repräsentiert werden. Das Grundelement der Internalisierung ist nach meiner Auffassung dyadischer Natur und besteht aus einer Selbst- und einer Objektrepräsentanz, mit denen ein spezifischer Affekt verknüpft ist, der libidinöse und/oder aggressive Triebe vertritt. *Introjektion, Identifizierung* und *Identitätsbildung* betrachte ich als aufeinanderfolgende Entwicklungsstufen der Internalisierung (1997/1992, 243).

Den Vorgang der Einverleibung (Inkorporation), der einen noch primitiveren Vorgang der Internalisierung als die Introjektion beschreibt, hält Kernberg nicht für einen spezifischen Prozeß der Strukturbildung. Er versteht darunter vielmehr den in den frühen Introjektionen implizierten, oral determinierten Inhalt primitiver Phantasiebildung (1992/1976, 78).

Die *Introjektion* gilt als der früheste und undifferenzierteste der Internalisierungsprozesse, sozusagen auf einer fundamentalen Ebene. Eine Interaktion mit der Umgebung wird reproduziert und fixiert mit Hilfe eines strukturierten Bündels von Gedächtnisspuren. Dabei ist ein Objektbild enthalten, ein Selbstbild, das mit diesem Objekt in Interaktion steht, sowie eine affektive Färbung beider Bilder, als Einfluß der Triebrepräsentanz zum Zeitpunkt der Interaktion. Introjektionen hängen also von der Wahrnehmung und vom Gedächtnis ab und sind Mechanismen zum Wachstum und zur Strukturierung des psychischen Apparates. Außerdem werden sie vom Ich zu Abwehrzwecken benutzt. Die Objekt- und Selbstvorstellungen sind noch nicht vollkommen voneinander differenziert. Anders bei der *Identifizierung*: Hier besteht eine klare Trennung zwischen beiden, und zusätzlich wird noch ein Rollenaspekt der Beziehung internalisiert. Diesen bildet eine sozial anerkannte Funktion, die der Interaktion zwischen Selbst und Objekt eine besondere Bedeutung gibt. Mit der sozial bedeutsamen Rolle des Identifikationsobjekts beginnt auch die Ebene des sozialen Respekts vor den anderen, die dem Subjekt innerliche Grenzen auferlegt. Die Identifizierung ist primär ein Entwicklungsprozeß, der mit Differenzierung, Integration, Stabilisierung und Strukturierung des Selbst verbunden ist und zu dementsprechend differenzierten Objektbeziehungen führt. Im Vergleich zur Introjektion ist der Affektzustand differenzierter und auch gemäßigter. Mit jeder Identifizierung differenziert sich das Spektrum der Affektdispositionen weiter, da die Selbst- und Objektvorstellungen mit jeweils libidinösen oder aggressiven Besetzungen integriert werden. Die Bildung der *Ichidentität* schließlich bringt eine definitivere Strukturierung der Objektvorstellungen (oder "inneren Objekte", die aus der Integration multipler Objektbilder in umfassendere Vorstellungen vom anderen stammen) mit sich. Gleichzeitig mit der Welt der Objekte konstituiert und differenziert sich auch das "Selbst" (als eine zusammengesetzte, aus der Integration multipler Selbstbilder stammende Struktur). Hier fungiert die Ichidentität als übergeordnete Integration von Identifizierungen in eine dynamische, einheitliche Struktur.

Die Identifizierung ist nach Kernberg also der Hauptprozeß und zugleich die daraus abgeleitete Struktur, von der die wechselnden Formen der internalisierten Objektbeziehungen bestimmt werden. Man kann sie im weitesten Sinne als eine Modellierung des Selbst nach einem Objekt ansehen. Sie setzt allerdings eine Interaktion mit einem anderen Menschen voraus, in der sich das Individuum als ein aktives oder erlebendes Subjekt erfährt. Begleitet und motiviert wird diese Internalisierung durch einen vorherrschenden Affektzustand, der Subjekt und Objekt miteinander verbindet. In der internalisierten Form (der Identifikation) haben sich dann eine Selbst- und eine Objektvorstellung konstituiert, die innerhalb des Ichs und mitunter auch innerhalb des Überichs durch eine bestimmte Affektdisposition miteinander verbunden sind. Dabei ist die Form dieser Selbst- und Objektvorstellungen von der Güte und Integriertheit der vorangegangenen abhängig. Beispielsweise wird eine Internalisierung unter der Vorherrschaft von Spaltungsmechanismen weniger ausgeprägt sein, als eine solche unter dem Einfluß eines späteren, integrierten Selbst. Diese kann sich dann auch (weniger übergreifend) auf umgrenzte Aspekte der Beziehung zum Objekt beziehen.

Auch das Selbst wird unter dem Einschluß der Objektbeziehung modifiziert. Dieser Aspekt der Identifizierung wird zugelassen in dem Maße, als die spezifische (aktuelle) Selbstvorstellung sich in das gesamte Selbstkonzept des Individuums einfügt. Darüber hinaus werden durch die Identifizierung auch Ichfunktionen, Ichstrukturen und Charaktermuster modifiziert. Insgesamt gesehen sind Identifizierungsprozesse abhängig vom Entwicklungsstadium der bereits verinnerlichten Objektbeziehungen und vom entsprechenden Grad der Ausprägung von Ich, Überich und Es. Viele ihrer Vorgänge können normale oder auch pathologische Ergebnisse hervorbringen, worauf ich später eingehen werde. Zusammengefaßt impliziert die normale Identifizierung:

1. eine partielle Modifizierung des gesamten Selbstkonzepts unter dem Einfluß einer neuen Selbstvorstellung, 2. einen gewissen Grad der Integration sowohl von Selbst- als auch von Objektvorstellungen in ein autonomes Funktionieren des Ichs in der Form neutralisierter Charakterzüge und 3. einen gewissen Grad an Reorganisation der Verhaltensmuster des Individuums unter dem Einfluß der neu eingeführten Identifizierungsstruktur (Kernberg 1992/1976, 81).

Im Laufe einer komplexen Entwicklung von immer neuen Internalisierungen von Objektbeziehungen entsteht die Ichidentität als Organisation der Welt der Objektbeziehungen im weitesten Sinne und ebenso das Selbst auf der höchsten Ebene. Mit jeder neuen internalisierten Objektbeziehung werden die bereits bestehenden "depersonifiziert" (vom spezifischen Objektbild gelöst) und integriert in Ich- und Überich-Strukturen höherer Ebene, wie z.B. das Ichideal oder autonome Ichfunktionen. Parallel zu diesen Prozessen kristallisieren sich aus bestimmten Objektbeziehungen dauerhafte Objektbilder heraus, die dann eine innere Repräsentanz für die äußere Welt bilden, wie sie vom sich entwickelnden Ich erfahren wird. Solche bewußten, vorbewußten und unbewußten Phantasien (von Objektbeziehungen) sind dann so etwas wie eine "Vorstellungswelt" der vergangenen und gegenwärtigen Beziehungen zu anderen Menschen. (Diese innere Welt von Objektvorstellungen ist jedoch sehr subjektiv und zunächst noch stark beeinflußt von sehr frühen Objektbildern aus Introjektionen und Identifizierungen.) Die Objektbilder werden auf diese Weise in spezifischen Strukturen organisiert. Weniger erreicht werden solche Objektbilder, die relativ unberührt im verdrängten Unbewußten erhalten bleiben. Hier können primitive, verzerrte Objektbilder weiter bestehen. Der größte Teil verinnerlichter Objektbilder wird aber in Strukturen der höheren Ebene integriert, und solche, die als Objektvorstellungen bestehen bleiben, reifen unter dem Einfluß der Ichreifung mit. Primitive Identifizierungen werden allmählich durch selektive, partielle, sublimierende Identifizierungen ersetzt, in denen nur bestimmte Aspekte von Objektbeziehungen verinnerlicht werden, sofern sie mit der individuellen

Identitätsbildung harmonieren. Beim allmählichen Vorgang der Individualisierung verschieben sich Identifizierungen zu partiellen, sublimierten Identifizierungen unter dem Einfluß einer gut integrierten Ichidentität. Kernberg hält die *Depersonifizierung*, die *Neuformung* (im Sinne einer realistischeren Sicht) und die *Individualisierung* von internalisierten Objektbeziehungen für eng miteinander verbundene Prozesse. Schließlich ist intrapsychische Bestätigung ... der anhaltende Prozeß, in dem die Welt der Objektbeziehungen unter dem Einfluß des Realitätsprinzips, der Ichreifung und Ichentwicklung und durch Zyklen von Projektion und Introjektion neu geformt wird (1992/1976, 31).

Die Rolle der Affekte bei der Internalisierung gewinnt eine besondere Bedeutung, wenn man bedenkt, daß die bisher genannten Internalisierungsprozesse stets eine Koppelung von Objektbildern, Beziehungserfahrungen und Gedächtnisinhalten mit situativ erlebten Affekten vorsahen. Kernberg schreibt dem affektiven Gedächtnis eine integrative Funktion für Wahrnehmungs-, Verhaltens- und Internalisierungserfahrungen sowie für die affektiven Schemata selbst zu.

Piaget sagt, es gebe "*keine reinen Gefühlszustände* ohne kognitive Anteile" und es sei "unmöglich, Verhaltensweisen zu finden, die rein gefühlsbestimmt sind und jeden kognitiven Anteil entbehren"; er stellt fest, "daß die Affektivität die Rolle einer Energiequelle spielt, von der zwar das Funktionieren, nicht aber die Strukturen der Intelligenz abhängen (1995/1954, 20, 19, 23; zit. nach Kernberg).

Affektzustände von hoher Intensität bewirken ein Niederlegen von Erinnerungsstrukturen und lösen auch die frühesten symbolischen Aktivitäten aus. Hierbei vertritt ein einzelnes Element (z.B.: Licht geht an) einer stark affektgeladenen Konstellation die gesamte Konstellation (Licht geht an und dann füttert mich Mami). So stellen Affektzustände von hoher Intensität die Voraussetzungen (Energiequelle), mit Hilfe derer sich eine rein affektive Subjektivität in eine mentale Aktivität mit symbolischen Funktionen verwandelt. Während ruhiger Zustände mit geringerer Affektintensität richten sich die entstehenden Gedächtnisstrukturen großen Teils auf kognitive und unterscheidende Merkmale und tragen direkt zur Ichentwicklung bei. Der Internalisierungs- bzw. Lernprozeß wird hier kaum durch affektive Erregung verzerrt oder von Abwehrmechanismen gestört. Mit intensiven Affekten verbundene Erfahrungen dagegen begünstigen die Verinnerlichung primitiver Objektbeziehungen, die sich entlang der zwei Achsen von belohnenden oder nur-guten Objekten gegenüber aversiven oder nur-schlechten Objekten gruppieren (Kernberg 1997/1992, 30). Bei extremen Affekten werden affektive Gedächtnisstrukturen bestehend aus Selbst- und Objektrepräsentanzen gebildet, die mit einem spezifischen Affektzustand von hoher Intensität verknüpft sind. Mit ihnen beginnt die Verinnerlichung von Objektbeziehungen und der Aufbau einer inneren Welt. Diese teilt sich nach und nach auf in eine tiefe Schicht von Phantasiebildern und eine oberflächlichere Bilderschicht, von der die kognitive, forschende und realitätsnähere Wahrnehmung bei milden Affekten (s.o.) durchsetzt ist. Die Phantasiebilder der tiefen Schicht sind an die Objektbeziehungen gebunden, die unter intensiven Affekten verinnerlicht wurden. Schließlich breiten sich affektive Strukturierung und Symbolbildung auch auf der Oberflächenschicht aus und begründen dort ein symbolisches Hantieren mit Informationen, was einen Vorläufer des bewußten Denkens darstellt. Dabei gehen die Erfahrungen der *noch undifferenzierten* Selbst- und Objekt-Repräsentanzen, welche unter intensiven angenehmen Affekten gemacht wurden, als Kernerfahrung des Selbst später in die Struktur des Ich ein. Deswegen ist dann das Bewußtsein von der eigenen Person eng mit dem Bewußtsein über andere Menschen verkoppelt (Strukturkoppelung). Über die Erfahrungen mit hoher Affektintensität entsteht also eine Kernstruktur der *Intersubjektivität*. Sie ist mit der normalen Identitätsentwicklung untrennbar verbunden und ermöglicht später z.B. das Einfühlungsvermögen.

3.2. Ausgewählte Reifungsvorgänge

Im Folgenden möchte ich auf die frühesten Vorgänge der Verselbständigung der psychischen Struktur eingehen, wie sie sich uns in den Prozessen der Symbolisierung und den Anfängen von Sprache und Denken darbieten.

Das Streben nach Lust, die Suche nach Schmerzerleichterung und das Vermeiden von Unlust - das waren die hauptsächlichen Funktionen, die Freud dem "Lustprinzip" zuschrieb. Diese Funktionsweise der Psyche bringt eine Art und Weise zu denken und zu reagieren mit sich, die oft der Realität entgegen steht. Die Grundlage allen Strebens ist die Wunscherfüllung, und die primärprozessuale Funktionsweise entwickelt zu diesem Zweck die "magische" Annahme, nur genug zu wünschen, daß etwas so oder so sei, bewirke, daß es so oder so werde. Dabei kämpfen das Lust- und Realitätsprinzip miteinander darum, die Real-Erfahrung zu berücksichtigen, d.h. zu identifizieren und gelten zu lassen. Bion (1990/1957) verband diese Entwicklung von der Lust- zur Realitätsorientierung mit der Fähigkeit des Subjekts, Frustrationen zu bewältigen und zu denken. Er sah die Entstehung von Gedanken dort, wo es zu einem Konflikt zwischen beiden Prinzipien kommt. Die Struktur der Psyche konfiguriert dazu einen Apparat, um diese Gedanken zu denken. Freud schildert diesen konflikthaften Übergang:

> Erst das Ausbleiben der erwarteten Befriedigung, die Enttäuschung, hat zur Folge, daß [der] Versuch der Befriedigung auf halluzinatorischem Wege aufgegeben wurde. Anstatt seiner mußte sich der psychische Apparat entschließen, die realen Verhältnisse der Außenwelt vorzustellen und die reale Veränderung anzustreben (1911, 231).

Wenn die Befriedigung auf halluzinatorischem Wege wirklich verschaffen könnte, was sie versprach, entstünde kein Motiv, diesen Denkmodus zugunsten eines anderen aufzugeben. Zuerst wurde ein befriedigendes, anwesendes Objekt internalisiert, und auf dieser Grundlage entwickelt sich das Denken aus der emotionalen Erfahrung seiner Abwesenheit. Nach Bions (1970) Formulierung wird die abwesende Brust zu einen Gedanken (the no breast becomes a thought). Er setzt die Brust (der Mutter) an die Stelle eines vormals anwesenden Objekts mit emotionaler Bedeutung für das Kind. Damit es zu diesem Lernen kommt, gibt ein gewisses Ausmaß an Frustration den notwendigen Impuls. Ein Übermaß jedoch würde zur Regression und zur Abkehr des Interesses führen. Auch ganz entscheidend ist die vorherige Verinnerlichung von guten Erfahrungen, damit die Fähigkeit entwickelt wird, die Frustrationen zu verwandeln, anstatt ihnen auszuweichen und sich auf den übertriebenen Gebrauch von schizoiden Abwehrmechanismen zurückzuziehen.

Das Denken kann das desillusionierende Geschehen erträglicher machen. Nach Bion hilft die Mutter ihrem Säugling dabei in entscheidender Weise durch ihre Fähigkeit, seine Bedürfnisse durch Projektion anzunehmen und in sich aufzubewahren (to contain). Dieses "erste Mittel" des Kindes, um Wissen zu erlangen, bezeichnete Bion als "Reverie" (träumerisches Ahnungsvermögen):

"Das träumerische Ahnungsvermögen der Mutter ist das Empfangsorgan für das, was das Kind an Selbst-Empfindungen von seinem Bewußtsein erhält." (Bion 1990/1962b, 231) M. Papadakis erweitert dies, wenn sie sagt, "daß die Fähigkeit der Mutter, über ihr Baby und den Vater des Babys sowie über die Beziehung des Babys zu ihr selbst nachzudenken, die Gefühlsumgebung [ist], in der Wachstum stattfindet" (1995[6], 241).

Ein Denkapparat, der durch zu große Frustrationen dauerhaft überlastet wurde, kann es sich zur Aufgabe machen, jene Frustrationen unter Rückgriff auf omnipotente Mechanismen und übermäßige projektive Identifizierung zu leugnen und auszuräumen (evacuate). Unangenehme Erfahrungen können nun nicht zum Lernen genutzt werden, weil der mentale Apparat kein geeigneter Container ist, der ihnen einen Sinn zuweisen kann. Die Gedanken entstehen zwangsläufig, aber an die Stelle des Denkens der Gedanken tritt ein komplizierter Prozeß des Nicht-Denkens, der verbunden ist mit einem Angriff auf den (ineffektiven) Denkapparat selbst. Diese "strukturelle" Störung kann zu einem dauerhaften Zustand werden.

Der Beginn der Fähigkeit zu denken ist von entscheidender Bedeutung für die psychische Gesundheit und die innere Einsetzung des Realitätsprinzips. Als das Mittel, durch welches die Verbindung mit der Realität hergestellt wird, entwickelt sich die Sprache. Sie ist gleichzeitig eine Entwicklung über die projektive Identifizierung als primitivste Art der Kommunikation hinaus. Das Lustprinzip bleibt weiterhin aktiv, ordnet sich aber den Anforderungen des Realitätsprinzips unter (Papadakis 1995, ibd.).

Die präverbale Symbolbildung ist an den Verzicht auf unmittelbare Bedürfnisbefriedigung gebunden. Sie setzt als halluzinatorische Wunscherfüllung oder antizipierende Vorstellung ein. Die Repräsentierung bindet sich jedoch grundsätzlich an das Verschwinden oder den Verlust dessen, was repräsentiert wird. Der Wunsch und das Symbol beziehen sich beide auf die innere Repräsentanz, d.h. das vom Menschen geschaffene Bild, was aber kein Abbild ist. Solche durch Symbolbildung geschaffenen Bedeutungsträger - z.B. Imagenes, Introjekte oder Identifikationen - stehen für etwas ehemals Äußeres. Unabhängig von deren realitätsgerechter Reproduktion repräsentieren sie eine zugrundeliegende Erfahrung, so wie auch das Sprachzeichen eine eigene gedankliche Realität repräsentiert. Dabei unterliegt jedes präverbale Symbol, das vom Subjekt geschaffen wird und in dem sich das Subjekt selbst hervorbringt, einer Doppelsinnigkeit. Denn es besteht ein Mangel, der symbolisch aufgehoben wird, aber gerade deswegen nie selbst behoben wird. Bei der späteren Sprachsymbolbildung repräsentiert das Zeichen einen bestimmten Sinn, dem ausgewählte Wahrnehmungen von Sinnesdaten als repräsentativ zugeordnet werden. Es werden also erlebte Beziehungsformen und Erfahrungen mit Worten verknüpft. Hier beginnt der später diskursive Umgang mit der Realität, der wortsymbolisch vermittelt wird. Da sich in der Sprache die institutionale Ordnung der Gesellschaft widerspiegelt, wird darüber hinaus ein konsistentes Ordnungssystem von kollektiven Handlungsanweisungen an das Kind herangetragen. Eine weitere Definition formuliert A. Overbeck:

> Mit der Sprache führen Mutter und Vater das Gesetz der symbolischen Ordnung und damit das väterliche Prinzip ein und errichten die Inzestschranke. Sie ist die unabdingbare Voraussetzung für die Entidentifikation und Separation von der frühen Mutter und begründet auf allen Entwicklungsstufen die Ichstruktur und die Festigkeit der inneren Triade (1995[7], 176).

Sprache stellt ein System von Symbolen dar, mit dessen Hilfe innere und äußere Ereignisse psychisch repräsentiert werden können. Dadurch werden sie mit Bedeutung versehen, dem Bewußtsein zugänglich und für das lebenspraktische Handeln verfügbar. Bewußtwerdungsprozesse und reflexive Selbstzuwendung haben hier ihre Basis. Lorenzer faßt es noch etwas genauer, wenn er eine Übereinstimmung feststellt zwischen den Merkmalen von Symbolen und den Merkmalen von bewußtseinsfähigen psychischen Inhalten:

> Symbole sind psychische Gebilde, die äußere Objekte und innere Vorgänge repräsentieren, die von diesen Objekten im Wahrnehmungs- bzw. Erkenntnisprozeß unterschieden werden können und als selbständige Einheiten Gegenstand der Denk- und Erkenntnisprozesse werden (1970, 91).

Bei stationären Patienten geht es im wesentlichen um die angesprochene Repräsentanzfunktion für den Aufbau einer inneren Welt und um die Erweiterung ihres konkreten Handlungspielraums (Auseinandersetzungsfähigkeit). Ihre mangelnde Symbolisierungsfunktion wird auf- und ausgebaut, wenn ein bestimmter Teil ihres Verhaltens durch die therapeutische Arbeit "zur Sprache kommt" und für sie eine innere Bedeutung erwirbt. D.h. mit therapeutischer Unterstützung kommt es bei ihnen zu einem *verinnerlichenden* Prozeß der sprachlichen Symbolisierung eines vormals für sie mehr äußerlichen Ablaufs ohne aktive psychische Beteiligung. Die neu gewonnene *innere* symbolische Verfügung ihrer Verhaltens- und Empfindungsmuster ermöglichen ihnen ein neues Handeln (Schneider 1995).

Für H. Segal (1957) wird die Symbolbildung des Ichs angetrieben durch den Versuch, mit den Ängsten umzugehen, die innerhalb seiner Beziehung zum Objekt wachgerufen werden, z.B. der Angst vor Verlust oder Unerreichbarkeit guter Objekte. Störungen der Symbolbildung sind nach ihr ein Abbild der Beziehungsstörungen des Ichs zu seinen Objekten. Anreize zur Symbolbildung bieten z.B. innere Aggressionen oder Schulderfahrung und -bewältigung:

Das Symbol wird gebraucht, um Aggression vom ursprünglichen Objekt zu verschieben und Schuldgefühle und Angst vor dem Verlust auf diese Weise zu verringern ... (Das) Ziel der Verschiebung (besteht) darin ..., das Objekt zu schützen, und die in Beziehung zum Symbol erfahrene Schuld ist weit geringer als jene, die als Folge eines Angriffs auf das ursprüngliche Objekt entsteht. Die Symbole werden in der *inneren* Welt ebenfalls als Mittel erschaffen, um das ursprüngliche Objekt wiederherzustellen, wieder zu erschaffen ... und wieder zu besitzen (1990/1957, 210 f).

Als zusätzliche Möglichkeiten durch Sprachsymbolisierung erweitern sich die Kommunikationsfähigkeit - besonders in der Reflexion auf sich selbst - und die Verarbeitung von genetisch früheren, ungelösten Konflikten und Ängsten, z.B. in Form von Geschichten und Märchen.

Ein zentrales Thema im Denken von Winnicott ist die frühe Ablösung vom Objekt (Mutter) und der dabei entstehende *Übergangsraum* als kreativer Raum für Symbolisierungsfähigkeit. Dies ist der Raum zwischen Ich und Nicht-Ich, der entsteht, wenn das Kind erstmals das Objekt als 'Nicht-Ich' ablehnt, also am Ende der Phase der Verschmelzung mit dem Objekt (Winnicott 1985/1971a, 124). Diesen *Übergangsraum* füllt das Kind mit einem "Übergangsobjekt" (z.B. einer Puppe, einem Teddy). Das abwesende Objekt (Mutter) wird durch das Spielzeug repräsentiert und quasi anwesend gemacht. Für Winnicott ist es die erste spielerische Verwendung eines Symbols. Das Kind erleidet durch sein Aufbrechen der ursprünglichen Mutter-Kind-Einheit einen "gewollten Verlust", und die ursprüngliche Einheit wird mittels der Symbolisierung unter Wahrung der Getrenntheit wieder hergestellt.

Das [Übergangs-] Objekt ist ein Symbol für die Einheit von Kleinkind und Mutter (oder einem Teil der Mutter). Dieses Symbol kann lokalisiert werden. Es steht an der Stelle in Raum und Zeit, wo das Kind beginnt, sich die Mutter nicht länger als ein Teil seines Selbst vorzustellen, sondern sie als Objekt wahrzunehmen. Die Verwendung eines Objektes symbolisiert die Einheit der jetzt voneinander getrennt erlebten Wesen Kind und Mutter *an der Stelle in Raum Zeit, wo sich ihre Trennung vollzieht* ... (1985/ 1967, 112).

Der Übergangsraum nach dem Aufbrechen der ursprünglichen Einheit ist nun eine trianguläre Struktur aus Symbol, Symbolisiertem und Subjekt. Durch die Getrenntheit nach dem Verlust des Eins-seins bekommt das Subjekt erstmals ein Gefühl der "Subjektivität", d.h. ein Bewußtsein seiner selbst, und vollzieht so den Schritt zur psychischen Menschwerdung (Schneider 1995, 290).

Einen systematischen Ansatz zu Störungen der Symbolisierungsfähigkeit faßt Ogden (1985) deswegen in eine "Psychopathologie des Übergangsraumes". Hierzu möchte ich die zusammengefaßte Darstellung von Schneider (1995, 290 f) zitieren:

Konkret unterscheidet Odgen vier Störungskategorien (1985, 133-136). Im ersten Fall wird *"die Realität unter die Phantasie subsumiert"* (reality subsumed by phantasy). Dadurch werden die Phantasien selbst zu einem Stück der Realität, ohne durch sie modifiziert oder in Frage gestellt zu werden, z.B. wenn Borderline-Patienten *wissen*, daß ein bestimmtes Verhalten des Therapeuten, wie etwa ein Zuspätkommen, eine Ablehnung ihrer Person ist. Es gibt hier keinen Raum zwischen dem Symbolisierten (Zuspätkommen des Therapeuten) und dessen Symbolisierung (dessen Repräsentation im Patienten), der ein Nachfragen und -denken ermöglichte, vielmehr sind die

Gefühle verhaltensinduzierende Fakten, womit auch die Übertragung ihren Als-ob-Charakter einbüßt. - Im zweiten Fall wird die "*Realität als Abwehr gegen die Phantasie*" verwendet (reality as defence against phantasy), was mit einer entsprechenden Einbuße an innerem Vorstellungsvermögen verbunden ist. Beispiele dafür sind Patienten mit wenigen oder gar keinen Träumen, die sie dann auch für sinnlos halten und zu denen ihre Assoziationen, wenn überhaupt, ganz realitätsbezogen sind. - Im dritten Fall handelt es sich um eine "*Dissoziation des Realitäts- und Phantasiepols der Dialektik*" (dissociation of reality and phantasy poles of the dialectical process). Damit wird, wie etwa im Falle der Ichspaltung im Fetischismus, das Aufkommen gefährlicher oder schmerzhafter Gefühle und Vorstellungen, wie z.B. der Kastrationsangst, vermieden. - Im vierten Fall geht es um den "*Ausschluß von Realität und Phantasie*" (foreclosure of reality and phantasy). Hier kommt es zu keiner wirklichen Erfahrung, weil sozusagen weder Realität noch Phantasie wirklich kreiert werden, wie es z.B. bei manchen chronisch schizophrenen Patienten der Fall ist. Für Odgen handelt es sich dabei um einen übergeordneten Abwehrvorgang, der als letztes Mittel verwendet wird, um das Kind vor einem überwältigenden, andauernden psychischen Schmerz zu schützen; denn das Fehlen einer Bedeutung, die einer Wahrnehmung zugeschrieben würde, impliziert, daß die Wahrnehmung keine irgendwie geartete persönliche emotionale Bedeutung für das Subjekt hat, d.h. Wahrnehmung wie Realität bleiben psychisch tot.

Die früheste Ichentwicklung des Menschen beginnt nach Kernberg mit primitiven Introjektionen gegensätzlicher Valenz. Sie sind das Produkt der primär-autonomen Apparate der Wahrnehmung und des Gedächtnisses. Im Hintergrund stehen die Objektbeziehungen als früheste essentielle Ichorganisatoren. Introjektionen mit positiver und negativer Valenz bleiben zunächst deshalb getrennt, weil sie getrennt auftreten und das Ich noch nicht fähig ist, Introjektionen von unterschiedlicher Valenz zu integrieren. Dann aber *wird diese Trennung vom Ich allmählich, als Reaktion auf die Angst, zu Abwehrzwecken benutzt*. Hier liegt der Ursprung der Spaltung als Abwehrmechanismus (1992/1976, 32). Dies geschieht nach einer gewissen Entwicklung der Introjektionen als psychische Strukturen und begründet die Entstehung des Ichs als einer klar umgrenzten Struktur mit integrierender, synthetischer Funktion. Die Spaltung ist charakteristisch für die ersten Stadien der Ichentwicklung und fördert über das Schützen der positiven Introjektionen indirekt das Wachstum des Ichs. Das bedeutet, daß das Ich sich im Prozeß der Spaltung durch regressive Kernbildung gegen die Angst schützt, die mit frühen intrapsychischen Konflikten (Introjektionen gegensätzlicher Valenz) verbunden ist. Die spätere Entwicklung bildet spezifischere Ichstrukturen, die Kernberg *Identifizierungssysteme* nennt und die schließlich die Ichidentität bestimmen. In diesen späteren Phasen wird die Integrität des Ich weniger durch Spaltungsmechanismen beeinträchtigt. Dem gegenüber kann sie durch exzessive, pathologisch frühe Spaltung bedroht werden. Kernberg schreibt:

Die Spaltung ist also eine fundamentale Ursache der Ichschwäche. Da die Spaltung auch weniger Gegenbesetzung als die Verdrängung erfordert, greift ein schwaches Ich leicht auf die Spaltung zurück, und es entsteht ein circulus vitiosus, durch den Ichschwäche und Spaltung sich gegenseitig verstärken (ibd., 45).

Essentielle Voraussetzungen dafür, daß das Ich sich in voller Stärke entwickeln kann, sind der Drang nach Integration und Synthese, die Bildung von Abwehrmechanismen gegen die Angst, die Entwicklung von Introjektions- und Projektionsprozessen, die Entwicklung von Objektbeziehungen und der Spaltungsmechanismus in seinem notwendigen Umfang (ibd., 37). Rudolf (1995, 316)[8] hebt aus der Vielfalt psychoanalytischer Ansichten drei zentrale Aufgaben des Ichs heraus:

1. *Binnenregulation.* Mit Hilfe spezifischer Abwehrmechanismen trägt das Ich Sorge für die Beachtung und Steuerung eigener Bedürfnisse und Affekte, so daß das intrapsychische Gleichgewicht und die äußere Handlungsfähigkeit gewahrt bleiben.
2. *Außenadaptation.* Durch die Arbeit der Ichfunktionen wird die Anpassung nach außen bewältigt.
3. *Selbstorganisation.* Hierzu muß sich das Ich selbst aufbauen und umstrukturieren und mit Hilfe einer integrativen Funktion zusammenfügen und zusammenhalten.

Seidler (1995[9]) betrachtet die Entwicklung der Fähigkeit, sich selbst zum Objekt nehmen zu können, also des Selbstverhältnisses, unter dem Schwerpunkt der Reflektiertheit. Er teilt diese Entwicklung in drei Stufen ein, in denen zunehmend Möglichkeiten zur *Selbstwahrnehmung*, zur *Selbstbeobachtung* und zur *Selbstbeurteilung* angeeignet und verfügbar gemacht werden. Die erste Stufe gründet auf der sogenannten *unreflektierten Position*, aus der heraus das Subjekt vom Objekt eine Reflexion bzw. eine Antwort auf die Frage: "Bin ich überhaupt¿" erwartet. Über diesen Beginn einer Wechselseitigkeitsbeziehung kommt es in die Lage, sich selbst wahrzunehmen. Das Objekt als das Gegenüber in dieser Position hat die Aufgabe der *Übersetzung*, der *Transformation* von Gelebtem in Symbolisiertes (Bollas 1987). Die Beziehung läuft jedoch noch ohne einen Austausch von Symbolen ab. Es ist eine wechselseitige, die Existenz bestätigende Wahrnehmung, die sich noch vor jeder Symbolisierung im interaktionellen Raum manifestiert, aber sie hält den unreflektierten Ablauf des psychischen Geschehens an. Die zweite Stufe mit der *außenreflektierten Position* bringt die Fähigkeit mit sich, *vorübergehend* die Perspektive des Gegenübers einzunehmen, wobei von dieser Perspektive aus kritisch auf das eigene Selbst geschaut werden kann (Seidler 1995, 104). Das Subjekt stellt dem Gegenüber die Identitätsfrage "Wer bin ich¿", und die Beantwortung dieser Frage ist symbolgebunden.

Die wechselseitige Wahrnehmung wird hier nicht mehr unmittelbar realisiert und im Fall der Wunscherfüllung ... beendet, sondern auf dieser Stufe eignet das Subjekt sich das *Bild* an, das das Gegenüber von ihm gewonnen hat ... Zur außenreflektierten Position gehören die Patientinnen und Patienten, die für die Konstituierung ihres eigenen Selbstbildes der Realpräsenz des Gegenübers bedürfen. Sie suchen Beziehungen zu einem Gegenüber, das ihnen sagt, 'wer sie sind' ... (ibd., 105).

Die *selbstreflexive Position* als dritte Stufe bringt bereits ein kohärent symbolisiertes Selbstbild mit sich. Es ermöglicht selbstempathisches Erleben sowie die Aufnahme empathischer Wechselseitigkeitsbeziehungen zum Gegenüber. Erst jetzt entstehen Internalisierungen als symbolische Ausgestaltungen von Beziehungskonfigurationen. Dabei kann das eigene Selbst und auch der Andere als ganze Person wahrgenommen und reflektiert werden. Diese ganzpersonale "objektive Selbst-Bewußtheit" kann sich nach Seidler erst dadurch entwickeln, daß das Kind sich ausgeschlossen fühlt aus einer als ideal erachteten Eltern-Beziehung. Voraussetzung für die Selbstreflexivität, den selbstreferentiellen Rückbezug und den ganzpersonalen Außenbezug ist jedoch die Fähigkeit zur Symbolisierung. Auch die Fähigkeit zur inneren Auseinandersetzung bzw. die Konfliktfähigkeit kann sich erst zu dieser Zeit ausbilden. Seidler verdeutlicht das durch einige an ihr beteiligte seelische Abläufe:

- Sie bedarf der Fähigkeit des Subjektes, sich zu beiden Konfliktpolen, sie objektivierend, in Beziehung zu setzen.
- Diese "Objektivierung" setzt eine Verfügbarkeit der Konfliktpole in symbolisierter Repräsentanz voraus.
- Unabdingbar für eine geglückte Konfliktlösung ist die Fähigkeit des Subjektes, zu jedem der beiden Konfliktpole denselben Abstand einnehmen zu können, um sich im Prozeß der Abwägungsentscheidung vorübergehend die Position von jedem einzelnen Konfliktpol zu eigen machen zu können. Zur Aufrechterhaltung des Charakters dieser "Aneignung" als transitorisch bedarf es der Wirksamkeit eines triangulierten psychischen Raumes; das Subjekt muß triangulär konfiguriert sein - sonst "bleibt es an einem Pol hängen" (vgl. Seidler 1994) (1995, 107).

In der Objektbeziehungstheorie spricht man von einem präpsychotischen Organisationsniveau, wenn die Grenzen zwischen Selbst und Objekt noch nicht beständig sind und das Individuum unter Belastungen nicht mehr sicher ist, ob die Ursache für Bedrohliches oder Angenehmes in ihm selbst liegt oder im anderen. Das darauf folgende Borderline-Funktionsniveau hat eine sichere Grenze zwischen Selbst und Nichtselbst. Dafür ergeben sich viele Spaltungs- und Projektionsprozesse aufgrund der bestehenden Unvereinbarkeit zwischen guten und schlechten Anteilen einer Person. Von M. Klein (1983/1946) wurde dieses Entwicklungsniveau deshalb auch als paranoid-schizoide Position bezeichnet. In der dritten Phase, die zum Integrationsniveau führt, lernt das Individuum, daß weder seine Bezugsperson noch es selbst ausschließlich gut oder ausschließlich schlecht sind, sondern stets aus beiden Bereichen Eigenschaften mitbringen. Diese dritte Etappe wurde von M. Klein "depressive Position" genannt und von Abraham (1971/1924) "Fähigkeit zur Ambivalenz". Hier geht es also um die Zusammenführung des bislang Getrennten. Spaltungsaktivitäten müssen der Fähigkeit zur Verdrängung Platz machen, um die Bildung realitätsgerechterer Selbst- und Objektbilder zu ermöglichen und damit eine "Objektkonstanz" (Hartmann 1972) zu erwerben. Kind (1992) schreibt:

Früher oder später kommt es in der Behandlung von Borderline-Patienten zu dem, was als "Geburtsstunde der depressiven Position" bezeichnet werden kann. Mit zunehmender Integration gegensätzlicher Selbst- und Objektbilder wird eine realitätsgerechtere Einschätzung des anderen möglich und damit auch die Entwicklung der Fähigkeit, sich in den anderen einzufühlen ... Parallel zum Erwerb der psychisch-strukturellen Voraussetzungen für Empathie erscheinen Schuld und Bedauern. Zum ersten Mal erlebt der Patient *Trauer*, wo vorher Depressivität war (115).

Wie auf der dritten Stufe von Seidler (s.o.) wird auch hier die Fähigkeit zur Empathie erworben. Sie setzt eine größere Distanz und eine größere Selbständigkeit gegenüber ihrem Selbstobjekt voraus. Die "depressive Position" ist die Phase der Entwicklung neuer Affekte. Z.B. zeigt sich hier insbesondere bei Prozessen der Trauer, daß keine Beziehung frei von Ambivalenz ist. Diese neuerworbene Beziehungsqualität beschreibt Freud (1912) anhand der zum Teil unvermeidlich feindseligen Gefühle gegenüber Verstorbenen: Solche im Unbewußten versteckte Feinseligkeit hinter zärtlicher Liebe gibt es nun in fast allen Fällen von intensiver Bindung des Gefühls an eine bestimmte Person, es ist der klassische Fall, das Vorbild, der Ambivalenz menschlicher Gefühlsregungen (76).

Wenn sich auf dieser "dritten" Stufe der Integration die positiven und negativen Introjektionen und Identifizierungen synthetisch miteinander verbinden, dann werden nach Kernberg zugleich die positiven Selbstbilder aus positiven Introjektionen mit den negativen Selbstbildern aus negativen Introjektionen und die positiven Objektbilder mit den entsprechenden negativen Objektbildern verbunden. Es entsteht eine charakteristische Situation mit einer Spannung zwischen gegensätzlichen Selbstbildern, wobei Schuld und Betroffenheit auftreten. Schuld, Betroffenheit und Trauer sind neue Affektdispositionen, die sich in diesem Stadium in besonderem Maße ausbilden. Diese Situation löst die zusätzliche Entwicklung eines *Ideal-Selbst* aus, welches das Streben nach Wiedergutmachung der Schuld und nach Wiedererschaffung der idealen, positiven Beziehung zwischen Selbst und Objekt repräsentiert. Als Gegenstück entsteht das Bild eines *Ideal-Objekts* zur Repräsentation des unverletzten, liebenden und verzeihenden Objekts (Kernberg 1992/1976, 38). Da die Abwehrmanöver des Ichs auf allen Entwicklungsstufen von Angst angetrieben werden, werden auch die hier entstehenden Schuldgefühle später zum typischen Motiv der Abwehr. Dem kommen dann jedoch die Forderungen des Überichs entgegen, so daß jenes die Fähigkeit des Ichs, Schuld zu empfinden, für seine eigenen Zwecke benutzt. Parallel zur Verbreiterung des Spektrums der Affektdispositionen dehnt das Ich seine zentrale Kontrolle über Wahrnehmung und Motilität aus. Verbliebene Anteile unerträglicher, negativer Introjektionen werden vom Ichkern dissoziiert und verlieren ihren früheren freien Zugang zur Wahrnehmung und Motilität: von nun an können negative Introjektionen unmittelbar verdrängt werden (ibd., 39). Im Gegensatz zur Spaltung des frühen Ichs *etabliert das sich konsolidierende Ich die Verdrängung als zentralen Abwehrvorgang*. Mit der Erstarkung der Fähigkeit zur Verdrängung werden Triebabkömmlinge im psychischen Apparat verdrängt, noch ehe sie in den Ichkern eindringen können. Sie und viele andere zurückgewiesene Identifizierungssysteme konstituieren dann das dynamische Unbewußte in seiner endgültigen Form.

Die Prozesse der Individuation, die ich auf den vorangegangen Seiten geschildert habe, werden stets auch begleitet von Schritten der *Triangulierung*. Auf sie möchte ich nun gesondert eingehen. Kutter (1989, 1981) hat als sehr frühe Konstellation die "psychosomatische Triangulierung" beschrieben. Sie besteht zwischen dem kindlichen Ich, dem kindlichen Körper und der Mutter. In einem langen Prozeß vom Säuglingsalter bis in die Adoleszenz ringen Mutter und Kind darum, wer für den kindlichen Körper zuständig ist und über seine Grenzen zu bestimmen hat. Er umfaßt die Sozialisation der Nahrungsaufnahme, der Körperpflege, der Kleidung, Aussehen und Benehmen, und bildet oft Gegensätze zwischen Autonomie und Abhängigkeit. Der zweite Triangulierungsschritt gilt als "frühe Triangulierung" (Rotmann 1978; Ermann 1985) und bezieht traditionell den Vater in die Dyade zwischen Mutter und Kind ein. Dadurch entdeckt das Kind, daß eine überwiegend gute Beziehung zu mehr als einer Person (dem Objekt der Symbiose) möglich ist. Zu beiden Elternteilen kann es eine unterschiedliche, aber anregende duale Beziehung aufbauen. In der dritten, der "ödipalen Triangulierung" spielt die Geschlechtsidentität eine besondere Rolle. Bei der frühen Triangulierung erfährt die symbiotisch-fusionelle Zweierbeziehung zwischen Mutter und Kind durch den Auftritt des Dritten eine dramatische Ausweitung und Komplizierung. Da die Zweierbeziehung für lange Zeit eher einem "Einersystem" gleicht, bedeutet die Ausweitung zu einem Dreiersystem kombinatorisch gesehen einen enormen Gewinn an Freiheit. Überhaupt etwas "anderes" und gleich eine Mehrzahl an möglichen Beziehungen zu anderen eröffnen sich dem Kind. Alle möglichen Arten von anderen Beziehungen und Konstellationen sind bei ihm damit vorprogrammiert und werden nun erstmals intuitiv als möglich erlebt. In den meisten psychoanalytischen Entwicklungsmodellen wird das Auftreten des *dritten* Elements in Beziehungssystemen in Verbindung gebracht mit dem Aufscheinen des Geistes, der Sprache und des Symbolischen überhaupt. Ciompi beschreibt den Effekt auf das affektiv-kognitive Beziehungserleben:

Mit den einmal als solchen demarkierten, isolierten und erfaßten Protagonisten im Dreieck geht nun (im Sinn aller möglichen, von der Psychoanalyse beschriebenen positiven, negativen und gekreuzten Ödipuskonstellationen) ein Ballett von Anziehungen und Abstoßungen, Annäherungen und Distanzierungen, Sympathien und Antipathien mitsamt entsprechenden Gefühlen von Rivalität, Eifersucht, Schuld, Kastration und Versagen einerseits, Gewinn, Bestätigung, Ganzheit und Gelingen andererseits los, das grundlegende psychoaffektive *und* zugleich kognitive Funktionssysteme anlegt (1994/1982, 39).

Wenn am Ausgang des Ödipus-Komplexes eine Verinnerlichung der Bilder der Eltern zusammen mit den anderen Bildern der Außenwelt stattgefunden hat, können sie zur Überich-Bildung benutzt werden. Freud (1938) schreibt über diesen Vorgang: "Ein Teil der Außenwelt ist als Objekt, wenigstens partiell, aufgegeben und dafür (durch Identifizierung) ins Ich aufgenommen, also ein Bestandteil der Innenwelt geworden. Diese neue psychische Instanz setzt die Funktionen fort, die jene Personen der Außenwelt ausgeübt hatten, sie beobachtet das Ich, gibt ihm Befehle, richtet es und droht ihm mit Strafen, ganz wie die Eltern, deren Stelle es eingenommen hat. Wir heißen diese Instanz das *Überich*" (1940a, 136).

Das früheste Material der Überich-Struktur besteht wahrscheinlich aus feindlichen, unrealistischen Objektbildern, zusammenhängend mit "bösen" Selbst-Objekt-Vorstellungen, die bereits "ausgestoßen", projiziert und dann wieder re-introjiziert worden waren. Nach Kernberg reflektieren sie primitive Anstrengungen des Kleinkindes, die gute Beziehung zur idealisierten Mutter zu schützen. Diese frühen, unrealistischen und "sadistischen" Objektbilder sind umso gewichtiger, je stärker die prägenitale Frustration und Aggression ist. Die spätere, eigentliche Überich-Struktur ist dann eine Ableitung aus den Ideal-Selbstvorstellungen und Ideal-Objektvorstellungen des Ich. Die oben genannten "bösen" Überich-Vorläufer und jene "Ideal-Vorstellungen" vom Selbst und Objekt müssen integriert werden, und zwar in einen Prozeß, der im Ich bereits begonnen hat - dort mit Internalisierungen negativer und positiver Valenz. Nach dieser Integration sollten die magischen, absoluten und idealisierenden Aspekte der Internalisierungen ausgeglichen sein, so daß im folgenden realistischere Forderungen und Verbote der Eltern während der ödipalen Phase angeeignet werden können. Ein integriertes Überich begünstigt auch die weitere Integration und Konsolidierung der Ichidentität. Eine mangelhafte Überich-Integration kann nach Kernberg dazu führen, daß es schließlich von aggressiven Zügen beherrscht wird. Die "idealen" Selbst- und Objektvorstellungen tragen dann Merkmale sadistischer Forderungen nach Perfektion. Diese Überich-Integration unter der Vorherrschaft sadistischer Züge verursacht dementsprechend eine exzessive Verdrängung von Triebbedürfnissen und schafft dadurch eine klassische Voraussetzung für die Bildung neurotischer Symptome (Kernberg 1992/1976, 72 f).

In der frühen Psychoanalyse wurden die Begriffe Ich und Selbst synonym gebraucht und haben sich mitunter gegenseitig vertreten. Doch im Laufe der Zeit bot sich eine Differenzierung an, um insbesondere zwei Funktionsbereiche schlüssig darstellen zu können: Einerseits den Aufbau und die Regulation des Selbstwertes und andererseits den Aufbau des Erlebens und die Erhaltung des Selbstbildes bzw. der Identität. Ich und Selbst lassen sich nach Rudolf (1995/1977) am besten mit den Begriffen "Intentionalität" und "Reflexivität" voneinander abgrenzen. Während das Ich intentional auf die Außenwelt gerichtet ist, d.h. neugierig, emotional, bedürfnishaft wahrnimmt und handelt, ist es dabei nicht zwangsläufig seiner selbst bewußt. Erst wenn es sein Tun und Erleben reflektiert und das Bild von sich dabei emotional bewertet, entsteht ein unverwechselbares Gefühl von sich selbst. Selbstbild und Selbstwert werden im Laufe des Lebens ständig durch die Erfahrungen mit signifikanten Anderen ausgehandelt und modifiziert. Auf diesem Wege wird es durch die Hereinnahme des Blickes des Anderen geprägt. Über die Integration sämtlicher Selbstrepräsentanzen im Kontakt mit der Umwelt entsteht ein umfassendes Selbstkonzept. Damit einhergehend bildet sich auch eine Sphäre der Selbstreflexion, mit der eine beständige Selbsteinschätzung möglich wird. Sie wird nach Kernberg (1992) zu einer vorbewußten Struktur des Ichs, die nach und nach die selbstbeobachtende Funktion des Ichs übernimmt. Emotionale Reife spiegelt sich dann in der Fähigkeit wieder, "subtile Aspekte des eigenen Selbst und anderer Menschen voneinander zu unterscheiden, und in einer zunehmenden Selektivität im Akzeptieren und Internalisieren der Qualitäten anderer Menschen" (1992/1976, 76). Auf solcher Selektivität, und zusätzlich auf der Fähigkeit zur Kombination von Liebe mit Unabhängigkeit und emotionaler Objektivität, basieren reife Freundschaften. Ein reifes und authentisches Selbst kann jedoch nur entstehen, wenn sich widersprüchliche Selbstbilder zu einem integrierten Selbstkonzept organisiert haben, das seinerseits internalisierten Objektvorstellungen entspricht. Es ist ein Weg der Integration wechselseitig dissoziierter Aspekte des Selbst. Bei vielen Patienten existiert das Selbst nur als potentielle, fragmentierte Struktur, die im Laufe der Bemühungen um Integration in einer psychotherapeutischen Behandlung gegebenenfalls einmal wirksam werden kann.

3.3. Entwicklungsstörungen

Insoweit wir psychische Störungen in Störungen der Entwicklung begründet sehen, gibt uns unser Erklärungssystem - namentlich die Psychoanalyse - eine Orientierung darüber, wo ursächliche Faktoren für die wahrgenommenen Phänomene zu suchen sind. Da gerade auch die psychoanalytische Behandlung versucht, seelische Probleme an den Ursachen anzugreifen und zu bewältigen, gibt es heute bereits ein breites Band von Erklärungsversuchen mit den dazugehörigen Therapieansätzen. Ich möchte hier, im Anschluß an die Darstellung zentraler Entwicklungsvorgänge im vorangegangenen Kapitel, auch einige ausgewählte Störungen anführen, die im Zusammenhang stehen mit der Behandlung in der Kinder- und Jugendpsychiatrie.

Ganz allgemein stellen psychische Auffälligkeiten von Kindern und Jugendlichen eine Auseinandersetzung mit ihrer Beziehungsumwelt dar. Häufig - aber nicht immer - kann man die Problemlösungsstrategien dabei als Ausdruck des Verharrens in vorherigen Entwicklungsstufen verstehen. Ein Beispiel dafür ist die von Balint (1970) so benannte *Grundstörung*. Er entdeckte während seiner Analysen, daß er nach Durcharbeitung des ödipalen Musters auf ein neues Konfliktmuster stieß, das eine Gesundung der Patienten noch lange nicht zuließ. Dieses neue, noch tiefergreifende Konfliktmuster offenbarte sich ihm als eine merkwürdige Mischung aus tiefem Leiden, Fehlen jeglicher billigen Streitsucht und unerschütterliche Entschlossenheit, weiterzumachen, [die] bei diesen Patienten wahrhaft ergreifend [ist] - und wichtiges diagnostisches Zeichen, daß die Arbeit die Ebene der Grundstörung erreicht hat (Balint 1970, 29 f). Als Therapeut bekam er das Gefühl, daß der Patient ihm unheimlich nahe rückte und ihn auf rätselhafte, fast telepathische Weise durchschauen konnte. Er spürte Gefühle der Leere, des Abgestorbenseins, der Sinnlosigkeit. Jede noch so kleine Frustration löste Angst aus oder das Gefühl, die Mitmenschen hätten feindliche Absichten gegen den Patienten (nach: Bittner 1994).

Balint hält diese *Grundstörung* sozusagen für einen "Bruch" in der psychischen Struktur, entstanden in den frühesten Entwicklungsphasen und vermutlich bei den meisten Menschen. Er führt diese mehr oder minder manifeste Störung zurück auf eine erlebte Diskrepanz des Säuglings zwischen dem, was er braucht, und dem, was seine erste Bezugsperson ihm geben konnte. So konstellierte sich das Grundgefühl, nicht "heil", nicht mit allem Notwendigen ausgestattet zu sein. Das Motiv der seelischen Fehlentwicklung wäre demnach eine Abwehr dieser Gemütsverfassung. Seelische Krankheiten stellen insofern Selbstheilungsversuche des Individuums dar, welches keinen anderen Ausweg aus seinem Leiden an der Grundstörung findet. Bittner schreibt dazu:

> Die Begriffe "Grundstörung", "Depression" und "Minderwertigkeitsgefühl" meinen den gleichen Sachverhalt: eine Grundeinstellung des Nicht-leben-Könnens, Nicht-leben-Wollens, ein "Nein" zum Leben, das sich bis etwa zum Ende des zweiten Lebensjahres bildet. Danach teilen sich die Wege zu den einzelnen seelischen Krankheiten. Die *Depression* hält an diesem Lebensgefühl in unveränderter Form das ganze Leben hindurch fest. Der *psychosomatisch oder hypochondrisch Kranke* verschiebt

das Gefühl des Nicht-leben-Könnens ins Körperliche. Das *autistische Kind* zieht sich aus der Welt zurück und läßt den Körper als "leere Festung" (Bettelheim 1977) zurück (1994, 120).

Bittner geht damit den langjährigen Versuchen der Psychoanalyse entgegen, psychische Störungsbilder und psychosomatische Manifestationen auf spezifische Kausalitäten zurückzuführen, wie z.B. die Zwangsneurose auf anale Konfliktmuster oder das Asthma auf eine "Überempfindlichkeit gegen das 'Trennungstrauma'" (Alexander 1951, 104). Vielmehr plädiert er für allgemeinere, unspezifischere Krankheitsgründe wie die "Grundstörung", das "Minderwertigkeitsgefühl" (Adler 1907) oder die "narzißtische Wunde", die weder für eine bestimmte noch für eine beliebige Pathologie spezifisch sind und von der individuellen Komplexität des Individuums bzw. seiner Entwicklung verwandelt werden.

Die *strukturelle Ich-Störung* ist ein Oberbegriff für die vielen frühen Störungen vor Abschluß der Individuations- und Separationsphase. Hinter den Symptomen und Klagen der "frühgestörten Patienten" geht es vor allem um eine Gefährdung des Ich. Der Kern der Störung wird in erster Linie im Bereich der Selbstregulierung und Selbstkohärenz gesehen, d.h. es geht um Störungen des Selbstwertgefühls und -erlebens, der Identität, der Separation und Individuation und der Kohärenz, insoweit nämlich Integrität und Kontinuität der Selbst-Organisation bei allen Menschen ein übergeordnetes Ziel darstellt. Wie im vorhergehenden Kapitel dargestellt, ist die Konsolidierung des Ich und die Entwicklung eines kohärenten Selbst auch an den Umgang mit Symbolen und Repräsentanzen gebunden. So unterscheidet man mit Blick auf die Symbolfunktion solche Störungen, bei denen der Inhaltsaspekt der Repräsentation im Vordergrund steht, von anderen, bei denen es um die Störung der Fähigkeit zur Symbolisierung selbst geht (Schneider 1995). Während erstere zum Bereich der neurotischen Störungen gehören, ist die Symbolisierungsfähigkeit vor allem bei psychosomatischen und Ich-strukturellen Störungen beeinträchtigt, z.B. narzißtischen und Borderline-Störungen, Psychosen, Süchten, Perversionen, Psychosomatosen und krasseren neurotischen Symptombildern wie hysterischen Lähmungen oder ausgeprägten Zwängen. Fürstenau, von dem der Begriff stammt, unterscheidet zwischen "strukturellen Ich-Störungen" ("Ich-Defekten"), bei denen bestimmte Ich-Funktionen überhaupt nicht verfügbar sind, und "funktionellen oder neurotischen Ich-Störungen", bei denen die Funktionen blockiert sind, grundsätzlich aber bereits zur Verfügung stehen (1977, 200). Entsprechend plädiert er bei diesen Patienten für eine Behandlungsweise, bei der der Therapeut die fehlenden Ich-Funktionen bis zu ihrem letztendlichen Aufbau ersetzen soll.

Rudolf et al. (1996) haben im Rahmen einer hochschulübergreifenden Arbeitsgruppe "Operationalisierte Psychodynamische Diagnostik (OPD)" ein Konzept zur standardisierten Diagnostik der Struktur der Persönlichkeit erarbeitet und veröffentlicht. Im folgenden möchte ich mich vor allem auf dieses psychoanalytische Strukturkonzept und seine Implikationen für strukturelle Störungen beziehen. Struktur wird hier verstanden als Struktur des "Selbst in der Beziehung zum Anderen" und zu ihrer Beschreibung lassen sich sechs strukturelle Ebenen heranziehen: die der *Selbst-*

wahrnehmung, der *Selbststeuerung*, der *Abwehr*, der *Objektwahrnehmung*, der *Kommunikation* und die der *Bindung*. An jede dieser mehr oder weniger entwickelten Fähigkeiten binden sich störungstypische Verhaltensweisen. Beispielsweise macht eine strukturelle Störung im Bereich der *Objektwahrnehmung* die Grenzen zwischen dem Selbst und dem Anderen unsicher. Dadurch fällt es dem Individuum schwer, dem Anderen eigene Absichten und Rechte zuzugestehen. Eher wird er als bedürfnisbefriedigendes oder bedrohlich verfolgendes Objekt wahrgenommen und es ist nur schwer möglich, sich in ihn empathisch einzufühlen. Im Sinne eines Entwicklungsdefizits konnten bestimmte Reifungs- und Integrationsschritte der Struktur nicht erfolgen, so daß bestimmte Funktionen nicht zur Verfügung stehen. Ein häufiger Grund hierfür ist jedoch nicht, daß sie nicht entwickelt werden konnten, sondern daß eine Störanfälligkeit im strukturellen Bereich vorliegt, eine "strukturelle Vulnerabilität" (Rudolf 1995[11], 322), bei der Regulationsprozesse versagen und affektive Spannungszustände resultieren können. Mit Blick auf die Objektbeziehungen könnte man diese Vorgänge auch als strukturelle Regressionen auffassen, weil sie stets auch eine Reaktivierung von früheren Beziehungsmustern bzw. schmerzlichen Beziehungserfahrungen darstellen. Obwohl als Störung der aktuellen Lebenssituation und Beziehungsfähigkeit aufgefaßt, sind die betreffenden Verhaltensmuster und Affektzustände Teil eines sinnvollen psychischen Geschehens.

> Am Beispiel eines Patienten, der eigene destruktive Impulse sehr rasch projektiv anderen Menschen zuschreibt und sich dann heftig gegen sie wehrt, soll das verdeutlicht werden. Stets spielt der *Aspekt der Abwehr* eine wichtige Rolle. Die Wahrnehmung des Bösen in der Außenwelt bewahrt den Patienten davor, im eigenen Innern Affekte und Handlungsimpulse wahrzunehmen, die er nicht integrieren könnte und die ihn überwältigen würden. Ebenso wichtig ist der *Aspekt der Selbststrukturierung*: Indem der Patient alle Aufmerksamkeit darauf richtet, sich gegen den bösen Anderen zu wehren, findet er ein Widerlager im Außen und damit eine Strukturierung im Innen. Sein Wollen und Handeln bekommt eine Richtung, die angesichts eines sonst wenig integrierten Selbst leicht verlorengeht. Schließlich läßt sich auch häufig der *genetisch-dynamische Aspekt* verstehen: Das in der manifesten strukturellen Störung inszenierte Verhalten knüpft an wichtige Beziehungserfahrungen an. Aufgrund der unscharfen Grenzen zwischen Selbst und Objekt und der vielfältigen projektiven und identifikatorischen Vorgänge zwischen beiden spiegeln sich im Erleben des Patienten sowohl die von ihm selbst in traumatischen Beziehungen erfahrenen Erregungs- und Spannungszustände wie auch die am wichtigen Objekt erlebten Handlungen und Affekte wider. Der Patient reinszeniert, vereinfacht gesagt, die gesamte traumatische Beziehung, ohne im einzelnen differenzieren zu können, was von ihm selbst und was vom Objekt ausgegangen ist (ibd, 322).

Zur Feststellung einer strukturellen Störung gehen Rudolf et al. nicht von der aktuellen Symptomatik aus, sondern es wird das zeitüberdauernde Verhalten und Erleben des Patienten während der letzten Jahre zugrundegelegt. So soll die *Schwere der strukturellen Störung* eingeschätzt werden. Ein hierzu entwickeltes Konzept sieht vor, das Integrationsniveau der Struktur vierfach abzustufen von einem gut integrierten Niveau (das dem neurotisch reifen Niveau entspricht) über ein mäßig integriertes und ein gering integriertes bis zum desintegrierten (psychotischen) Strukturniveau (ibd., 322).

Beim oben angeführten Konzept zur Einschätzung des Integrationsniveaus der psychischen Struktur kommt der Gestaltung der Abwehr des jeweiligen Individuums eine wichtige Rolle zu. Abwehr wird als Fähigkeit definiert, seelisches Gleichgewicht in inneren und äußeren Konflikten zu erhalten oder wiederherzustellen. Beschreibt man den Krankheitswert von strukturellen Störungen, so findet man auch ihre Erhaltung getragen durch die Funktion der vom Ich benutzten Abwehrmechanismen. Der altgriechische Philosoph Heraklit hat einmal definiert, daß "alles fließt", sich in einen permanenten Prozeß der Weiterentwicklung und des Aushandelns (gesellschaftliche Wirklichkeitsbestimmung) befindet. In dieser Hinsicht stellt es sozusagen eine "Leistung" dar, an belastenden affektiven Reaktionsweisen und Verhaltensmustern festzuhalten und sie zu wiederholen. Diese Leistung vollbringen die Abwehrmechanismen, welche sich über den *intrapsychischen* Bereich hinaus auch im *interpersonalen* und *psychosomatischen* Raum entfalten. Bei intrapsychischen Abwehrmechanismen, die im Zusammenhang mit Beziehungspersonen stehen, werden die Objektrepräsentanzen - soweit vorhanden, also rein intrapsychisch - "manipuliert". Dagegen kommen bei interpersonalen Abwehrkonstellationen die Objekte als reale Personen mit faktischem Verhalten vor, und sie werden entweder so ausgewählt, oder dazu gebracht (durch z.B. Rollenzuweisung), daß sie der Abwehrfunktion entsprechen. Beispielsweise kann das Individuum anstatt einer Projektion von Böswilligkeit auf die Umwelt bestimmte Menschen aufsuchen, die ihm tatsächlich übelwollen oder die es dazu bringt. So braucht es sein Realitätsbild nicht zu verändern. Bei allem Verhalten gibt es aber nur wenige reine Formen der einen oder der anderen Art von Abwehr. Meist treten sie ineinander verzahnt auf, wobei eine den größeren Anteil hat. Bei interpersonalen Abwehrformen ermöglichen reale Verhaltensweisen, Eigenschaften, Handlungen und Reaktionen des einen Beziehungspartners eine Konfliktabwehr oder die kompromißhafte Befriedigung von Bedürfnissen des anderen (Mentzos 1976). Bei beiden Abwehrformen ist der Gewinn - und somit ein Mittel zu ihrer Stabilisierung -, daß bestimmte Inhalte (z.B. ungelöste Konflikte) samt der dazugehörigen gefühlsmäßigen Reaktionen vom Bewußtsein ferngehalten oder bagatellisiert werden. Überdies wird die Aufmerksamkeit in eine ganz andere Richtung abgelenkt, wodurch die Verleugnung oder Verdrängung sich verstärken. Beispielsweise können bei depressiven Jugendlichen innere Spannungen, die aus einer Aggressionshemmung resultieren, sich in autoaggressiven Handlungen entladen. Andererseits kann interpersonal ein offen aggressiver Freund oder Beziehungspartner gewählt werden, bei dem man die Aggressionen identifikatorisch miterleben darf (Bedürfnis des Es) und sie anschließend verurteilen kann (Überich-Bedürfnis). Weder die intrapsychische noch die interpersonale Abwehrform kann man als unreifer und ineffektiver bezeichnen. Manchmal sind interpersonale Abwehrkonstellationen geeignet, ein größeres Übel (z.B. das Abgleiten in eine Psychose) zu vermeiden. Manchmal bringen sie jedoch solch einen großen Leidensdruck mit sich (z.B. in einer sadomasochistisch gefärbten Partnerbeziehung), daß eine intrapsychische Lösung das kleinere Übel darstellt.

Eine dritte Form stellt die psychosomatische Abwehr dar. Beispielsweise wird ein als *Resomatisierung* bezeichneter Vorgang als Verursacher für körperliche Symptome gesehen, die selbst nur Äquivalente von verleugneten, unverarbeiteten Konflikten darstellen. Mit Hilfe der körperlichen Symptomatik soll eine Art Distanz hergestellt werden. Oft tragen relativ gesunde und erfolgreiche Menschen ein "defensives Lebensmuster", welches sie mittels interpersonaler Abwehrkonstellationen vor der schmerzhaften Auseinandersetzung mit bestimmten inneren Konflikten bewahrt. Wenn diese Beziehungskonstellation jedoch zusammenbricht, dekompensieren sie unter Umständen psychosomatisch. Auch hier werden dann also aufgrund der Situation bestimmte Abwehrformen von anderen abgelöst.

Humor, Altruismus und Sublimierung gelten als sehr reife Formen von Abwehr- oder Bewältigungsmechanismen, weil sie ein Stück Bedürfnisbefriedigung bei nur geringem Maß an Verdrängung und Regression erlauben. Insbesondere aber bei der intrapsychischen und interpersonalen Form kommt es im selben Vorgang mit der Abwehrfunktion zu einer kompromißhaften oder regressiven Teilbefriedigung und Entspannung. Diese zweite Funktion der Abwehren kann man im weiteren Sinne ebenfalls als eine Abwehr betrachten (Mentzos 1976). Durch Teilentspannung wird die direkte Konfrontation mit (inneren wie äußeren) Konflikten vermieden und auf unbestimmte Zeit verschoben. Es ist diese Funktion, die oft dafür sorgt, daß trotz Einsicht und Aufhebung der Verdrängung oder Verleugnung bestimmte Symptome nicht verschwinden.

Das Problem der Persistenz pathologischer Bildungen trägt grundsätzlich dazu bei, eine strukturelle Störung zu beschreiben und einzuschätzen. Die beobachtbaren Phänomene, die geeignet sind, die pathologische Persistenz zu fördern, sind aus der Sicht der Psychoanalyse die Herstellung von Unbewußtheit (Verdrängung, Primärprozeß), die negative therapeutische Reaktion, der Wiederholungszwang sowie der Widerstand (Angst-, Schmerzintoleranz, Abwehrprozesse, Fixierungen von Trieb- und Ichentwicklung). Die Unveränderlichkeit des Verdrängten, also unbewußt Gemachten über beliebig lange Zeiträume brachte schon Freud mit dem Fehlen einer Zeitvorstellung im Es in Zusammenhang:

> ... was höchst merkwürdig ist und seiner Würdigung im philosophischen Denken wartet, [es findet sich im Es] keine Veränderung des seelischen Vorgangs durch den Zeitablauf. Wunschregungen, die das Es nie überschritten haben, aber auch Eindrücke, die durch Verdrängung ins Es versenkt worden sind, sind virtuell unsterblich, verhalten sich nach Dezennien, als ob sie neu vorgefallen wären. Als Vergangenheit anerkannt, entwertet und ihrer Energiebesetzung beraubt können sie erst werden, wenn sie durch die analytische Arbeit bewußt geworden sind, und darauf beruht nicht zum kleinsten Teil die therapeutische Wirkung der analytischen Behandlung (1933a, 80, zit. nach Beland 1995[12]).

Das Verdrängte und unveränderlich Gemachte existiert unbewußt und zeitlos weiter im Primärvorgang. Durch die Verdrängung sollte es ursprünglich "abgeschafft" werden, fortan aber kehrt es permanent wieder in symptomatischer Form. Erst die Bewußtmachung und unter Umständen schmerzhafte Durcharbeitung des Verdrängten kann die Permanenz beenden und ein Vergessen ermöglichen.

Der *Wiederholungszwang* strebt danach, über eine reinszenierende Wiederholung von Beziehungsmustern oder charakteristischen Situationen den gestörten ursprünglichen Zustand wiederherzustellen. Nach Freud erzwingt er in allen menschlichen Beziehungen die Übertragung, dergestalt als "Übertragungszwang" (1920g, 16 ff). Später hat er aber auch die therapeutische Funktion des Wiederholungszwangs formuliert. In diesem Sinne plädiert Beland (1995) für die Einschätzung, daß sowohl die Tendenz zur Wiederholung des Traumas, als auch der Zwang zur Übertragung aller Abwehren *gegen* die Wiederholung der traumatischen Erfahrung (als Widerstand), zusammen auf eine therapeutische Situation zielen, die sowohl die Wiederholung des Traumas als auch des Zustandes *vor* dem Trauma aufnehmen kann. So erklärt die therapeutische Funktion des Wiederholungszwangs theoretisch die Persistenz aller gesunden Systeme wie z.B. den Integrationsdrang zur Aufhebung von Spaltung.

Der *"Widerstand"* leistet Widerstand gegen die Einsicht als Strukturveränderung. In der psychoanalytischen Theorie faßt man unter diesen Begriff psychische Erscheinungsformen des Wiederholungszwanges in der Therapie. Die wichtigste Quelle des Widerstandes gegen die Aufhebung der pathologischen Abwehrmechanismen sind die Frustrationsintoleranz und das Unlustprinzip. Sie strukturieren quasi die Persistenz der pathologischen Organisation. Das Unerträgliche, was verhindert werden soll, ist die diffuse Angst vor der Integritätszerstörung und vor der schmerzhaften Belastung bei der Wiederkehr des Traumas. Beland kennzeichnet den Widerstand so:

> Ob man nun Widerstand als negative Übertragung oder als antitherapeutische Rückseite der unbewußten Abwehrmechanismen ansieht, Widerstand ist ebenfalls ein systemischer Strukturbegriff, nämlich jene dynamische Tendenz oder steuernde Information, die das System 'negative therapeutische Reaktion' verbindet und die das Denken, Fühlen und Handeln beherrscht. Widerstand ist der dritte zu erwähnende Faktor, der der pathologischen Organisation, der Neurose, dem Symptom Dauer verleiht. In der Therapie ist er als Teil des Wiederholungszwangs die Wirksamkeit der Persistenz selbst (1995, a.a.O., 53)

Als verantwortliche psychische Mechanismen für die Persistenz von pathologischen Bildungen kann man also den Primärprozeß (virtuelle Unsterblichkeit des Verdrängten), den Wiederholungszwang (Traumawiederholung) und den Abwehrprozeß bzw. Widerstand (Angst- und Schmerzintoleranz) zusammenfassen. Wird eine therapeutische Strukturveränderung angestrebt, so wirkt im ersten Falle eine Bewußtmachung, im zweiten eine regressive Aktualisierung, Konfliktbewältigung und Bearbeitung des Traumas, und, im Falle des Widerstands, die Identifizierung mit der Schmerz- und Verstehenstoleranz des Therapeuten.

In der nun folgenden Erläuterung von ausgewählten pathologischen Entwicklungen der frühkindlichen Strukturgenese lasse ich mich leiten von Kernberg (1992/1976, 58-77). Sein Ansatz hat als Ausgangspunkt die Internalisierung der Objektbeziehungen, und er teilt die Entwicklung in mehrere Stadien ein. *Stadium 1* ist danach das Undifferenzierte Primärstadium. Es erstreckt sich etwa über den ersten Lebensmonat, im Laufe dessen sich allmählich die normale, primäre, noch undifferenzierte Selbst-Objekt-Vorstellung konstituiert. Ein pathologischer Stillstand, Defekt oder eine pathologische Fixierung der Entwicklung führt zu einer mangelhaften Heranbildung des undifferenzierten Selbst-Objekt-Bildes und kann zu einer Unfähigkeit führen, eine normale, symbiotische Beziehung zur Mutter herzustellen. Dieser Zustand ist charakteristisch für die autistische Psychose (Mahler 1968).

Stadium 2 ist das der normalen "Symbiose" bzw. der primären, undifferenzierten Selbst-Objekt-Vorstellungen. Unter dem Einfluß lustvoller, befriedigender Erfahrungen, an denen das Kleinkind und die Mutter beteiligt sind, konsolidiert sich das lustvolle, "gute" Selbst-Objekt-Bild. Diese Selbst-Objekt-Konstellation wird zum Kern des Selbstsystems des Ich und organisiert später die integrativen Funktionen des frühen Ichs. Die zunächst undifferenzierte Selbst-Objekt-Vorstellung wird etwa ab dem dritten/vierten Monat ausdifferenziert zu einem stabileren Selbstbild und Objektbild, die in Beziehung zueinander stehen. Mit diesem Ergebnis sollte das Stadium 2 zwischen dem 6. und 9. Monat abgeschlossen werden. Lustvolle Affekte differenzieren sich zu spezifischeren Lustgefühlen, wie auch primitive schmerzliche Affekte sich allmählich zu Angst, Furcht oder Wut entwickeln. Übermäßige Einflüsse von Frustration oder Deprivation erzeugen eine exzessive Aktivierung der "bösen" Selbst-Objekt-Vorstellung und allgemeine Angst, wodurch die frühe Differenzierung von Selbst- und Objektkomponenten beeinträchtigt wird. Eine pathologische Entwicklung durch ein schweres Trauma oder eine besondere Frustration kann zu einer anhaltenden Tendenz führen, "gute" Selbst- und Objektbilder zu Abwehrzwecken regressiv wieder zu verschmelzen. Eine pathologische Fixierung oder Regression auf dieses Stadium bringt eine mangelhafte oder ganz ausbleibende Differenzierung von Ichgrenzen mit sich, was charakteristisch ist für die symbiotische Kindheitspsychose (Mahler 1968), die Schizophrenie bei Erwachsenen und für depressive Psychosen. Aufgrund der nicht ausreichenden Unterscheidung zwischen Selbst- und Objektbeziehungen fehlt es an der Fähigkeit zur Realitätsprüfung und zur Selbstwahrnehmung, welche normalerweise aus der frühen Identifizierung mit dem vom Selbst abgegrenzten Objekt hervorgeht. Bei der depressiven Psychose geht die Wiederverschmelzung von Selbst- und Objektbildern nur so weit, daß die Ich-Überich-Grenzen erhalten bleiben. Bei der Schizophrenie ist sie weitergehender und begleitet von einer Desintegration der Gesamtheit der psychischen Strukturen. Fragmente der Selbst- und Objektvorstellungen verschmelzen pathologisch, so daß dabei phantastische, neue Einheiten geschaffen werden.

In Abgrenzung zu den Vorgängen bei der normalen Symbiose kommt es im Zuge der psychotischen Abwehr zur Zerstörung von Objektbeziehungen oder zur Flucht aus ihnen. Solch eine Abwehr mit einem Rückzug aus realen Objektbeziehungen ist die *psychotische Identifizierung*, die eine Regression in eine abnorm verlaufene symbiotische Phase anzeigt. Kernberg schreibt dazu:

Identifizierung als normaler Bestandteil der Entwicklung ist der *psychotischen Identifizierung* gegenüberzustellen, einem pathologischen Vorgang, der jederzeit ablaufen kann, wenn sich ein psychotischer Prozeß entfaltet. Psychotische Identifizierungen zeigen eine defensive Regression auf Aspekte der symbiotischen Entwicklungsphase an. Sie sind gekennzeichnet durch die Internalisierung einer Objektbeziehung, die zu Abwehrzwecken wiederverschmolzen wird. Hierbei werden, mit dem Ziel einer realen oder phantasierten Befriedigung, nur-gute Selbst- und Objektrepräsentanzen wiederverschmolzen, um die große Angst vor der eigenen Vernichtung abzuwehren; diese Angst entspringt der parallel ablaufenden Wiederverschmelzung von nur-schlechten Selbst- und Objektrepräsentanzen, die verinnerlichte, von Aggression dominierte Objektbeziehungen widerspiegeln ... Die psychotische Identifizierung ist im Kern ein Versuch, das Grauen vor der Vernichtung abzuwehren (Kernberg 1997/1992, 244).

Auch Borderline-Patienten zeigen vorübergehende psychotische Regressionen, z.B. als Ausdruck einer Übertragungspsychose. Aber es sind keine wirklichen Strukturveränderungen. Hier zieht eine pathologische Aktivierung projektiver und anderer primitiver Abwehrvorgänge einen vorübergehenden Verlust des Vermögens zur Realitätsprüfung nach sich. Nach Frosch (1970) sind solche psychotischen Regressionen durchaus reversibel.

Stadium 3: Die Differenzierung der Selbstvorstellung und der Objektvorstellung im Kern der "guten" Selbst-Objektvorstellung ist vollendet. Nun folgt die gleiche Differenzierung im Kern der "bösen" Selbst-Objektvorstellung nach. Zusammen mit der allgemeinen Entwicklung der kognitiven Prozesse konstituieren sich so auch stabile Ichgrenzen. Ziel dieses Stadiums ist die endgültige Integration "guter" und "böser" Selbstvorstellungen in ein integriertes Selbstkonzept. Ebenso sollen zum Abschluß des Stadiums (zwischen dem 18. und 36. Lebensmonat) "gute" und "böse" Objektvorstellungen in "ganze", differenziertere Objektvorstellungen integriert worden sein, was der Erlangung der Objektkonstanz entspricht. Laut Kernberg entspricht dieses Stadium in etwa der Entwicklungsphase von Trennung und Individuation bei Margret Mahler (1975). Trotz der Abhängigkeit vom Primärobjekt (den Eltern) soll eine Verselbständigung stattfinden und eine autonome Entwicklung eingeleitet werden, z.B. über die Auflehnung und Selbstbehauptung in der "Trotzphase". Der Grundkonflikt zwischen Abhängigkeit und Autonomie sollte sich von einem "Entweder-Oder" zugunsten eines "Sowohl-als-Auch" auflösen. Das Mißlingen dieser zentralen Aufgabe kann eine starre Unterscheidung zwischen objektbezogenen und narzißtischen Bedürfnissen hervorrufen. Durch schwere Frustrationen und das daraus folgende Überwiegen "böser" Selbst-Objekt-Vorstellungen kann die Entwicklung der Ichgrenzen beeinträchtigt werden, denn zur Abwehr des "Bösen" bildet sich eine verstärkte Tendenz zur exzessiven Wiederverschmelzung von "nur-guten" Selbst- und Objektvorstellungen. Wenn darüber dann auch die Prüfung der Objektkonstanz zurückbleibt, prädisponiert dies unter Umständen zur Angstneurose.

Nach Kernberg (1976) bestimmen eine pathologische Fixierung und/oder Regression auf dieses Entwicklungsstadium die Borderline-Persönlichkeitsorganisation. Das hauptsächliche Abwehrmanöver, um gegensätzliche, unerträgliche Ichzustände zu trennen, ist hier die *Spaltung*. Unter diesen Begriff werden die primitive Dissoziierung und mit ihr zusammenhängende Abwehrmechanismen wie die projektive

Identifizierung, Omnipotenz, Leugnung und primitive Formen der Idealisierung und Entwertung zusammengefaßt. Projektive Identifizierung und Spaltung sind oft eine Folge von "pathologischen Identifizierungen", d.h. dem anhaltenden regressiven und exzessiven Gebrauch von frühen Identifikationsprozessen (Trimborn 1995[14]). Als Folge einer Traumatisierung, z.B. in Form eines Besetzungsentzugs durch eine depressive Mutter, sucht das Subjekt eine verstärkte Anlehnung und eine kontrollierende Nähe zum Objekt, mit dem es sich identifiziert. Es will wie das Objekt sein, um es zu "haben" bzw. um mit dem Objekt verschmelzen und es kontrollieren zu können. Freud hob die Ausgiebigkeit dieser Identifizierung hervor, die "an die Stelle der Objektwahl getreten [sei], die Objektwahl sei zur Identifizierung regrediert" (1921, 117; im Original hervorgehoben). So gerät die Objektbesetzung zu einer Besetzung der eigenen Person. Begleitet wird die exzessive Identifizierung von einer Zerstörung des Übergangsraumes (Winnicott) und einer Störung der Symbolisierung und des Denkens. Bei den späteren, sich daraus entwickelnden Konflikten, z.B. pseudoödipalen, inzestuösen Beziehungskonflikten, geht sie einher mit einer anhaltenden Feindseligkeit bzw. einem *Negativismus* (A. Freud 1952). Trimborn beschreibt eine weitere Folge:

> Ein sekundäres pathologisches Resultat der pathologischen Identifizierungsprozesse ist eine *omnipotente, deshalb pathologische und pathogene Abwehrorganisation*, die sich als lärmende Symptomatik oder als Charakterstörung manifestiert. Es ist eine Organisation, die auf der einen Seite fasziniert, erschreckt, erregt, auf der anderen Seite entleert, versteinert, entlebendigt. Denn diese "manische Abwehr" ist durch omnipotente Manipulierung oder Beherrschung und eine verächtliche Abwertung charakterisiert, wie Winnicott (1935, 238 ff) auf M. Klein zurückgreifend schreibt. Sie ist gegen die Annahme der inneren Realität gerichtet. Das Subjekt schwankt zwischen manischer Bodenlosigkeit und der Öde einer Leere, zwischen Agitiertheit und Entlebendigung ... Auf dieser Ebene werden Deutungen als intrusive Übergriffe erlebt, worauf das Subjekt mit Ablehnung oder aber mit falscher Anpassung reagieren wird (1995[13], 185).

Die *projektive Identifizierung* ist in der Entwicklungsreihe der Abwehrmechanismen ein Vorläufer der reiferen Projektion, die auf einem höheren Funktionsniveau in Verbindung mit der Verdrängung steht. Die Spaltung selbst ist funktionell ein vorläufiger Ersatz für die später entwickelte Verdrängung. Für Menschen mit psychotischer Struktur stellt die projektive Identifizierung das letzte Mittel dar, um Selbst und Objekt auseinanderzuhalten. Dazu projiziert das Subjekt eine unerträgliche intrapsychische Erfahrung auf das Objekt, wahrt die Empathie (emotionale Bewußtheit) mit dem projizierten Inhalt und versucht ständig, die unerträgliche Erfahrung abzuwehren, indem es das Objekt kontrolliert. Durch sein Verhalten "provoziert" es das Objekt, und bringt es unbewußt dazu, das auf es Projizierte in seinem Erleben nachzuvollziehen. Diese Kontrolle über das Objekt erlaubt dem Individuum, sich von dem Objekt abzugrenzen und damit einen völligen Verlust des Selbst zu verhüten, der in die Psychose führen würde. Die Gefahr, vor der es sich schützt, ist die Verwirrung darüber, ob z.B. eine Aggression nun von innen oder von außen gekommen ist.

Für Menschen auf dem Borderline-Niveau dient die projektive Identifikation vornehmlich dazu, einen Konflikt, der intrapsychisch nicht bewältigt werden kann, interpersonell sich entfalten zu lassen. Die nicht tolerierbaren Eigenschaften werden in einer anderen Person "untergebracht", die (beispielsweise der Therapeut) als *externer Konfliktpartner* fungiert (z.B. als externalisiertes Überich). In der Interaktion mit ihm kann der Konflikt unter Umständen besser ausgetragen werden und hinterher erfolgreicher bewältigt werden. Insgesamt kann man die projektive Identifizierung als eine Form der Abwehr, der Kommunikation und Objektbeziehung ansehen (Odgen 1979). Doch sie kann rasch auch pathologisch wirken, z.B. wenn sie sich vermittels ihres omnipotenten Charakters in der Therapie in ein magisches Instrument der Kommunikation verwandelt (Trimborn 1995). Aufgrund der sich verändernden Ichgrenzen und der verwirrenden Beziehung zum Therapeuten bringt eine übermäßige projektive Identifizierung den Verlust der Fähigkeit zum verbalen und symbolbezogenen Denken mit sich (Rosenfeld 1987). Meltzer (1967) betont die Ausrichtung der projektiven Identifizierung gegen die Wahrnehmung von psychischem Schmerz. Solange sie nicht teilweise aufgegeben worden sei, könne nichts bearbeitet werden, denn erst dann sei ein Zulassen einer begrenzten Abhängigkeit möglich. Auch Kernberg (1976, 1992) plädiert für eine aktive Konzentration der psychotherapeutischen Technik auf den Spaltungsmechanismus, ehe bei solchen Patienten eine weitere Veränderung erreicht werden kann. Normalerweise nehmen die Spaltungsvorgänge unter zunehmender Integration allmählich ab. Sie können unter pathologischen Bedingungen jedoch auch noch zunehmen. Zu den entwicklungshemmenden Folgen, die der Gebrauch dieser Abwehrorganisation mit sich bringt, zählen ein unintegriertes und damit wenig wirklichkeitsgetreues Selbstkonzept und ebensolche unvollkommenen Objektvorstellungen. Das Individuum bleibt unfähig, andere Menschen tiefer zu verstehen (Empathie) sowie sich selbst realitätsgerecht zu reflektieren (Identitätsdiffusion). Es wird verhindert, daß sich im Rahmen der sekundären Autonomie die Denkprozesse aus ihrer Verbindung mit den frühen Identifizierungssystemen lösen. Entsprechend wird das Individuum sich in seiner Beziehungsumwelt immer an Grenzen orientieren, die ihm oft erst von außen "gesteckt" werden müssen. Da auch zwischen sich widersprechenden Aspekten der Selbstreflexion eine Spaltung stattfindet, kann die Selbstreflexion nicht produktiv und stabilisierend wirken. Nach Kernberg ist jedoch in jedem der voneinander dissoziierten Ich-Zustände eine gewisse Fähigkeit dazu vorhanden, so daß über eine Deutung der Spaltungsmechanismen bald auch eine Integration der Selbstreflexion herbeigeführt werden kann.

Im *Stadium 4* findet die Entwicklung reiferer intrapsychischer, aus Objektbeziehungen abgeleiteter Strukturen statt. Beginnend im letzten Teil des dritten Lebensjahres, dauert es bis zum Ende der ödipalen Phase. Die weitergehende Integration von affektiv gegensätzlichen Selbstbildern und Objektbildern bringt eine vollständige Konsolidierung des Ichsystems, von Überich und Es mit sich. Psychopathologisch treten in diesem Stadium Neurosen der reiferen Strukturebene auf, z.B. hysterische, depressiv-masochistische oder zwanghafte Charaktere. Typisch sind dabei pathogene Konflikte zwischen dem Ich und einem relativ gut integrierten, aber noch schwachen und deshalb rigiden, strafenden Überich. Mit Hilfe der gewachsenen Fähigkeit zur kognitiven Differenzierung und zur Verdrängung macht sich das Ich ein Konzept von sich selbst, das jedoch auch unter dem Einfluß des Überichs und des Ichideals steht. Freud hat einmal gesagt: Alle, die edler sein wollen, als ihre Natur es ihnen erlaubt, verfallen der Neurose. Sie hätten sich wohler befunden, wenn es ihnen möglich gewesen wäre, schlechter zu sein. Werden nun normale Funktionen oder Bedürfnisse gehemmt bzw. verdrängt, bildet das Ich ein Symptom als daraus resultierende Kompromißlösung. Hemmung bedeutet Fixierung. Freud (1926) spricht in diesem Zusammenhang von Hemmung und Symptom als zusammengehörenden Aspekten der Neurose.

Die Integration affektiv entgegengesetzter Selbstvorstellungen vertieft und erweitert das Affektpotential und modifiziert die Affekte. Anteilnahme und Schuldgefühle treten auf, wobei letztere später vom Überich zur Einflußnahme benutzt werden. Einen besonderen Affekt konstituiert nach Joffe und Sandler (1965) die depressive Reaktion. Sie repräsentiert jenen körperlich-mentalen Zustand beim Gefühl der Unfähigkeit, einen ersehnten, idealen Zustand wiederherzustellen. Es entwickelt sich hier eine Spannung zwischen der integrativen Selbstvorstellung (dem Real-Selbst) und dem Ideal-Selbst (es verkörpert den ersehnten Idealzustand), die zur regressiven Aktivierung von depressiven, primitiven Affekten führt. Das Kind bemerkt, daß sein "Böse-Sein" sich gegen dasselbe reale Objekt richtet, das es liebt, und über die primitiven depressiven Affekte kommen solche der höheren Ebene hinzu, die mit Schuldgefühlen und Anteilnahme gegenüber dem Objekt verbunden sind.

In diesem Stadium ist die Anwendung von Spaltungsmechanismen reduziert und die Verdrängung bereits zum hauptsächlichen Abwehrmechanismus des Ichs geworden. Die Verdrängung ermöglicht das Auftreten von ihr verwandten Mechanismen, die sie fortan begleiten, z.B. die Affektisolation, Reaktionsbildung, das Ungeschehenmachen, später die Verschiebung, Verlagerung und Wendung gegen das Selbst. Außerdem findet in dieser Entwicklungsphase die Integration des Über-Ich statt. Eine mangelhafte Integration seiner prä-ödipalen Vorläufer beeinträchtigt nach Kernberg die Internalisierung realistischerer ödipaler Elternimagenes und begründet sadistische, gegensätzliche Tendenzen im Überich. Eine Folge davon ist, daß reifere, integriertere Formen von Wertsystemen nicht internalisiert werden können. Darüber hinaus kann mangelhafte Überich-Integration zu einem Zusammengehen von sadistischen und idealisierten Überich-Kernen führen, die schließlich von aggressiven Zügen beherrscht werden. Dann sind die "idealen" Objektvorstellungen verknüpft mit Merkmalen sadistischer Forderungen nach Perfektion und implizieren eine exzessive Verdrängung von Triebbedürfnissen. Hier haben wir dann die oben genannte Hemmung, die eine anderweitige neurotische Symptombildung nach sich zieht.

Bei einer bis dato erfolgreichen Entwicklung ist in *Stadium 5* die Ichidentität etabliert als ein konsolidiertes Selbstkonzept und eine konsolidierte Welt von Objektvorstellungen. Nun beginnt die Vollendung der Integration aller Ebenen des Überichs und seine reifere, d.h. weniger scharfe Abgrenzung vom Ich. Beide Instanzen werden in dieser Phase konsolidiert. Eine harmonische Welt internalisierter Objektvorstellungen kann dem Individuum einen inneren Halt geben, wenn es durch Verlust, Verlassenwerden, Trennung, Versagen und Einsamkeit in eine Krise gerät. Ein besonderer Typ der Charakterpathologie, die narzißtische Persönlichkeit, bildet dazu einen Gegensatz. Kernberg (1970, 1974) konstatiert bei ihr eine abnorme Verdichtung neuer intrapsychischer Strukturen, die verbunden ist mit einer Regression auf die Organisation von Stadium 3. Nach Kernberg

"sind narzißtische Persönlichkeiten, denen es nicht nur schwer fällt, reale Menschen in ihrer Vergangenheit, sondern auch ihre eigenen Selbsterfahrungen mit solchen Menschen wieder hervorzurufen, das beeindruckendste Beispiel für das Fehlschlagen der normalen Entwicklung von internalisierten Objektbeziehungen. Das Fehlen sowohl libidinös besetzter, integrierter Objektvorstellungen als auch eines libidinös besetzten, integrierten Selbstkonzeptes bestimmt die Erfahrung der Leere, die für Borderline-Patienten und insbesondere für narzißtische Persönlichkeiten so charakteristisch ist, ob sie nun innerhalb des Borderline-Bereichs funktionieren oder nicht. Die Erfahrung der Leere schafft bei solchen Patienten das Bedürfnis, sich ausschließlich auf unmittelbare, gegenwärtige zwischenmenschliche Erfahrungen zu konzentrieren, in dem Bemühen, zwischenmenschliche Situationen zu verstehen. Narzißtische Persönlichkeiten sind sich oft ihrer Unfähigkeit bewußt, andere und auch sich selbst, so wie sie von anderen erfahren werden, über die unmittelbaren Verhaltenssignale hinaus zu beurteilen (1992/1976, 75 f).

Zwischen dem Selbstkonzept und der mittlerweile herangebildeten Charakterstruktur besteht eine reziproke Beziehung. Ein gut integriertes Selbstkonzept sorgt für eine beständige und harmonische Charakterstruktur, welche rückwirkend wiederum stabilisiert. In der Interaktion mit anderen werden oft Rollen verteilt. Starre, pedantische Persönlichkeiten mit Zwangscharakterzügen zwingen die Menschen ihres Umgangs zu reziproken Haltungen (z.B. der Unterwerfung unter ihren Perfektionismus oder der wütenden Opposition). Lassen sich bedeutsame andere Menschen jedoch nicht in solche reziproken Rollen zwingen, können sie unter bestimmten Bedingungen diese rigide Charakterstruktur beeinflussen. Der Charakter als Ganzes mit seinen verhaltensmäßigen Aspekten der Ichidentität fungiert auch als Schutz gegen innere Ängste und äußere Konflikte. Nach Kernberg umfaßt menschliches Wachstum aber vor allem auch die [Möglichkeit zur] Umformung der inneren Welt auf der Basis zwischenmenschlicher Erfahrungen. Eine tiefe Selbsterkenntnis ermöglicht auch eine tiefere Kenntnis des Anderen.

3.4. Einzeltherapie und stationäres Setting

Patienten, die in eine stationäre Psychotherapie kommen, haben meist einen sehr eingeschränkten Zugang zu sich selbst. Ihr inneres Erleben, ihre Gefühle und inneren Konflikte sind nicht "verfügbar", und es bedarf einer Distanzierung zum Milieu der alltäglichen Beziehungen. Oft haben sich pathogene Beziehungsmuster dort so verfestigt, daß der Reflexionsraum einer ambulanten Therapie nicht ausreicht, um sich innerlich von ihnen freizumachen. In anderen Fällen haben Krisensituationen die bestehenden Ressourcen und das ggf. labile Abwehrgebäude in bedrohlicher Weise erschöpft. Diese Distanzierung schafft den notwendigen Raum, damit das Bedrückende der gegenwärtigen Erlebenswelt symbolisiert und reflektiert werden kann und so erst "abgearbeitet" werden kann. Ist diese Distanz für das Individuum nicht zu erreichen, so wird sie mitunter durch eine Symptomatik hergestellt, z.B. eine psychosomatische Dekompensation nach dem beziehungsmäßigen Scheitern einer interpersonalen Abwehrkonstellation. Die zentrale Aufgabe der Station ist dann zunächst, dem Patienten durch die Trennung vom Alltagsmilieu solch einen inneren Raum und den Zugang zu sich selbst zu ermöglichen. Anschließend kann er den zunächst äußeren Schutz-, Resonanz- und Reflexionsraum der Station verinnerlichen und zu einem inneren Raum der Symbolisierung und Verarbeitung machen. Vorher interpersonell ausgetragene Konflikte sollen möglichst "psychifiziert" (Schneider 1995) werden, d.h. als intrapsychische Konflikte erfahrbar und kontrollierbar weiterbestehen.

Im Standardverfahren der psychoanalytischen Therapie muß von Seiten des Patienten zum Therapeuten eine (neben der Übertragung) weitere, an der Realität orientierte Beziehung bestehen - es ist das "Arbeitsbündnis". Greenson (1967) versteht darunter eine partielle und vorübergehende Identifikation des Patienten mit der Haltung und der Arbeitsweise des Analytikers. Wiederholt und ausführlich be-*arbeitet* werden die Widerstände des Patienten. Anders herum bedarf es nach Freud einer passageren Identifikation des Therapeuten mit dem Patienten. Denn erst durch eine Identifikation wird eine Stellungnahme zu Fremdseelischem überhaupt möglich. Die Empathie mit ihm ist die Fähigkeit zu vorübergehenden Versuchs-Identifikation, ohne die es nach Loch (1965) nur "dynamisch unwirksames Wissen" gibt. Greenson (1967) beschreibt das Verstehen des Patienten als "empathisches Verstehen", welches die Fähigkeit zu gesteuerter und umkehrbarer Regression erfordert. So könnte man etwa die Gegenübertragung ansehen als eine Art neurotischer Reaktion des Analytikers selbst. Lorenzer (1970) unterscheidet unter dem Begriff "Verstehen" drei unterschiedliche Arten: das *logische Verstehen* mit seinen sprachlich formulierbaren Sinnzusammenhängen; das *psychologische Verstehen* (das Verstehen des Sprechers) und das *szenische Verstehen* (welches die Inszenierung von Interaktionsmustern und Objektbeziehungen erfaßt, in denen bewußt oder unbewußt Triebwünsche erfüllt werden). Als Folge des Verstehens kann der Analytiker nun über gezielte Interventionen wie Konfrontation, Klärung und Deutung versuchen, die Einsichtsfähigkeit des Ichs zu fördern und über Einsicht eine Strukturveränderung herbeizuführen.

Nach Kernberg ist eine Psychoanalyse nach dem Standardverfahren bei strukturell Ichgestörten Patienten für gewöhnlich jedoch kontraindiziert, denn es gibt zwei zentrale Problembereiche, die die Ichstörung des Patienten aufrechterhalten und der Einsichtsfähigkeit zu stark im Wege stehen: Es sind zum einen präödipale, internalisierte negative Mutter-Aspekte (frühe Haß- und Wutimpulse) und zum anderen primitive Abwehrformen wie z.B. die Spaltung, die eine weitere Ich-Schwächung bewirken. Eine Reihe von Autoren haben deswegen im Laufe der Zeit Behandlungsarten für Patienten entwickelt, die in ihrer Ichstruktur gestört sind, wobei sie die bekannten Techniken der Psychoanalyse modifiziert haben. Kernberg (1975a, b, 1976a, 1981, 1992) beispielsweise hat seine Modifikationen auf die Behandlung von Borderline-Patienten eingestellt. Mit der Borderline-Persönlichkeitsorganisation definierte er aber auch eine ganze allgemein "niedrige" Strukturebene der Charakterpathologie, worunter viele andere strukturelle Störungen ebenfalls einzuordnen sind. Er plädiert für eine konsequente und systematische Bearbeitung der manifesten oder latenten negativen Übertragung sowie des Übertragungsagierens im "Hier und Jetzt". Des weiteren konzentriert er sich auf die konsequente, konfrontierende und deutende Bearbeitung der pathologischen Abwehrformen wie z.B. der projektiven Identifizierung, der primitiven Idealisierung, der Entwertung und Verleugnung. Bei diesen Patienten kommt es wegen der schnell einsetzenden Regression sehr bald zu negativen Übertragungen. Hier läßt ein unangenehmer Affektzustand eine Objektbeziehung wieder aufleben, die in der Vergangenheit für den Patienten bedeutsam war. In jeder Übertragungssituation kommt also auch ein bestimmter Affektzustand ins Spiel. Diese rasche und oft heftige Übertragungsbereitschaft strukturell Ichgestörter rührt daher, daß autonome Ichfunktionen mangelhaft ausgebildet sind, eine stärkere oral-narzißtische Bedürftigkeit vorherrscht, und eine relativ geringe Frustrationstoleranz besteht. Im Laufe dieses übertragungsbedingten Verhaltens kann es zu einem Teufelskreis der Regression kommen: Zur Stabilisierung des Selbst werden primitive Selbstrepräsentanzen und negative mütterliche Objektrepräsentanzen auf den Therapeuten projiziert. Diese Projektionen aber schwächen wiederum das Ich und verstärken erneut die Regression. Die Übertragung kann ausufern, so daß der Therapeut zum mißtrauisch beobachtenden, kontrollierenden, "bösen" Objekt wird (projektive Identifizierung, s.o.). Dann versucht der Patient auch, ihn in die projizierten Selbst- und Objektbilder hineinzudrängen und dort festzuhalten. Das "Übertragungsagieren" soll dabei aber möglichst verhindert werden. Es ist gefährlich und schafft nur zusätzliche Probleme und Erschwernisse. Seine Deutung hält Kernberg wegen der bestehenden Ichschwäche allerdings nicht für sinnvoll. Man soll es einfach verbieten und die Verbote anschließend bearbeiten. Beispielsweise kann der Patient im Falle des Agierens in Form von selbstverletztendem Verhalten aufgefordert werden, seine Wut ausschließlich verbal und nicht durch Handlungen auszudrücken. Die Patienten sind oft beruhigt durch Verbote und klare Grenzsetzungen. Der Therapeut schützt durch diese aktiven Maßnahmen seine neutrale Position und die therapeutische Situation, denn er verhindert chronische Gegenübertragungsfixierungen. Aus ihnen resultierenden oft Bindungen von Übertragung und Gegenübertragung, die therapeutisch ineffektiv bleiben, da sie pathologische Objektbeziehungsmuster nur wiederholen. Nicht das Übertragungsagieren, wohl aber die frühen Abwehrformen sollen deutend bearbeitet werden. Hierzu benutzt Kernberg den positiven Übertragungsanteil, um ein therapeutisches Arbeitsbündnis aufzubauen. Eine rein stützende Behandlung hält er nicht für sinnvoll, da sie in Kauf nimmt, die Pathologie zu verfestigen, denn der Therapeut tritt dann real als mütterliche Person auf und führt die Abhängigkeit eher fort. Aber ohne eine Bearbeitung der negativen Übertragung droht ein Scheitern oder eine lebenslange Therapie.

Die therapeutische Arbeit versucht, dem Patienten zu einer besseren Unterscheidung zwischen Phantasie und Realität zu verhelfen. Das allein schon stärkt sein Ich. Psychogenetische Deutungen sind dabei eher störend. Zwischen dem Hier und Jetzt, das die intrapsychische Struktur widerspiegelt, und den unbewußten Bestimmungen des Dort und Damals, die aus der vergangenen Entwicklungsgeschichte des Patienten herrühren, besteht eine dynamische Spannung. Kernberg sieht es als gegeben an, daß einige entscheidende, frühe traumatische Erfahrungen durch Erinnerungsarbeit gar nicht zu rekonstruieren sind. Dann ist es vielmehr angebracht, diese frühe und wenig bewußt erlebte Zeit des Patienten mit Hilfe von Konstruktionen zu rekonstruieren, die wir aus den momentan dominierenden Objektbeziehungen ableiten (1997/1992, 131). Seidler (1995) ergänzt, daß es sinnvoll ist, beim Patienten in Bezug auf seine Geschichte und sein Selbstverhältnis ein Gefühl der Selbstverantwortung wieder aufzubauen. Die dabei vorübergehend unumgängliche Arbeit an biographischen Inhalten soll jedoch kein Versuch der Rekonstruktion sein, sondern dient dazu, die Widerstandsfunktion dieser Inhalte abzuarbeiten.

Die Hauptaufgabe für den Therapeuten eines Patienten mit Borderline-Persönlichkeitsorganisation besteht nach Kernberg darin, seine voneinander dissoziierten Teilobjektbeziehungen durch integrierende Deutungen wieder zusammenzufügen. In ihnen spiegeln sich unbewußte intrapsychische Konflikte wider, die in der Übertragung aktiviert werden. Die dabei vorherrschenden Affekte und beteiligten Selbst- und Objektrepräsentanzen sollen durchschaubar gemacht werden. Ein solcher Klärungsprozeß ist bei schwer regredierten psychotischen Patienten oft nicht möglich, weil sie aufgrund der Desintegration des Ichs nicht in der Lage sind, innere Bedürfnisse von der Realitätswahrnehmung zu trennen. Die erste psychotherapeutische Aufgabe besteht deshalb darin, einen bedeutsamen Kontakt zu ihnen aufzubauen:

> Der Therapeut arbeitet, ganz gleich, auf welchem Regressionsniveau der Patient sich befindet, auf eine, um mit Searles (1961) zu sprechen, Umwandlung von "kontaktlosen" Zuständen ["out-of-contact" states] in primitive Übertragungen hin, in denen primitive Abwehroperationen vorherrschen, insbesondere projektive Identifizierung, psychotische Introjektion, omnipotente Kontrolle, Extremformen von Spaltung oder Fragmentierung sowie Verleugnung. Ein Kennzeichen dieser primitiven Übertragungen auf einer symbiotischen Stufe ist, daß sich die psychotischen Identifizierungen des Patienten voll entfalten (Kernberg 1997/1992, 261).

Bei ihnen verschiebt sich die psychotherapeutische Arbeit zunächst hin zu einer vorwiegenden Konzentration auf die Kontrollfunktion (das Ich), bis ein ausreichend starkes, beobachtendes Ich vorhanden ist, das sich an der therapeutischen Arbeit der Trennung von Realität und intrapsychischen Bedürfnissen beteiligen kann.

Im Bereich der Ich-Psychologie entwickelten G. und R. Blanck (1974, 1979) eine modifizierte Behandlungsweise für strukturelle Ich-Störungen. Ziel ist dabei in erster Linie die Förderung der Individuationsbestrebungen und Autonomietendenzen des Patienten. Dies wird mehr durch die therapeutische Haltung als durch Technik erreicht. Adaptive Abwehrformationen als primär- und sekundär-autonome Ichfunktionen sollen ggf. gestärkt werden, um die Gefahr einer Ichdekompensation zu vermeiden. Insofern hat der "Widerstand" hier einen anderen Wert. Der Therapeut gibt sein Deutungsmonopol auf und ermutigt den Patienten zu eigenen Interpretationen und dem Gebrauch seiner synthetischen Ichfunktionen. Das unterstützt den Symbolisierungsprozeß und die Neutralisierung von Triebenergie, die sonst über motorisches Agieren oder physiologisches Somatisieren abgeleitet würde. Parallel zum Aufbau von Objektbeziehungen soll im analytischen Prozeß die Individuation angestrebt werden. Regressive Abhängigkeit wird nach Möglichkeit vermieden, indem die Fähigkeit zur Abgrenzung erworben wird. Nach Spitz (1957) soll der Patient das Wort "Nein" kennenlernen als einen Kanal für seine Aggressionen und als Mittel zur Unterstreichung seiner Autonomietendenzen.

Eine andere Gruppe von Analytikern vertritt ein Behandlungskonzept, bei dem sie sich weniger auf Modifikationen des Standardverfahrens stützen, wie Kernberg oder Blanck und Blanck, und dafür mehr auf die Anwendung der Objektbeziehungstheorie. Sie gehen besonders von positiven Erfahrungen am neuen Objekt "Analytiker" aus, die letztendlich konstitutiv sind. Der Übertragung geht hier mehr die mütterliche Gegenübertragungshaltung voraus. Sie "antwortet" dem Patienten quasi, während er eine Art "Erfahrungstherapie" vollzieht. Zunächst einmal geht es um die Wiederherstellung einer ähnlichen Beziehungsform wie im frühen Mutter-Kind-Verhältnis. Im Stadium eines "Neubeginns" kann der Patient neue Formen von Objektbeziehungen eingehen. Mit dem Ziel eines Reifungsvorganges wird nicht mehr die asymmetrische Position angestrebt, wie in der klassischen Übertragungsbeziehung, sondern eine Art "psycho-physiologische Symmetrie, z.B. in der bedürfnisbefriedigenden Wechselbeziehung" (Cremerius 1979b). Nach Winnicott (1960a, 1962) soll der Therapeut ein "facilitating environment" bieten, in dem ihn der Patient benutzen kann wie eine gute Mutter. Dabei muß der Analytiker auf korrekte Deutungen, die ihn übermächtig machen, verzichten. Balint (1968) vertritt die Ansicht, der Therapeut solle sich immer fragen, "welche Form der Objektbeziehung in diesem Moment für diesen seinen regredierten Patienten angemessen oder sogar therapeutisch angezeigt ist". Die "Heilkraft der Objektbeziehung" kommt nicht durch die Deutungen zustande, sondern "eine Rolle passiver sympathisierender Objektivität" seitens des Therapeuten hat verändernde Wirkungen.

Neben anderen Zielen dient der therapeutische Prozeß auch dem "Aufbau eines neuen Musters der affektiv-kognitiven Einstellung" (Fürstenau 1977b). Meist bildet der Aufbau dieses Musters einen nicht-thematisierenden Erfahrungsprozeß, der eng mit der Einsichtsvermittlung verbunden ist und darüber wiederum die Ichintegrität fördert. Nach Fürstenau muß der Analytiker auf zwei Ebenen wahrnehmen: a) mit gleichschwebender Aufmerksamkeit; b) im Versuch, die strukturelle Ichstörung des Patienten zu erfassen. Man erkennt sie vor allem dann, wenn der Patient auf konfrontierende, interpretierende Interventionen nicht wie gewohnt mit Einsicht und Einfällen reagiert. Er wird vielmehr ... mit einer Ich-Dekompensation, einem regressiven Zusammenbruch, einer psychotischen Krise ... und anderem antworten (Fürstenau 1977a). Um solch eine Dekompensation zu vermeiden, muß der Therapeut nun eine "dosierte, stellvertretende Ausübung von Ichfunktionen" übernehmen. Das nennt Fürstenau (1977b) die "situationsangemessene heilsame Ausübung mütterlicher Aktivität in einem handelnden (vollziehenden) therapeutischen Sinn".

Trimborn (1995) weist auf die Schwierigkeiten bei der Behandlung Frühgestörter hin, bei der der Therapeut eigenen Bedrohungen ausgesetzt ist, z.B. einer Invasionsangst oder Angst vor Impotenz. Er erwähnt die Stabilität der primitiven pathologischen Abwehrorganisation und ihren Widerstand gegenüber Veränderungen. Nach seinen Beobachtungen konzentriert sich der Therapeut allzuoft aus unreflektierten Gründen auf die Behandlung der offensichtlichen Symptomatik und bleibt dann in einer kollusiven Beziehung stecken. Das Ausmaß des psychischen Leidens und die Schwierigkeit psychoanalytischer Praxis wird dadurch häufig verleugnet oder verkannt. Trimborn vermittelt eine eher kritische Einschätzung der bestehenden Therapie-Praxis:

> So glaube ich, daß das meiste, was heute in Bezug auf diese Patienten als psychoanalytische Therapie angeboten und verstanden wird, weder dem eigenen Anspruch noch dem genuin analytischen Denken gerecht wird. Uns liegt heute ein Reichtum an psychoanalytischem Wissen vor, das vor allem aus der klinischen Langzeiterfahrung stammt. Aber dieser Schatz wird in der Praxis immer wieder in verkürzter und verdünnter Form eher als Klischee und als Wissen benutzt denn als Warnung und als Landkarte für eine lange und gefahrvolle Reise durch ein unbekanntes Land (1995[14], 182).

Die Sicherheit bei der Orientierung in seinem Realitätsbild gibt dem einzelnen die Alltagswelt. Hier ist das Bekannte, d.h. eine gewohnte Ordnung von Abläufen und Gewohnheitshandlungen, von bekannten Phänomenen und Problemen, die dem einzelnen eine Gewißheit seiner Identität (als Handelnder/Lebender) und eine Berechenbarkeit der Umweltbedingungen sowie des eigenen Schicksals bzw. Lebenslaufes gewährt. Auf der habituierten institutionellen und legitimierten Ordnung der Alltagswelt fußt die sichere psychische Existenz des einzelnen. Hier erst kann seine Spezialisierung und Differenzierung im Rahmen seiner Reifeentwicklung aufbauen, z.B. durch Grenzerfahrungen, außergewöhnliche Problembewältigung usw. Strukturell Ichgestörte zeichnen sich nun dadurch aus, daß ihre Verankerung in der Realität mangels psychischer Struktur bzw. Stabilität besonders gefährdet ist. Sie sind in dieser Beziehung besonders empfindlich oder störbar, und bei ihnen geht alles Bemühen deswegen zuerst um eine basale Sicherheit in der habituierten und institutionalisierten Alltagswelt, von der ausgehend neue Entwicklungs- und Reifungsschritte erst möglich sind. Vorher müssen sie sich quasi schützend "panzern" (mittels grober Abwehrmechanismen), was im selben Zuge die Erlebnis- und Entwicklungsfähigkeit blockiert. Im Rahmen der stationären Behandlung steht deswegen für die sichere institutionale Ordnung der oft "stramme" stationäre Rahmen (Realitätsraum).

Wegen der Reduzierung seines Bezuges zum sozialen Umfeld entstehen beim stationär aufgenommenen Patienten rasch intensive regressive Prozesse mit den darin liegenden Vor- und Nachteilen. Ein Vorteil ist die relativ schnell umfassende Ausbreitung von therapeutisch bedürftigen Beziehungsmustern. Ein Nachteil ist die Gefahr des Verlusts des Realitätsbezuges. Die Herausnahme aus den vorherigen Lebensbedingungen sowie die neue Großgruppensituation der Klinik bringen meist eine Labilisierung unbewußter interpersoneller Arrangements in Familie und/oder sonstigen sozialen Bezugssystemen mit sich, wo sie Funktionen der Abwehr und der kompromißhaften Befriedigung hatten (Janssen 1987). Dies macht - besonders bei Kindern und Jugendlichen - dort Interventionen und Familiengespräche notwendig. Andererseits wird gerade durch diese Unterbrechung der bisherigen Beziehungsmuster auch das Problemsystem unterbrochen. Völlig überforderte, schlaflose und aufgebrachte Patienten beruhigen sich zunehmend und entdecken neue Ressourcen. Ludewig bringt das Beispiel einer 14jährigen Patientin, die von einem Reinlichkeitszwang belastet war:

> Gerade auf der Station angelangt, wurde ihr frische Bettwäsche ausgehändigt. Obwohl sie seit Wochen nichts mehr angefaßt hatte, blieb ihr nichts anderes übrig als anzunehmen. Später berichtete sie uns, sie habe auf der Stelle ihr Zwangssystem modifiziert und die Klinik aus dem Bereich des Unhygienischen ausgenommen. Ihre Angehörigen zu Hause durften wieder die "staubaufwirbelnde" Treppe benutzen, statt über eine Außenleiter ins Schlafzimmer zu steigen. Für beide Parteien begann eine Zeit der Entspannung, in der sie freier und ohne Groll aufeinander zugehen konnten (1995/1992, 213).

Die in der Klinik vorherrschende Großgruppensituation führt überdies verstärkt zu Regressionen auf frühe Entwicklungsstufen. Dieses Phänomen jedes intensiveren Gruppenprozesses geht wahrscheinlich auf die Gruppeneigenschaften des psychischen Apparates zurück. Zum Beispiel wird die Familiengruppe u.a. als ein Objekt internalisiert. In der Gruppensituation der Station bzw. Klinik werden nun die Interaktionen mit den elterlichen Objekten interpersonal wiederholt (Janssen 1987; Ohlmeier 1979). Man kann diese Vorgänge als Reinszenierung infantiler Objektbeziehungsmuster bezeichnen und sie erkennen am Verhalten, an den Objektwahlen, an den Interaktionen und an den Verbalisationen des Patienten. Während in der ambulanten psychoanalytischen Therapie vor allem freie Assoziationen als Inszenierungen infantiler Interaktionsmuster vorkommen (Lorenzer 1970), sind es in der stationären Behandlung im großen Maße auch beobachtbare Verhaltens- und Interaktionsmuster.

Schneider (1995) erörtert ein störungsbezogenes Konzept der stationären Therapie mit Patienten, bei denen die ichstrukturelle Entwicklung bzw. die Symbolisierungsfähigkeit gestört ist. Er zeigt fünf spezifische Merkmale des stationären Settings auf, die in einem inneren Zusammenhang mit der Symbolisierungsthematik stehen. Zunächst wertet er die *Distanz zur alltäglich-lebensweltlichen Umgebung* als mögliche positive Indikation für eine stationäre Aufnahme. Pathogene Beziehungsmuster können sich so verfestigt haben, daß sie in der alltäglichen Umwelt die Symptomatik selbst dann noch aufrechterhalten, wenn eine ambulante Therapie einen inneren Reflexionsraum ermöglicht. Erst die gänzlich neue Umgebung der Station gibt hier ausreichend Hilfestellung. Die *Diversität des stationären Settings* eröffnet ein vielfältiges Angebot für den Patienten, sich zu äußern bzw. zu entfalten. Differenziert unterschiedliche Therapiearten - besonders auch nonverbale Verfahren - stehen für ihn zur Verfügung. Darüber hinaus bietet die stationäre Umgebung ein multidimensionales Übertragungsangebot (zur Reinszenierung früher Beziehungsmuster), bezogen auf all die verschiedenen Mitglieder des therapeutischen Teams. Daran anknüpfend gibt eine gewisse *Dichte des stationären Settings*. D.h. der Intensität der formellen und informellen Aktivitäten und Kontakte im stationären Alltags-Lebensraum der Patienten steht wenig Rückzugsraum entgegen. Konflikte, aber auch Ängste oder regressive Bedürfnisse kommen dadurch relativ schnell zur Entfaltung. Negativ kann sich diese Dichte allerdings auswirken, wenn das Team nicht rechtzeitig erkennt, daß die fragile Abwehr des Patienten überfordert ist. Alle äußeren Regelungen in Bezug auf die Therapie wie das Zusammenleben auf der Station bilden die *speziellen Rahmen-Bedingungen der stationären Psychotherapie*. Dieser Rahmen wird dem Patienten vor dem Beginn der Behandlung beschrieben, weil er einerseits für die Arbeit unentbehrlich ist, andererseits, weil er als unverrückbares Reglement auch Sicherheit/Geborgenheit oder nützliches Konfliktpotential bietet. Dazu gehört speziell die Hausordnung, das zeitliche, örtliche und inhaltliche Therapiereglement, die Aufenthaltsdauer sowie spezielle Regeln und "Therapieverträge". Die Grenzen des therapeutischen Angebots zeigen sich vor allem in der *engen zeitlichen Begrenztheit der stationären Behandlung*. Im Hinblick auf das Ausmaß der Störung des Patienten ist oft schon viel erreicht damit, eine innere Bereitschaft zur Auseinandersetzung erzeugt zu haben, die innerhalb einer weiterführenden ambulanten Therapie sinnvoll genutzt werden kann. Schneider stellt fest:

> In Bezug auf die Entwicklung der Symbolisierungsfähigkeit stellt das Ende der stationären Zeit oder anders: der Verlust der Station, nach den theoretischen Hintergrundüberlegungen eine Schlüsselsituation dar, eine Krise, deren produktiver Ausgang ein Entwicklungsschritt im Sinne einer symbolisierenden Verarbeitung dieses Verlusts ist, die den Weg für eine Weiterentwicklung der Fähigkeit zum Objektbezug und zum Allein-sein-können eröffnet (1995, 306).

Die Behandlung von ich-strukturell gestörten Patienten ist unter enger zeitlicher Begrenztheit häufig sehr problematisch. Bei der abschließend erzwungenen Trennung kommt es leicht zu einem Wiederaufleben von schwerwiegenden frühen Beziehungstraumatisierungen (als einer Art Wiederholung des Objektverlustes), die das mühsam erreichte Behandlungsergebnis - die annähernde psychische Grundlegung eines *Übergangsraumes* - wieder zerstört. Denn diese neuerworbenen Erfahrungen sind an Objektbeziehungen geknüpft, die nun zum Zwecke der Trennung negiert werden müssen.

Der Umgang mit Spaltungsprozessen und frühen interpersonalen Übertragungskonstellationen legt eine große Belastung auf alle Mitglieder des Behandlungsteams. Wenn noch Probleme mit der Personalknappheit, mit innerbetrieblichen Unstimmigkeiten oder destruktiven Einflüssen von Eltern oder Angehörigen der Patienten hinzukommen, läuft die tägliche Arbeit auf der Station nicht selten hinaus auf das Abhalten von regelmäßigen Krisensitzungen. Trimborn warnt angesichts der Normalität von solchen Widrigkeiten vor übertriebenen Erwartungen: Ich bezweifle, ob darin ein Sinn besteht, immer wieder solche Krisen mehr oder weniger tapfer zu durchstehen, ohne die Verletzungen auf allen Seiten sehen zu wollen (1983, 224). Eine Reihe von Gründen trägt dazu bei, daß solche Krisen letztlich zu keinen wesentlichen Veränderungen führen. Die stationäre Diversität kann unter diesen Umständen unproduktiv wirken und im Sinne einer Mobilisierung pathologischer Mechanismen (Spaltung, Externalisierung, Agieren) zu weiterer Ich-Desintegration führen (1983, 205-209). Bei der mühevollen Aufrechterhaltung der Behandlungssituation kann das Ausmaß der Pathologie des Patienten möglicherweise unterschätzt werden, beispielsweise die Tiefe seines Widerstands gegen das Verstehen und Verstandenwerden (verbunden mit dem Verzicht auf ursprüngliche Wunschbefriedigungen). Unter solchen ungünstigen Bedingungen darf es kein Tabu sein, sich die Sinnlosigkeit der Weiterbehandlung einzugestehen und die Verantwortung für den Patienten in andere Hände zu geben.

Jeder intensivere Gruppenprozeß - wie z.B. in einem stationären Setting - führt verstärkt zu Regressionen auf frühe Entwicklungsstufen. Gruppen führen eine solche Regression herbei, indem sie die üblichen Rollenzwänge normaler zwischenmenschlicher Interaktionen einfach eleminieren (Kernberg 1976). Die "Gruppenreaktionen", d.h. das Potential zur Regression in Gruppen, ist bei allen Menschen zunächst verdeckt durch die Rollenaspekte der Beziehungen zwischen Kind und Mutter, seinen Eltern und seinen Geschwistern. In der individuellen Beziehung zwischen dem Einzeltherapeuten und dem Patienten werden diese primitiveren dyadischen und triangulären Beziehungsmuster erst nach dem Durcharbeiten der höheren Ebene von psychischen Strukturen und Abwehrmechanismen zugänglich. So kann eine stationäre Behandlung gleichzeitig auf einer "dyadischen Ebene" und einer "Gruppen-Ebene" stattfinden. Sie erschließt zur gleichen Zeit verschiedene Ebenen der Entwicklung und Strukturierung des intrapsychischen Lebens.

In der stationären Behandlung treten vor allem beobachtbare Verhaltens- und Interaktionsmuster auf. Die übertragungsgemäße Re-Inszenierung von Beziehungsmustern sieht Janssen (1987) nicht in erster Linie als Widerstand an, sondern als "Dramatisierung eines intrapsychischen Problems". Diese Vorgänge darf man nicht verwechseln mit einem Agieren. In der stationären psychoanalytischen Therapie sind solche Übertragungen außerhalb der einzeltherapeutischen Situation nicht nur "Nebenübertragungen", welche auf die allmählich sich entwickelnde Übertragung auf den Therapeuten bezogen werden. Hier kommen verschiedene Formen von Übertragung gleichzeitig und nebeneinander vor, als *multidimensionale Übertragung*. Janssen versteht darunter die *simultane* Externalisierung der verschiedenen libidinös bzw. aggressiv besetzten familiären, internalisierten Objektbeziehungen in den Interaktionen mit der Gruppe der Mitarbeiter und auch der Patienten. Dabei überträgt der Patient höchst unterschiedlich und unvorhersehbar. Stark regredierte oder auch psychosomatisch erkrankte Patienten, für die die Institution die oral-spendende Mutter bedeutet bzw. die in allen Übertragungsbeziehungen zu Mitarbeitern oral-passive, symbiotische oder idealisierende Tendenzen zeigen, übertragen dagegen *unidimensional*. Unidimensionale Übertragungen kann man als regressiven Widerstand gegen die Entfaltung der familiären Objektbeziehungsmuster in der multidimensionalen Übertragung verstehen (Janssen 1987). Mit fortschreitender Behandlung können sich diese unidimensionalen Übertragungen zu multidimensionalen weiterentwickeln.

Die Großgruppensituation begünstigt die aktuelle Wiederherstellung der infantilen Szene mit Ängsten, Allmachtsillusionen und Manipulationen der therapeutischen Objekte und der Raum- und Zeitstrukturen. Träger einer projektiven Identifikation kann auch eine Gruppe oder das ganze Team einer Station werden, das dann als frustrierendes, reaktiviertes mütterliches Objekt fungiert. Wenn mehrere ähnlich strukturierte Patienten sich in dieser Haltung verbünden und sich gegenüber dem Mitarbeiterteam in besonders rebellischer Weise abgrenzen, tritt ein existenzbedrohendes Phänomen für die Behandler auf, das "Grouping" genannt wird (Janssen 1987, Hartocollis 1980, Denford 1983). In solchen Gruppen geht es um den Austausch von Selbst-Aspekten, das Finden eines gemeinsamen Haß-Objektes und eine Verbrüderung. Anfangs wurden die Therapeuten idealisiert, dann zunehmend versagend und einschränkend erlebt und schließlich zu Feindbildern stilisiert. Durch projektive Mechanismen verschieben diese Gruppierungen ihr aggressives Potential nach außen und bleiben in sich spannungsfrei. Durch ihre Aktionen werden sie anschließend in ihrem Feindbild bestätigt.

"Grouping"-Phänomene oder Spaltungsinszenierungen einzelner Patienten erzeugen im Team ablehnende, distanzierende, narzißtisch gekränkte Gegenübertragungsgefühle. Sie richten sich gegen das symbiotisch-inkorporative und aggressiv-destruktive Verhalten der Patienten, denn auf der Station dreht sich bald ein Karussell von Verführung und Abwertung. Manche Teamsitzungen, in denen über einzelne Patienten gesprochen wird, die aktuell viel inszenieren, ähneln Gerichtsverhandlungen, in denen Anklage und Verteidigung in Verhandlungen treten. Es ist dann sehr schwierig, zwischen den konkurrierenden Wirklichkeitsbildern "vernünftige", rationale Handlungsmotive von Gegenübertragungsgefühlen zu unterscheiden. Mögliche Anzeichen von [kollektiven] Gegenübertragungen sind Vergeltungsabsichten des Teams, die Nichteinhaltung des Settings oder Vorschläge, die Behandlung wegen der Unerreichbarkeit des Patienten zu beenden (Janssen 1987). Generell gilt natürlich, daß Regelverstöße oder respektloses Verhalten gegenüber Mitarbeitern im Rahmen der inneren Dynamik des Patienten und dem entsprechenden Übertragungs-Gegenübertragungs-Geschehen verstanden werden sollten. Dieses Verstehen muß aber auch Konsequenzen haben, wenn das verstehend mit dem Patienten thematisierte Verhalten letztlich zu keinen Handlungsveränderungen bei ihm führt. Dann nämlich muß der Patient erfahren können, daß das Team nicht korrumpierbar ist, indem es mit Konsequenz und "Verwirklichung" an dem Rahmen festhält, den es einmal vorgegeben hat. Koller (1990) schildert diese notwendige Verhaltensanpassung an einem Beispiel:

Ein knapp 18jähriger, mit einer Borderline-Persönlichkeitsstörung diagnostizierter Junge hatte während seines bisherigen Stationsaufenthaltes bereits eine Reihe von dramatischen Inszenierungen vollbracht und im Behandlungsteam damit zunehmend Hilflosigkeit und Verzweiflung erzeugt. Nach einem neueren dramatischen Höhepunkt änderte das Team seine Strategie. "... Diese Eskalation war der Moment für das Team, einen Schnitt in der Behandlungsstruktur zu machen. Jonas wurde verdeutlicht, daß er ab jetzt nur noch Anspruch auf ein Bett und ein Essen habe: alles weitere müsse von ihm erarbeitet werden. Feste "Regeltermine" wurde eingerichtet, in denen zwischen Jonas und allen Bezugspersonen über Spielraumerweiterungen verhandelt wurde. Jonas ließ sich darauf ein und sogar auf einen anfänglichen Zimmerarrest, ein Hinweis auf die inzwischen trotz aller Abwertungen in Ansätzen entstandene Beziehung.

In den nächsten Wochen war durch ein striktes Regime eine dramatische Eskalation jeder Art verhindert, und die unterschiedlichen Beziehungen zwischen Jonas und den Bezugspersonen wurden deutlicher: Henning wurde in dieser Zeit für ihn zum "Oberbullen", wie Jonas es nannte. Jonas testete die gemeinsamen Vereinbarungen jeweils bis zur Grenze, verwickelte andere Bezugspersonen oft in eskalierende Diskussionen über die Definitionen, bis der "Oberbulle" Henning ein Machtwort sprach, das Jonas dann - mürrisch - akzeptierte. Die Einhaltung von Regeln schien in erster Linie an die väterliche Instanz Hennings gebunden; in seiner Abwesenheit kam es vermehrt zu Regelverletzungen und Übergriffen, insbesondere gegenüber Silke und Kurt. Gleichzeitig ließ sich Jonas mit Henning wenigstens ansatzweise auf einen vorsichtig deutenden Kontakt ein, auch wenn er zumeist Zusammenhänge zwischen seinem aktuellen Erleben und Handeln mit seiner Geschichte heftig abwehrte. Immerhin jedoch ließ er sich von Henning und sonst keinem anderen mit seiner Geschichte konfrontieren, ohne sofort aus dem Zimmer zu rennen" (in: Lempp 1990, 172).

Auf der Ebene der Beziehungen zu den jeweiligen Mitarbeitern des Behandlungsteams geht es bei den Patienten also um einen Prozeß der Differenzierung des subjektiven vom objektiven Objekt, wie es sich darbietet. Es soll ein Abstand entstehen zwischen dem "Innen" im Sinne der Allmacht der Phantasie, und dem "Außen" im Sinne der vom Selbst unabhängigen Wirklichkeit. Dieser Abstand schafft dann den *Übergangsraum* (Winnicott), den Raum der Symbolisierung. Auf dieser Ebene konstituiert die Auseinandersetzung um den Erhalt des Rahmens die Symbolisierungsfähigkeit. (Schneider 1995, 304 f). Auf der Ebene der therapeutischen Beziehung zum Einzeltherapeuten sichert der Rahmen den Übergangsraum. Er hat für Patient und Therapeut eine Schutzfunktion und sichert die narzißtische Integration. Nach A. Overbeck erlegt er darüber hinaus dem Trieb, der sein Objekt und sein Ziel sucht, Zielhemmung auf. Wenn so die unmittelbare Befriedigung mittels Handlung unmöglich wird, über die normalerweise unerträgliche Reizqualitäten abgeführt werden, bleibt nur der Weg der gedanklichen Bearbeitung und Verbalisierung (1995[15], 177).

Im Verlauf der oben beschriebenen Re-Inszenierungen auf der Station werden von Patienten entsprechend den Valenzen der Übertragungen Wertungen an die Teammitglieder verteilt. Wenn die negative Übertragung den Therapeuten nicht trifft, weil er überidealisiert wird, dann trifft sie unweigerlich ein anderes Mitglied. Nach

Kind (1992) neigt besonders ein depressiv-strukturierter Therapeut zur Vermeidung von Konflikten mit dem Patienten, weil er Angst vor der negativen Übertragung hat.

Er kann diese jedoch ohnehin nicht verhindern, wird aber, wenn sie sich einstellt, mehr defensiv-versorgend und weniger konfrontierend und analysierend reagieren. In der Klinik kann man gut beobachten, wie bei einem defensiv-versorgenden Therapieverhalten die negative Übertragung aus der Beziehung zwischen Patient und Therapeut herausgedrängt wird und sich dann an ein anderes Teammitglied heftet. In solchen Situationen muß abgeklärt werden, wie weit die Spaltungstendenzen des Patienten iatrogen verstärkt wurden (150) ... Häufig weist der Therapeut [im Falle einer auf ihm gerichteten projektiven Identifikation] ..., in der Vorstellung, zu strukturieren, auf die Rahmenbedingungen der Therapie hin und versucht den Patienten erneut auf sie festzulegen, ohne zu erkennen, daß der Patient die Rahmenbedingungen attackieren und in Frage stellen *muß*. Er muß es, weil er ein sich auf sein Agieren beziehendes nicht-destruktives Nein des Therapeuten benötigt. Er benötigt es, weil er bisher mit Nein nur überwiegend Destruktives, seine Entwicklung Behinderndes verbinden konnte. In der *Umgestaltung des destruktiven in ein konstruktives Nein* kann *ein* Ziel der Grenzüberschreitungen des Patienten im klinischen Alltag gesehen werden. In einer solchen Situation Lockerungen der Rahmenbedingungen vorzunehmen, in der stationären Psychotherapie den Patienten mehr zu gestatten als vorher, schiebt die Konfrontation meist nur hinaus. Der Patient wird sich die neue Grenze wieder suchen, da er das, was sich an ihr zwischen ihm und seinem Therapeuten abspielt, zu seiner Entwicklung benötigt (152/153).

Ein besonderes Problem für die Kinder- und Jugendpsychiatrie sind Patienten mit dissozialem Verhalten. Nach Aichhorn (1925) sind diese sog. "verwahrlosten" Jugendlichen, wenn sie längere Zeit entgegen den sozialen Normen gelebt haben, nicht bloß asozial, sondern im Grunde antisozial eingestellt und wollen Rache an der Gesellschaft nehmen, zu der sie keinen richtigen Zugang bekommen. Rauchfleisch (1981, 82 ff) zeigt eine psychodynamisch begründete Phänomenologie der dissozialen Persönlichkeit auf. Frustrationsintoleranz, geringer Realitätsbezug, Kontaktstörung, Depressivität und eine Über-Ich-Pathologie sind ihre wichtigsten Charakteristiken. Außerdem sind diese Kinder im allgemeinen hochgradig verletzbar und leiden unter Gefühlen der Minderwertigkeit und Unfähigkeit, die mit Allmachtsphantasien und einem entsprechenden Verhalten gegenläufig beantwortet werden. Dabei neigt das dissoziale Ich dazu, Konflikte nicht zu internalisieren, sondern zu externalisieren und in Form von zumeist gesellschaftlich unerwünschten Handlungen zu inszenieren. Typisch ist die "kontraphobische Reaktion", die es mit sich bringt, daß Kinder gerade dort, wo sie Angst haben, besondere Stärke bzw. Furchtlosigkeit demonstrieren wollen (ibd., 167). Für den therapeutischen Umgang mit ihnen entwickelte Rauchfleisch konkrete Vorstellungen:

Über eine längere Zeit hin muß der Therapeut bereit sein, für den Dissozialen Hilfs-Ich-Funktionen zu übernehmen und mitunter auch aktiv in die äußeren Lebensvollzüge des Patienten einzugreifen. Insbesondere ist es wichtig, dem Dissozialen immer von neuem aufzuzeigen, was 'auch hier' und 'hier wieder einmal' ... geschieht, um auf diese Weise seinem nur auf den Augenblick ausgerichteten, punktiformen Leben und Erleben entgegenzuwirken und ihn die 'Leitlinie' ... seines Lebens erkennen zu lassen. So kann ein solcher Patient allmählich ein Gefühl für sein historisches Gewordensein entwickeln und damit zu einer Stabilisierung seines Identitätsgefühls kommen (ibd., 127).

Muss (1973) weist pädagogische Maßnahmen für diesen Persönlichkeitstyp auf, die auf Material beruhen, das sie in Erziehungsheimen gesammelt hat. Sie stellte fest, daß herkömmliche Behandlungsverfahren (z.B. Kinderanalyse, Spieltherapie) bei diesem Persönlichkeitstyp oft geradezu katastrophale Auswirkungen haben. Denn eine freundliche Beziehung zu einem Erwachsenen wird von diesen Kindern zuerst als Schock erlebt. Weil sie etwas Derartiges nicht verstehen bzw. annehmen können, verstärken sie ihr antisoziales Verhalten in ungeahntem Ausmaß. M.E. ist gerade eine karitativ gutmütige Pädagogik bei ihnen unangemessen, weil sie von Schuld entlasten will. Dabei aber entlastet sie das Kind vom Gefühl der Verantwortlichkeit für sein Handeln und von der Fähigkeit, Verantwortung für sich übernehmen zu können. Der Aspekt der Schuld ist, z.B. in Konflikten, ein wichtiges Kriterium für Autonomie, Handlungsfähigkeit und entgegen der Hilflosigkeit. Ein Freisprechen von Schuld für beispielsweise die angerichteten Zerstörungen und ein Ignorieren des unfreundlichen, respektlosen Verhaltens des Kindes ist eher das Gegenteil einer "Ernstnahme". Solche Reaktionen münden bei ihm erneut in Hilflosigkeit und die selben Bewältigungsmechanismen wie zuvor (Aggression zur Stabilisierung des Selbst). Ein sinnvoller Umgang mit dissozialen Verhaltensweisen kann nur durch eine stark begrenzende und strukturierende Umgebung gewährleistet werden, in der man über geringen Vertrauensvorschuß und kleine Bewährungsproben das Kind sich seine Selbstverantwortung "scheibchenweise" zurückerwerben läßt. Das ist sicherlich ziemlich kostenintensiv und ggf. langwierig, aber billiger eben auch nicht zu haben.

Eine lange währende Therapie in der Klinik setzt sich immer dem Verdacht aus, daß sie den Patienten zu wenig auf das Leben außerhalb vorbereitet. Der Aufenthalt ist ja kein Zweck an sich, sondern soll im Grunde die Entlassung vorbereiten. Kliniken arbeiten stets mit verschiedenen Aufträgen (z.B. von den Eltern, der Gesellschaft) und sind nur vorübergehend zuständig. In der Tat bringt die Distanzierung vom Alltagsmilieu das Problem mit sich, daß die Station dazu taugt, eine "zauberbergische" Versorgungs- und Ersatzwelt zu werden (Schneider 1995). Senf (1988b, 224-227) beschreibt hierzu beispielsweise den "Mißbrauch" der Station "zur Befriedigung oral-symbiotischer Wünsche". Um solch eine Wirkung zu erzielen, muß jedoch in der Art und Weise des therapeutischen Vorgehens etwas "nicht stimmen". Wahrscheinlich fehlen die notwendigen Anreize bzw. Grenzsetzungen, die den Patienten zu einer Verselbständigung motivieren. Besonders jene Patienten stehen in der o.g. regressiven Versuchung, die in ihrer Alltagsumgebung ein zuwenig an äußerer Umwelt hatten, wo das psychische Nicht-anwesend-sein von Objekten vorherrschte, was unter den ganz anderen Umständen in der Klinik zu einer anklammernden Abhängigkeit führt. Sie nutzen die Station in ihrer unmittelbaren Präsenz und mit ihren mütterlichen Funktionen. Die mögliche Trennung und der damit verbundene Mangel wird verleugnet, weil beides in ihrer nach wie vor undifferenzierten Wahrnehmung einem traumatischen völligen Objektverlust gleichkäme. Die Chronifizierung eines psychischen Leidens entwickelt sich an gerade diesen undifferenzierten Anpassungen an das Versorgungssystem (nicht nur Kliniken). Dementsprechend besteht bei diesen Patienten auch eine ständige Rückfallgefahr, weil das Problemsystem Krankheit zu einer erprobten Zuflucht bei den Härten des Alltags geworden ist. Die symbolische Funktion, die für das therapeutische Ergebnis konstitutiv ist, wird in dieser Behandlungssituation eher grundsätzlich negiert und außer Kraft gesetzt. Für die Patienten erscheint die Realität außerhalb des versorgenden Schutzraumes der Station psychisch so leer, daß sie sie nicht mehr wahrhaben wollen und verleugnen. Dadurch aber gewinnen sie weder an Symbolisierungsfähigkeit, noch an Beziehungsfähigkeit bzw. Anpassungsfähigkeit an verschiedene Umwelten, denn sie haben sich an eine spezifische Umwelt angepaßt. Janssen (1987) plädiert in diesem Sinne (über eine nicht-nur-versorgende Behandlung hinaus) für eine vorbereitende Durcharbeitung der Trennung von der Klinik in der Einzeltherapie. Er veranschlagt für die Trennung ab Terminierung etwa zwei Monate. Nach Trimborn et al. (1981) und Denford et al. (1983) ist es ein Zeichen für den ungenügenden Stand seiner therapeutischen Entwicklung, wenn sich der Patient mit Trennungs- und Verlustängsten und einer Entwertung der therapeutischen Beziehungen o. ä. löst. Im Prozeß der Trennung soll er die aufzugebenden Objektbeziehungen internalisieren und das positiv besetzte, haltende Objekt verankern. Aber diese Prozesse gehen noch lange über die Gesamtbehandlung hinaus. H. Segal schildert einen erfolgreichen therapeutischen Verabschiedungsprozeß gemäß der kleinianischen Objektbeziehungstheorie so:

"…. [das Symbol] entsteht, sobald depressive Gefühle die paranoid-schizoiden überwinden, sobald die Trennung vom Objekt, sobald Ambivalenz, Schuld und Verlust erlebt und ertragen werden können" und es "wird benutzt, nicht um den Verlust zu verleugnen, sondern um ihn zu überwinden" (1990/1957, 210 f/213). Zu diesem Prozeß gehört auch die Trauer, "*nur was angemessen betrauert werden kann, kann auch angemessen symbolisiert werden*" (1992/1981a; 121; Hervorhebung durch den Verfasser).

Nach Janssen (1987) ist die entscheidende Frage, ob der stationär aufgenommene Patient zu Beginn einen Zugang zur Therapie finden kann bzw. das Team zu ihm. So kann ein Prozeß der wechselseitigen Annäherung beginnen, im Laufe dessen er an Integrationsfähigkeit gewinnt, wenn er sich mit der Integrationshaltung des Teams oder eines positiv besetzten Mitarbeiters identifizieren kann (über alles sonstige Chaos hinweg). Die Beziehung zu einem Einzeltherapeuten oder einer Bezugsperson kann innerlich auch über die Therapie hinaus aufrechterhalten werden, wenn die introjizierten Erfahrungen zur Stabilisierung der Ich-Grenzen ausreichen. Das gute, verläßliche Objekt lebt in der Phantasie fort. Es muß nicht gegenwärtig sein und kann trotzdem ein Hort der Zuflucht und des Trostes bleiben. Zwischen der emotionalen *Erfahrung* durch den stationären Aufenthalt, über eine Verinnerlichung des mütterlich begrenzenden Objekts, und der mehr kognitiven *Einsicht* über Deutungen, Spiegelung des Selbst oder Selbstbeobachtung, besteht eine dialektisch sich entwickelnde Beziehung; denn nur zum Zwecke der Abwehr werden beide Bereiche voneinander getrennt gehalten. Am Ende dieser fruchtbaren Beziehung steht die phasenweise emotionale Besetzung des Wissens. Somit konstituiert sich auch hier ein immer differenzierteres Bild von der Realität. Kernberg (1976) erkennt den Erfolg der therapeutischen Behandlung im Erlernen "der Fähigkeit, selbst die Leitung zu übernehmen". Insofern faßt er die intrapsychische Strukturveränderung auf als Verbesserung der Kontrollfunktion (des Ich) und der enorm wichtigen Fähigkeit des Patienten, seine intrapsychischen Bedürfnisse in einer an seine Umgebung angepaßten Weise zu äußern. Intrapsychische Veränderungen treten zuerst in der Übertragungsbeziehung des Patienten zum Therapeuten zutage. Die unbewußten, konflikthaften, alles durchdringenden einstigen Objektbeziehungen werden in der Übertragung dann in kontrollierterer, milderer Form aktiviert, weil der Patient gelernt hat, sie zu verstehen. Durch solche kognitiven und emotionalen Einblicke kann er fähig werden, von ihnen abzulassen. Wahrzunehmen ist eine allmähliche Integration seines Selbstkonzepts und eine Zunahme in der Fähigkeit, andere Menschen realitätsgerecht einzuschätzen und emotional zu besetzen. Bei Patienten mit neurotischem Reifeniveau zeigt sich ein Strukturwandel in einem erweiterten Selbstkonzept, im Einbeziehen zuvor dissoziierter oder verdrängter Triebimpulse in das Selbsterleben, in einer erhöhten Toleranz gegenüber bislang zurückgewiesenen Erfahrungen und in einem bewußteren Wahrnehmen von Charaktermustern, die dann auch mit einer verringerten Rigidität behaftet sind. Die Strukturveränderung bei Patienten mit Borderline-Persönlichkeitsorganisation ist erkennbar an einer Integration seines Selbstkonzepts und der Konzepte von bedeutsamen Objekten, an einem reichhaltigeren und feiner abgestuften Erleben und Ausdruck von Affekten sowie an einer gesteigerten Fähigkeit, sich in sich selbst und in andere einzufühlen und reflektierte, intensivere Beziehungen zu anderen aufzubauen (Kernberg 1997/1992, 175 f). In jedem Fall aber sollten sich bedeutsame Einsichten darin niederschlagen, daß der Patient sich mit seinen gegenwärtigen Konflikten ernsthaft auseinandersetzt, daß er also motiviert ist, sich zu ändern und in seiner Selbstexploration voranzukommen.

Teil IV

4. Durchführung und Ergebnisse der angefertigten Studie

4.1. Planung und Ablauf der Untersuchung

Die Klinik für Kinder- und Jugendpsychiatrie im Ev.-luth. Wichernstift, 27777 Ganderkesee, gilt zwar als eine psychiatrische Klinik, hat aber ein unter der Hand weitgehend integratives, psychotherapeutisches Konzept und überwiegend pädagogisches Personal. Sie ist 1963 aus der heilpädagogischen Arbeit der Jugendheime des Wichernstifts entstanden, um speziellen Störungen und Schwierigkeiten der Kinder und Jugendlichen gerecht zu werden. Durch diese Vorgeschichte war die Arbeit der Klinik von Anfang an ganzheitlich und therapeutisch orientiert. Einen Schwerpunkt bildet die langfristige stationäre Therapie von schwersten kinder- und jugendpsychiatrischen Störungen wie z.B. schweren Zwangskrankheiten, Psychosen und Schizophrenien, Autismus und Persönlichkeitsstörungen mit dissozialen, sexuellen Problematiken und Auffälligkeiten. Die sechs Stationen der Klinik mit ihren jeweils 8 - 10 Patienten sind gedacht als eine Art therapeutischer Ergänzungsfamilie. Hier sollen die Kinder und Jugendlichen die Gelegenheit haben, ihre ursprünglichen Schwierigkeiten mit der engsten Umgebung - etwa in der Familie - wieder zu erleben, wobei die therapeutische Arbeit im Sinne eines "Neuanfangs" positiv modifizieren kann. Auf jeder Station arbeiten 10 - 12 Mitarbeiter, die sich bei der Rund-um-die-Uhr-Betreuung der Patienten im Schichtdienst abwechseln. Sie sind die "Betreuer" und setzen sich aus verschiedenen Berufsgruppen zusammen, z.B. Erziehern, Heil- und Sozialpädagogen, Krankenpflegern und Heilerziehungspflegern. Zu ihren Aufgaben gehören elterliche Funktionen und Verantwortlichkeiten wie Pflege, Erziehung, Begrenzung, Gespräche und Aktivitäten mit den Patienten, Kontakte zu Eltern und Angehörigen, Zusammenarbeit mit den Therapeuten, Schulen und Jugendämtern, dazu die Dokumentationspflicht, tägliche Teambesprechungen, regelmäßige Fallkonferenzen und Supervisionen. Zwei Therapeuten auf jeder Station haben jeweils vier bis fünf Patienten, mit denen sie ca. zweimal wöchentlich eine Einzelstunde machen. Über die Psychotherapie hinaus versehen sie zusammen mit den Betreuern die Elternarbeit, schreiben Berichte und Kostenübernahmeanträge, nehmen an den organisatorischen und den Teambesprechungen, den Fallkonferenzen, Supervisionen, Aufnahmekonferenzen und ärztlichen Fortbildungen teil. Die Therapeuten setzen sich aus Ärzten, Heilpädagogen und Psychologen zusammen. Darüber hinaus gibt es zwei Oberärzte und den Chefarzt Dr. König. Die Ärzte übernehmen die somatische Therapie und die ärztlichen Bereitschaftsdienste. Die Psychologen machen die psychodiagnostische Testung aller Patienten. Neben der Psychotherapie haben die Patienten Frühsport und Stunden in Psychomotorik, bei Kunst- und Beschäftigungstherapeuten, die der Station angegliedert sind, sowie an der Klinikschule. Überdies bieten die kirchlichen Mitarbeiter Konfirmandenunterricht an, und einige Betreuer leiten und organisieren regelmäßige Aktivitäten wie Badminton, Musikgruppe, Foto-, Video- und Schlagzeugarbeit. Ein Unterschied zur Erwachsenentherapie ist, daß die Kinder und Jugendlichen hier keine Gruppentherapie bekommen und seitens der Einzeltherapeuten eine stärkere Vermischung von praktischen väterlichen bzw. mütterlichen Funktionen und der therapeutischen distanzierten Arbeit stattfindet. Die Patienten sind alle finanziell unselbständig und haben aufgrund ihres geringen Lebensalters weniger Beziehungs- und Abwehrerfahrungen. Das Personal muß oft sehr nahegehend auf sie eingehen, um ihnen Grenzen zu setzen und sie zu erziehen. So sind sie zwangsläufig mehr in den Realitätsraum eingebunden.

Während meiner Arbeit als Betreuer im Stationsdienst bot mir Herr König an, für die Klinik eine Studie zu dem Thema Beziehungsentwicklung und Aufenthaltsdauer anzufertigen. Ich nahm an und entwickelte das Konzept für die vorliegende Forschungsarbeit. Die Untersuchung sollte legitime Gründe für längere Behandlungszeiten in der Kinder- und Jugendpsychiatrie aufzeigen, die in Fällen gravierender struktureller Ich-Störungen immer wieder vorkommen. Der Bedarf zu solch einer Untersuchung bezog sich u.a. auf eine Studie der Universität Göttingen (Presting et al. 1995), worin über eine Statistik niedersächsischer Kliniken die dortigen Behandlungszahlen und -zeiten von Mitte 1992 bis Mitte 1993 dargestellt sind. Bei der Interpretation der Statistiken fanden sich eine Reihe von zu hinterfragenden Vergleichsdaten, insbesondere aber erschien die rein quantitative Operationalisierung zuwenig ausagekräftig. Die Aufenthaltszeiten der Patienten richten sich auch nach den qualitativ unterschiedlichen Störungsbildern, wobei die Klinik Wichernstift einerseits auf die therapeutische Behandlung schwerster kinder- und jugendpsychiatrischer Störungen spezialisiert ist. Andererseits hat sie ein so großes Einzugsgebiet (bei wenigen Möglichkeiten für eine ambulante Therapie), daß es den Angehörigen der Patienten oft nicht zuzumuten ist, hochfrequent und regelmäßig ambulant in der Klinik zu erscheinen.

Das methodische Vorgehen dieser Untersuchung sollte dem rein quantitativen Vorgehen der Göttinger nicht ein unvereinbar qualitatives Vorgehen entgegensetzen. Stark deutende Verfahren habe ich zum Zwecke einer besseren Anwenderunabhängigkeit vermieden. Des weiteren sollte die Studie ihre Aussagen durch möglichst große Fallzahlen belegen, andererseits aber für eine Person durchführbar sein. Ich entschied mich für einen Rahmen von 50 qualitativen, problemzentrierten Interviews, die mit ehemaligen Patienten des Wichernstifts geführt werden und anschließend mittels qualitativer Inhaltsanalyse ausgewertet werden sollten. Um meinen Lebensunterhalt und die Durchführung der Studie finanzieren zu können, bekam ich eine auf zwei Jahre befristete Dreiviertelstelle als Erziehungshelfer, wiederum im Stationsdienst. Daraufhin konnte ich mit der Datenerhebung beginnen.

Zunächst galt es, mit Hilfe der Akten die Wohnorte der ehemaligen Patienten ausfindig zu machen. Dazu mußte ich mich in vielen Telefonaten und Briefen an Einwohnermeldeämter, Nachfolgeeinrichtungen und Verwandte wenden. Wenn ich die Adresse und Telefonnummer wußte, schickte ich im Namen des Wichernstiftes einen von Herrn König unterzeichneten Brief an den zu Interviewenden. In dieser ersten Kontaktanbahnung (Muster umseitig) wurde eine kurze Erläuterung meines

Ev. luth. Wichernstift

Klinik für Kinder- und Jugendpsychiatrie · Telefon 852-267
Leitender Arzt: Dr. med. Ch. König

Ev. luth. Wichernstift e. V. · ~~2875 Ganderkesee 1~~ 27777 Ganderkesee · Telefon (Verwaltung) (04221) 852-0

Andrea Mustermann
Bergstrup
Wendeplatz 99
12345 Wallheim

Zuständig: Durchwahl: (04221) 852- Datum:

Sehr geehrte Frau Mustermann,

als Einrichtung sind wir Ihnen sicherlich noch bekannt. Immerhin waren Sie einige Zeit bei uns und auch viele Mitarbeiter der Station können sich noch gut an Sie erinnern.

Eine Klinik versucht, sich so gut wie möglich auf die Bedürfnisse ihrer Patienten einzustellen. Dazu gehört neben der Sorge um die Ausstattung und den Dienstbetrieb auch ein Interesse für die Entwicklung der Patienten. Im Gespräch mit allen Beteiligten möchte man das Behandlungskonzept ständig neu überprüfen. Vor allem aber sucht man nach Rückmeldung von jenen, die die Behandlung vormals "am eigenen Leibe" erfahren haben und im Abstand von einigen Jahren aus der Erinnerung über sie berichten können.

Aus diesem Grunde machen wir eine Nachuntersuchung, bei der wir unter unseren ehemaligen Patienten eine kleine Befragung durchführen. Ich möchte Sie herzlich bitten, diesem kurzen Gespräch zuzustimmen.

In den nächsten Tagen wird ein Mitarbeiter unserer Klinik, Herr Frank Herchenröder, versuchen, Sie telefonisch zu erreichen. Er wird Sie um einen Termin bitten und kann Ihnen weiteres darüber erzählen. Im Falle Ihrer Zustimmung wird er Ihnen zum Zeitpunkt des Gesprächs auch einen Mitarbeiter-Ausweis vorzeigen sowie eine Verpflichtungserklärung darüber geben, daß Ihre Äußerungen streng vertraulich behandelt werden und unter Datenschutz stehen. Außerdem bekommen Sie ein Honorar.

Es liegt mir daran, daß Sie unsere Klinik in positiver Erinnerung behalten. Auf Ihrem weiteren Lebensweg wünsche ich Ihnen viel Glück. Mit freundlichen Grüßen,

Dr. Christian König
(leitender Arzt)

Sehr geehrte Frau Mustermann,

diese Befragung ist ein ziemlich zwangloses Interview, in dem es ausschließlich um Ihr Erinnerungen während Ihres Aufenthaltes im Wichernstift geht. Also vor allem angenehme un unangenehme Details und Kritik sind gefragt. Dieses kann uns dabei helfen, herauszufinden welche Anteile der Behandlung hilfreich waren und welche anderen vielleicht sinnlos waren ode störend wirkten. Psychiatrische Behandlung im Krankenhaus ist immer auch eine fragliche Sache.

Leider konnten wir über Ihre Adresse hinaus keine Telefonnummer ausfindig machen. Wie könnt ich Sie telefonisch erreichen?

Bitte entschuldigen Sie unsere Vorgehensweise, aber es bleibt uns keine bessere Wahl, als Ihne zum Zwecke der Verständigung das untenstehende Formblatt anzubieten. Bitte senden Sie de Abschnitt ausgefüllt im frankierten Umschlag zurück - das wäre sehr nett von Ihnen.

Sie können **mich** auch telefonisch erreichen, und zwar
am 11.06.96 bis 14.30 Uhr,
am 13.06.96 bis 14.30 Uhr,
am 16.06.96 ab 15.00 Uhr
unter der Telefonnummer 04221-xxxxxx. Dort können Sie auch ggf. eine Notiz hinterlassen, wi und wann ich Sie einmal anrufen könnte. Sie sehen - wir bemühen uns, denn der Kontakt zu Ihne ist uns wichtig. Haben Sie vielen Dank für Ihr Verständnis. Mit freundlichem Gruß,

Frank Herchenröder

(bitte ankreuzen:)

O Ich verzichte auf das Honorar und möchte kein Interview

O Sie können mich für die Befragung besuchen :
- am 10.06.96 in der Zeit von ..... bis ..... Uhr (bitte einsetzen - egal, welche Zeit);
- am 12.06.96 in der Zeit von ..... bis ..... Uhr;
- am 20.06.96 in der Zeit von ..... bis ..... Uhr;
- am 22.06.96 in der Zeit von ..... bis ..... Uhr;
- ich rufe Sie am .... an wegen eines anderen Termins

O Bitte rufen Sie mich in der Angelegenheit nochmal an am .... von ..... bis ..... Uhr, unter der Telefonnummer : ....

Anliegens gegeben und gleichzeitig ein Anruf von mir angekündigt. Für diesen wartete ich dann nach Eingang des Briefes eine Woche ab, um der betreffenden Person Zeit zur Entscheidung zu geben. Dann meldete ich mich und versuchte einen Termin zu vereinbaren. Um im Laufe von insgesamt 18 Monaten zu allen 50 Interviews zu gelangen, mußte ich zu 84 Personen versuchen Kontakt aufzunehmen. 20 von ihnen waren nicht mehr auffindbar, 9 wollten kein Interview bzw. ihre Eltern lehnten eines ab, und 5 waren durch geistige oder seelische Behinderungen nicht zu einem Interview in der Lage.

Zielgruppe für die Interviews im Rahmen der Datenerhebung waren ehemalige Patienten, die mindestens ein halbes Jahr lang in der Klinik behandelt worden waren. Sie sollten nicht weniger als drei Jahre und nicht mehr als fünf Jahre vor dem Interview entlassen worden sein und zum Zeitpunkt des Interviews für eine gewisse soziale Reife mindestens 16 Jahre alt sein. Kennzeichnend war für sie, daß sie eine strukturelle Ich-Störung von mehr oder minder großem Ausmaß hatten oder teilweise auch noch haben. Diese strukturelle Störung drückte sich in einer gestörten Beziehungsfähigkeit aus, deren Weiterentwicklung in der Klinik angeregt werden sollte. Hierin waren sie vergleichbar. Demgegenüber unterschieden sie sich in den Modi der Konflikt- und Angstabwehr deutlich voneinander. Weiterhin erwartete ich,

- daß sie suggestibel und leicht zu verunsichern sein würden (was sich nicht bestätigte),
- daß sie ggf. unangenehme Erinnerungen an die Klinikzeit und davor haben würden, und dementsprechend mit Minderwertigkeits- und Schuldgefühlen kämpfen würden (was sich auch nicht bestätigte),
- daß sie ggf. nicht richtig verstehen können, worum es mir geht, und
- daß sie in hohem Maße empfindlich und verletzbar sein würden und mir deshalb entsprechendes Mißtrauen entgegenbrächten.

Diese beiden letzten Vorannahmen traten nur selten ein. Dagegen stieß ich oft auf Neugier und einen Drang, viel über die Erfahrungen oder die neu erreichten Fähigkeiten (Ziele) zu sprechen.

Entsprechend dem Modell des qualitativen Interviews, dessen Vorgehen nondirektiv und wenig strukturiert ist, und wo das Thema vom Probanden weitgehend selbst entwickelt wird, machte ich mir nur wenige anregende Fragen und wollte mich hauptsächlich darum bemühen, den Erzählfluß aufrechtzuerhalten. Das aber ging beim ersten Interview gründlich daneben. Mit aller Kraft dauerte es gerade 14 Minuten, da der Proband lediglich auf meine Fragen antwortete. Es war spürbar nicht so, daß ich von einer selbständigen Erzählbereitschaft ausgehen konnte (obwohl ich ihr in den meisten Fällen begegnete). Deswegen mußte ich das Konzept der Datenerhebung ändern und einen weitgehend strukturierten Fragenkatalog entwerfen (s. umseitig). Er orientiert sich an den Hypothesen und Vorerfahrungen, die ich teilweise in der Einleitung beschrieben habe und die vor allem aus meiner praktischen Arbeit stammen. Es sind alles offene Fragen zu acht hauptsächlichen Themenbereichen. Die Fragen sind je nach Erzählfluß variabel, konnten ggf. weggelassen oder auch präzisiert und wiederholt werden. Wichtig war allein, daß die Interviewten möglichst zu jedem Themenbereich etwas sagten, wenn auch nicht ausdrücklich. Sie sollten selbst den Erzählfluß gestalten und dergestalt und in jener Reihenfolge erzählen, wie es ihrem Empfinden entsprach. Mit der nächstfolgenden Frage wurde erst begonnen, wenn der Interviewpartner zu seiner Befriedigung sowie (mit vorsichtigem Nachhaken) zu meiner Befriedigung ausreichend viel zum vorherigen Themenbereich berichtet hatte. Entsprechend führte ich die Interviewten zu Beginn ein. Nach meiner Erfahrung nahm das übliche Durchgehen des Fragebogens ca. eine Dreiviertelstunde in Anspruch.

Im Laufe der Zeit hatte ich so viel Übung entwickelt, daß meine Interviewpartner nach dem Interview zwar freundlich und harmonisch gestimmt, aber regelrecht erschöpft waren (so hatte ich sie "ausgesaugt"). Der Ablauf verlief nach einem Schema immer ähnlich: Da ich meist sicherheitshalber viel zu früh ankam, konnte ich mich noch einige Zeit im Auto entspannen. Ich klingelte sehr pünktlich, wurde in den entsprechenden Raum geführt, dann bedankte ich mich zunächst, zeigte meinen "Klinik-Ausweis", schrieb dem Interviewpartner eine Verpflichtungserklärung bezüglich der Vertraulichkeit und des Datenschutzes aus, zahlte das Honorar von 20,-- DM und ließ mir eine kleine Quittung darüber abzeichnen. Vor dem Interview haben wir stets eine Viertel- bis zu Eineinhalbstunden "geplaudert". Es war ein "warming up", welches von den Interviewten wahrscheinlich unbewußt auch als solches empfunden wurde, und berührte Themen wie Hunde- oder Pferdeerziehung, Videospiele oder Okkultismus. Irgendwann entstand eine Pause, und ich fragte, ob wir beginnen könnten, holte mein Tonbandgerät heraus, erklärte meinen groben Fragebogen, und es ging los. Schwierig war, daß ich einerseits freundlich und besonders nett sein mußte, weil meine Interviewpartner mich alle das erste Mal kennenlernten und ich ihr Vertrauen gewinnen mußte. Andererseits war ich besorgt, daß sie mir in dieser harmonischen Atmosphäre überwiegend positive Erlebnisse und Bewertungen erzählen, weil sie Disharmonie sozusagen "ausblenden". Im Laufe der Datenerhebung wurde ich jedoch angenehm überrascht, wie eigenständig, differenziert, offen und unverblümt sie mir über die damalige Zeit erzählten. Die meisten hatten sich eine eigene Meinung gebildet, die mit vielen selbstreflexiven Anteilen durchsetzt war. Nachdem ich das Gefühl hatte, daß alle Themenbereiche in ausreichendem Maß berührt worden waren, schaltete ich das Aufnahmegerät ab, und wir unterhielten uns frei weiter. Manchmal kamen dabei noch einige wertvolle, "ehrliche" Stellungnahmen zum Wichernstift, bei vielen ging danach aber auch der Erzählfluß zu Ende, als wenn das Thema abgeschlossen worden wäre. Nach dem Interview, das manchmal insgesamt über drei Stunden gedauert hat, machte ich mir im Auto ein kurzes Postskriptum über die Begleitumstände, weitere Informationen zur Katamnese, die Gesprächsatmosphäre usw.

Es war während der 18 Monate der Datenerhebung und -auswertung oft ein sehr entbehrungsreiches Leben für mich, da ich alle Arbeiten in meiner Freizeit erledigen mußte, alles einiges an Geld kostete und ich - um mich beruflich weiterzuqualifizie-

Frank Herchenröder
[illegible]straße 2
28199 Bremen

im Auftrag der
Klinik für Kinder- und Jugendpsychiatrie
Wichernstift
27777 Ganderkesee

V e r p f l i c h t u n g s e r k l ä r u n g

Gegenüber meinen Interview-Partnern im Rahmen der Nachuntersuchung verpflichte ich mich zu absoluter Vertraulichkeit. Ich werde weder persönliche Aussagen, Tonbänder, noch personenbezogene Daten an Dritte weitergeben oder in fremde Hände gelangen lassen.

Ganderkesee, den

Fragen-Leitfaden für das Interview

1. Katamnese-Daten

- Nachdem Sie damals aus dem Wichernstift entlassen worden sind - was haben Sie seitdem alles gemacht und wo haben Sie gewohnt?
- Waren Sie zwischenzeitlich noch in anderen Kliniken oder ähnlichen Einrichtungen?

2. Beziehungserleben

- Haben Sie einen großen Kreis von Freunden und Bekannten? Oder haben Sie eher wenige, aber dafür gute Freunde? Wie ist das?
- Wechseln die Freunde öfter mal?

3. Beziehungen im Realitäts- und Therapieraum

- An was können Sie sich noch erinnern von Ihrem Aufenthalt im Wichernstift? Erzählen Sie doch mal...
- Was war angenehm, was weniger angenehm?
- An welche von den Mitpatienten erinnern Sie sich noch? Wie waren die?
- An welche Betreuer und Therapeuten können Sie sich noch erinnern?
- Durch welche Personen von allen Betreuern und Therapeuten haben Sie wohl am meisten gelernt?
- Wie war das?
- Mochten Sie den/die am liebsten? (Wen mochten Sie von den Mitarbeitern am liebsten?)
- Können Sie vielleicht eine typische Situation erinnern, in der Sie beide miteinander zu tun hatten?
- Mit wem hatten Sie wohl am meisten Streit? Worum ging's?

4. Beziehungserleben, Introspektion und Empathie

- Wenn Sie zu jemandem auf der Station eine gute persönliche Beziehung hatten, was glauben Sie - wodurch haben Sie das so empfunden?
- Was haben Sie gemacht (sich angelächelt oder etwas anderes)?
- Erinnern Sie sich noch an Zeiten, wo Sie mit einem von den Mitarbeitern alleine etwas gemacht haben? Was?
- Wie fanden Sie das, Gelegenheit zu haben, mit einem Mitarbeiter allein etwas zu machen?
- Gab es auch Zeiten, in denen Sie sich von den anderen Leuten der Station innerlich völlig zurückgezogen haben? Warum z.B.?
- Hätten Sie sich manchmal gewünscht, daß Frau/Herr...(Psychotherapeut/in) weniger mit den anderen Mitarbeitern redet und sich dafür mehr mit Ihnen beschäftigt? Warum?
Experiment:
- Könnten Sie sich dann...(Lieblingsmitarbeiter) mal eben versuchen vorzustellen? Können Sie sich sie/ihn vorstellen
...als liebe Vertrauensperson?
...als bösartigen Angreifer?
...als einen Menschen, der Sie überhaupt nicht beachtet?
...als einen, der sehr viel Wissen und Lebenserfahrung hat?
...als einen, der gerade schüchtern oder sehr verlegen ist?

5. Konflikte und deren Bewältigung

- Können Sie sich noch an große Auseinandersetzungen erinnern? Wie war das?
- Wie ging das aus?
- Waren Sie damit zufrieden? Und aus heutiger Sicht?
- Wenn Sie diese Personen jetzt im Nachhinein vor Augen haben, sehen Sie sie jetzt anders?
- Können Sie sich noch an Auseinandersetzungen mit Frau/Herrn...(Psychotherapeut/in) erinnern? Wie ging das aus?
- Wenn Sie die/den jetzt im Nachhinein vor Augen haben, sehen Sie sie/ihn jetzt anders?

6. Entwicklungsreize, Charakterbildung

- Wenn Sie sich jetzt Ihre Lebenseinstellung oder auch Ihre Gewohnheiten im normalen Alltagsleben anschauen - wurden diese durch den Klinikaufenthalt beeinflußt?
- Haben sich diese Gewohnheiten seitdem stark verändert?
- Was haben Sie auf der Station vor allem gelernt?
- Auf der Station gab es ja alle möglichen Regeln - wie finden Sie das?
- Haben Sie hinterher vielleicht manches von dem bedauert, was Sie auf der Station gemacht haben? Oder daß Sie etwas nicht gemacht haben?

7. Bedeutung der Aufenthaltsdauer

- Sie sind dort so viele Monate geblieben. Haben Sie sich immer gleichermaßen wohl gefühlt, oder hat sich das mit der Zeit auch verändert?
- Was glauben Sie, hätten Sie genauso gut schon eher die Station verlassen können?

8. Trennung

- Als Sie sich am Ende von Ihrer/Ihrem Einzeltherapeut/in trennen mußten, wie war das?
- War das schwierig für Sie?
- Gab es etwas, das Ihnen dabei half?
- Wie war das dann, als Sie sich von den Leuten der Station verabschieden mußten?

9. Zusatzfragen

- Waren die Auseinandersetzungen mit den Betreuern und Therapeuten etwas ganz Gewöhnliches für Sie?
- Hat das auch Spaß gemacht?
- Was könnte es bei Ihnen bewirkt haben?

- Versuchen Sie sich einmal zu erinnern - was haben Sie damals von Ihrer näheren Zukunft erwartet? Welche Perspektive haben Sie zu Anfang gehabt?
- Welche Empfindungen hat Ihnen diese Perspektive damals gemacht?
- Hat sie sich im Laufe der Behandlung verändert?

ren - nebenbei noch zwei Therapie-Zusatzausbildungen absolvierten und finanzieren mußte. Hätte ich nur etwas später mit der Datenerhebung begonnen, so hätten sich nicht mehr genug geeignete Interviewpartner gefunden, damit ich innerhalb meiner befristeten Anstellung damit hätte fertig werden können. So stand ich unter einer permanenten Anspannung, neue Interviews zu organisieren. Ursprünglich hatte ich noch vorgesehen, die Phasen der Beziehungsentwicklung anhand der Interviews und der Dokumentationen in den Akten nachzuvollziehen und dabei den Therapieraum und den Realitätsraum miteinander zu vergleichen. Das aber stellte sich als unmöglich heraus, da die Akten dazu nicht genug Informationen enthielten, da auch die ehemaligen Patienten beide Räume in ihren Schilderungen nur wenig voneinander differenzierten (was auch meiner Praxiserfahrung entsprach) und oft wenig über den Therapieraum (die Einzelbeziehung zum Psychotherapeuten) zu berichten wußten. Also verabschiedete ich mich von diesem Vorhaben. Nachdem ich bis Ende 1996, also nach 12 Monaten, 41 Interviews bewältigt hatte (bis Mitte August des folgenden Jahres kamen nur noch neun zustande), begann ich mit der Auswertung. Erst *nach* jedem Interview und dessen inhaltsanalytische Auswertung ging ich die jeweilige Akte des ehemaligen Patienten durch, um nicht voreingenommen zu sein. Nach etwa 18 Monaten hatte ich die Gesamttabelle (im Anhang) fertiggestellt. Nun fing ich an, mich intensiv in die entsprechende Fachliteratur einzuarbeiten, bildete danach die Ergebnistabelle über alle gemachten Aussagen, und begann nach fast genau zwei Jahren mit der Interpretation und dem Schreiben der Dissertation.

4.2. Methodisches Vorgehen

4.2.1. Datenerhebung

Um ausreichend verwertbares Datenmaterial zu bekommen, stand ich vor der Aufgabe, eine große Anzahl ggf. mißtrauischer, mir unbekannter Personen zu konsultieren, ihr Vertrauen zu gewinnen, und sie innerhalb von einer Sitzung dazu zu bringen, so viel als möglich über ihre damaligen Beziehungen und Empfindungen zu berichten. Entsprechend ging ich davon aus, froh sein zu können, wenn ich überhaupt Beiträge über das Gefühlsleben der ehemaligen Patienten bekäme. Also wählte ich ein Verfahren, welches in möglichst geringem Maße als aufdringlich empfunden werden kann und einen maximalen Grad an Freundlichkeit, Empathie und Wertschätzung auszudrücken erlaubt. Selbstverständlich mußte ich mich auch persönlich einbringen und authentisch wirken. So entschied ich mich für nichtstandardisierte qualitative Interviews, die ich in zurückhaltend freundlicher Art führen wollte. In problemzentrierten qualitativen Interviews werden ausschließlich offene Fragen gestellt. Diese Offenheit macht sie zugänglich für unerwartete Informationen. Der Interviewer stimuliert durch nur wenige und allgemein gehaltene Fragen, um den Interviewten weitgehend zu eigenen Ausführungen anzuregen. Erst wenn er gegen Ende des geplanten Ablaufs noch bestimmte Informationen benötigt, stellt der Interviewer wenige, nähergehende Fragen. Wie bereits geschildert, erwies es sich bei meinen Befragten als notwendig, zur besseren Anregung als Interviewer einen Fragebogen zu benutzen. Von ihnen wurde dieses Mehr an Struktur als angenehmer empfunden. Nach meinem Empfinden half es beim Aufbau der Vertrauensbeziehung. Im Allgemeinen erfolgen die Interviews im alltäglichen Milieu des Befragten, um eine möglichst natürliche Situation herzustellen und authentische Informationen zu erhalten. Schon beim Zugang zu den zu Befragenden ist die Vertrauensbasis wichtig. So wird der Zugang am besten über vermittelnde Dritte gesucht. Auch die Atmosphäre beim Interview muß vertraulich und freundschaftlich-kollegial sein, und der Interviewer bleibt anregend-passiv. Die Asymmetrie der Kommunikationssituation (einer erzählt, der andere hört zu) gibt es tendenziell auch im Alltag. Gegenüber den Befragten wirkt sie meist als positive Sanktion. Das ganze Interview muß per Tonband aufgezeichnet werden, um die Fülle der Informationen komplett zu haben und systematisch auswerten zu können.

Qualitative Interviews machen den Befragten nicht nur zum Datenlieferanten, sondern lassen ihn das Gespräch qualitativ und quantitativ als Subjekt determinieren. Der Forscher hält sich zurück. Er paßt sich an das "kommunikative Regelsystem" des Befragten an. Methodologisch gesehen, manifestieren sich die Explikationen und der Prozeßcharakter des qualitativen Interviews im *Prinzip der Reflexivität von Gegenstand und Analyse*. Das Interview dient vor allem der Genese von Theorien. Der Forscher geht zwar mit einem theoretischen Konzept ins Feld, aber die Konzeptgenerierung dominiert der Befragte. So werden die theoretischen Konzepte des Forschers laufend durch das Interview modifiziert, also auch geprüft. Der Forscher teilt sein theoretisches Konzept im Interview nicht mit. Es ist vorläufig und soll nicht "suggestiv" beeinflussend wirken. Für den persönlichen Gebrauch benutzt er einen Leitfaden für das Interview, um alle wichtig erscheinenden Themenbereiche abzudecken und fehlende nachzufragen (Quelle: S. Lamnek 1993).

Im Anschluß an das Interview erzählte ich etwas konkreter von den Zielen der Untersuchung und von meinen bisherigen Ergebnissen, zum Zwecke einer kommunikativen Validierung. Hier stieß ich gelegentlich auf großes Interesse und fast jedesmal auf Zustimmung bei meinen Annahmen.

4.2.2. Auswertung

Als Methode der Datenauswertung habe ich eine qualitative, inhaltlich-strukturierende und zusammenfassende Inhaltsanalyse gewählt. Die empirische Inhaltsanalyse (auch Aussagen- oder Textanalyse) wird einerseits zur Erhebung sozialwissenschaftlicher Daten benutzt. Andererseits dient sie auch zur Verarbeitung und Auswertung von solchen Daten, die durch eine andere Technik des Datensammelns (z.B. Befragung, Beobachtung) ermittelt worden sind. Sie wird vor allem bei der Bearbeitung von qualitativem Datenmaterial verwendet, das durch offene, nicht standardisierte Erhebungsverfahren gewonnen worden ist. So etwa zur Auswertung von verschrifteten Tonbandaufnahmen von Gruppendiskussionen, Intensivinterviews, Leitfadengesprächen, Gesprächsprotokollen usw. Dabei ist es die Aufgabe der von mir gewählten zusammenfassenden Inhaltsanalyse nach P. Mayring, anhand einer Reduzierung auf wenige Kategorien mit den wesentlichen Inhalten ein Abbild des Grundmaterials zu schaffen. Sie geht systematisch und theoriegeleitet vor, beruht also nicht auf freier Interpretation oder impressionistischer Ausdeutung des Materials.

Als alternative Methode zur Datenerhebung und -auswertung hätte ich beispielsweise die Einschätzung der Wirkungsfaktoren und des Heilerfolges durch vermeintlich unabhängige Fachleute vornehmen lassen können. Nur stellt sich dabei die Frage nach dem Vermögen, wirklich unabhängig zu sein. Wer mit den ehemaligen Patienten zu tun hatte und durch diese Kenntnis eine möglicherweise ausreichende Kompetenz erworben haben mag (z.B. Behandler und Mitarbeiter), kann schon dadurch nicht mehr als unbefangen gelten. Andererseits ließe sich allein durch das Aktenstudium oder meine mit Zeitabstand nachträglichen Interviews keine ausreichende Rater-Kompetenz erwerben. Dazu hätte es aufwendiger diagnostischer Prä- und Postinterviews bedurft, wobei jeweils eines wohl nicht genug gewesen wäre. Als qualitatives Verfahren zur Auswertung der transkribierten Interviews bietet sich die Methode der empirischen Hermeneutik von Leithäuser und Volmerg (1979) an. Diese sehr ausführliche tiefenhermeneutische Textinterpretation erschien mir für meine Zwecke jedoch zu umfangreich. Denn um der Uneinheitlichkeit der Störungsbilder und Krankengeschichten der Interviewpartner zu begegnen, entschied ich mich, möglichst viele Interviews zu machen. Bei der Gesamtzahl von 50 Interviews kam wiederum so viel Material zusammen, daß sich zu dessen Bewältigung ein weniger aufwendiges Auswertungsverfahren empfahl. Zudem bezog ich mich in meinen Überlegungen auf die Studie von Presting et al. (1995). Gegenüber den dort gezeigten statistisch ermittelten Werten, die grundsätzlich nichts über ursächliche Zusammenhänge aussagen (z.B. darüber, ob jene Kliniken mit einer kürzeren durchschnittlichen Verweildauer der Patienten bei gleichen Störungsbildern gleichwertige Behandlungserfolge erzielen konnten), wollte ich mit meiner Auswertungsmethode möglichst unverändert die geschilderten Erfahrungen und Einschätzungen der ehemaligen Patienten zur Beurteilungsgrundlage machen. Das macht natürlich folgende Schwierigkeiten:

- Eine Störvariable ergibt sich dadurch, daß manche Interviewte Begebenheiten erzählen, die ihrer (ggf. damaligen) Phantasie entsprungen sind, die sie selbst jedoch für wahr halten. Z.B. erzählte eine Interviewpartnerin, sie hätte während einer Prügelei mit einer Mitpatientin diese mit ihren Arbeitsstiefeln so lange in den Schritt getreten, bis dort Blut herausfloß. Nach Auskunft der beteiligten Mitarbeiter fand eine solche Szene jedoch niemals statt. Derartige berichtete Ereignisse sind für die Auswertung aber von geringer Relevanz, denn hier wird in erster Linie nach Empfindungen und den Erinnerungen daran gesucht.

- Die Interviewten schildern ggf. nur *positive* Erlebnisse, weil die harmonische Atmosphäre der Interviewsituation sie zu einseitigen Erinnerungen verleitet. Diesem Verhalten läßt sich durch eine gute Interviewführung entgegensteuern.

Sie ist u.a. erkennbar an der Differenziertheit der Aussagen und ihrer Formulierungen.

- Die Interviewten berichten ggf. übertrieben negativ und tendenziös, weil sie noch "offene Rechnungen" haben (wie z.B. eine bestimmte, nicht interviewte Patientin, die im Anschluß an ihren Aufenthalt einen langen, bitterbösen Brief an die Krankenkasse schrieb, welche ihn an den geschäftsführenden Verwaltungsleiter weitergab, worauf dieser die beschuldigten Mitarbeiter in persönlichen Verhören einzeln zur Rechenschaft zog ...). Nach 3 bis 5 Jahren Zwischenzeit konnte von solchen Bedürfnissen zum Agieren jedoch keine Rede mehr sein. Grade durch die Bewältigung der Auseinandersetzungen konnte Nähe und Verständnis gegenüber den zeitweise auch als feindlich erlebten Erziehungspersonen entstehen. "Offene Rechnungen" als Ausdruck von unbewältigten Konflikten traten kaum mehr in Erscheinung.

Bestimmung des Ausgangsmaterials:

Die Daten, die der Ergebnisauswertung und Interpretation zugrunde liegen, entstammen den transkribierten 50 Interviews, die ich mit ehemaligen Patienten führte. Wie bereits gesagt, waren sie bereits 16 Jahre alt, ehemals mindestens sechs Monate lang durchgehend in der Klinik behandelt worden, und ihre Entlassung lag drei bis fünf Jahre vor dem Interview zurück. Ihre durchschnittliche Aufenthaltsdauer betrug 13 1/2 Monate, und das Durchschnittsalter der 23 weiblichen und 27 männlichen Interviewpartner betrug zum Zeitpunkt der Aufnahme in die Klinik ca. 14 1/2 Jahre. Die Gespräche fanden mehrheitlich in deren Wohnungen, nach Wunsch aber auch in einem separaten Raum des Wichernstiftes statt. Außer den Interviewten und mir beteiligten sich keine anderen Personen an dem Interview-Gespräch. Alle vor- und nachbereitenden Kontakte habe ich selbst geführt. Zu Beginn jedes Interviews habe ich die Interviewpartner kurz über meine beabsichtigte Vertraulichkeit (auch gegenüber ehemaligen Bezugspersonen), über den ungefähren Zweck der Untersuchung (Qualitätssicherung der Arbeit in der Klinik) und die erwünschte freie Form des Erzählens (Erinnerungen, Erlebnisse, Empfindungen und auch kritische Einschätzungen über den damaligen Aufenthalt in der Klinik) aufgeklärt. Die Atmosphäre war jedesmal harmonisch. Zweimal wurde ich von den Eltern zum Essen eingeladen und einmal zu einer anschließenden familienpolitischen Sitzung. Die Interviews wurden mit Tonband aufgenommen und anschließend transkribiert. Mit Ausnahme der Transkriptionen habe ich alle anfallenden Arbeiten für die Forschungsarbeit selbst erledigt. Das Transkribieren machte eine im Forschungsbereich geschulte Fachfrau gegen Honorar nach folgenden Regeln:

- Bitte vollständig und wörtlich transkribieren
- Allerdings steht der Inhalt im Vordergrund; "äh" und ähnliches kann weggelassen werden
- Bei Pausen, Stockungen u.ä. bitte Punkte machen (...). Wenn der Grund der Pause ersichtlich ist, ihn bitte in Klammern angeben

- Auch andere Auffälligkeiten wie Lachen, auffälliges Räuspern o.ä. in Klammern angeben
- Alle anderen nonverbalen Merkmale, die zum inhaltlichen Verständnis wichtig sind, ebenso in Klammern, z.B.: L: Mhm (zustimmend)
- Rundherum 2 cm Rand; eineinhalb Zeilen Abstand
- Jeder Sprecher neue Zeile
- Wörtliche Rede in der wörtlichen Rede in Anführungszeichen.

Interview 37, Christian Weiß am 09.11.1996

"Beispielinterview"

Band I, S. A (alle Namen und persönlichen Daten sind geändert)

I. Ja, hm. Nachdem Sie damals aus dem Wichernstift entlassen worden was haben Sie denn seitdem alles gemacht und wo haben Sie gewohnt.

C. Ja, ich hab mich dann, äh, erstmal war ich noch hier zu Hause noch (I. ja) teilweise und dann ja, bin ich dann zur .. so (I. Wasserburg¿). Ja, Wasserburg von, äh, Jugendheim ... hab ich auch erst gedacht ja, was ist das denn und so, nich (I. hm). Aber allgemein hat mir das da auch ganz gut gefallen (I. hm). Nun mußt ich ja auch schulemäßig weiterkommen und da hab ich dann die ...schule besucht. Ja eineinhalb Jahre (I. hm, hm). Und denn hab ich Beruf gemacht, also jetzt mach ich noch 'n halbes Jahr, BVJ hab ich noch in 'ne Gärtnerei gemacht (I. ach so, hm) und (I. jetzt sind Sie im zweiten Lehrjahr). Zweiten Lehrjahr.

I. Und haben Sie, am Wochenende sind Sie immer hier zu Hause¿ Oder nicht jedes.

C. Teilweise. Je nachdem. Wir haben so'n Plan und dann müssen wir da eingeteilt werden (I. hm), wenn wir jetzt, 1. Dezember oder so muß ich dann auch wieder arbeiten.

I. Ja, hm. Und waren Sie zwischenzeitlich noch in anderen Kliniken oder ähnlichen Einrichtungen¿

C. Nee.

I. Oder haben Sie noch psychologische Hilfe in Anspruch genommen jetzt bei einem Psychologen oder sonst wo¿

C. Ja, die haben mich empfohlen, äh, nach, äh, .. Frau Schaaf hat mich empfohlen und so, mit den hab ich darüber gesprochen und so (I. hm). Ja, psychologisches Ein, Einstelle oder so (I. Einstellungspsychologe) Und die meinten ja, ist alles ganz gut und so gewesen. Hab ich ihr auch erzählt, daß Aggressionen und so (I. hm) hatte früher. Nö. Ist besser geworden bei mir.

I. Ach so, ja. Haben Sie einen großen Kreis von Freunden und Bekannten oder ist das eher, daß Sie weniger haben und dafür gute Freunde oder wie ist das so¿

Interview 37, Christian Weiß am 09.11.1996

C. Ja, auf Burg kann ich, großen Kreis ist das, nich, auch gute Leute (I. ja, hm), Freunde und so. Ja. Also ich komm eigentlich gut mit denen aus, nich (I. ja, hm).

I. Wechseln die öfter mal oder sind die über lange Zeit gleichgeblieben die Freunde?

C. Ja die sind alle ziemlich gleich geblieben so, nich. Die machen ja auch ihre Ausbildung da (I. ja) und so, nich. Das ist vielleicht auch ganz gut, daß die denn auch da auch sind und so. Jeden Morgen fahr ich da ja auch hin und so, nich, wenn ich, arbeite mit denen ja auch zusammen meistens und so, nich.

I. Ja, hm.

C. Ja, also fast auch so wie das Wichernstift, da lebt man ja auch mit denen zusammen so, nich.

I. Ist das 'ne große Einrichtung, wa?

C. Ja. Von 'ne Einrichtung ist es auch her.

I. Ja. Hm. Und an was können Sie sich noch erinnern so spontan von Ihrem Aufenthalt im Wichernstift so. Wenn Sie einfach nur so mal sich das vor Augen halten.

C. Ja, äh. Vielleicht sollten die mal mehr da so, so was Angebote wie, wie Töpfern und so, das hat mir wohl auch da ganz gut gefallen (I. hm). Vor mit der, wie hieß er noch? Heiner hieß er (I. Heiner Hollmann?). Ja, Heiner Hollmann, äh, hab ich ja auch, äh Töpfern und sowas alle gemacht und da hab ich mehr Abwechslung oder so, nich. Und die schulemäßig, ja , o.k., das war ja äh fand ich nicht so gut, mein Ding also, nich (I. hm).

I. Bei Herrn Backhaus oder wo haben Sie

C. Ja, bei Herrn Backhaus, ja. Also dann hätte ich wohl den ganzen Tag schulemäßig gehabt oder so, nich. Ich geh ja jetzt auch richtig nach Emden zur Schule hin und hab auch äh Berufsschule einmal, äh einmal die Woche acht Stunden (I. ja). Das ist auch besser für mich find ich irgendwie. Da kann ich, ich denk immer für die zwei Stunden oder so kann man besser arbeiten oder was weiß ich, nich. Dann entweder den ganzen Tag Schule (I. ja), nich.

I. Ach so, das waren jetzt nur so ganz kurze Stunden bei ihm im Wichernstift, nich.

Interview 37, Christian Weiß am 09.11.1996

C. Ja zwei Stunden oder vier Stunden hatte ich da nur. Oder wie der Michael Bayer, der hatte ja auch immer, nach Delmenhorst Schule gegangen oder sowas denn (I. Außenschule, ja genau). Ja, sowas wäre besser für mich dann glaub ich gewesen, nich, mehr Abwechslung oder so, unter andere Leute, nich.

I. Ja, hm. Gabs da auch angenehme Seiten oder unangenehme Seiten im Wichernstift?

C. Ach hielt sich alles so im erträglichen Rahmen, nich, also ich meine jetzt hier sind ja da, daß man ja auch, äh, weiß ich, äh, wie soll man das erzählen, äh, ja ich meine sein Beruf da macht oder so, nich. Aber meistensteils kam man gut mit denen aus.

I. Ja, hm. Und wie war das so die Einrichtung selbst. Also der Tagesablauf und so. War das so, hat Ihnen das gefallen oder, oder was besonderes oder die ganzen Erzieher, die ganzen Pädagogen da oder Therapeuten.

C. --- Ja, also wie, wie mit Herr Kunze, äh, Heinz Kunze, nich, (I. Heinz Kunze), nee ich mein (I. Heinz Bauer). Nee, Heinz Bauer nich, äh, äh Herr Kunze oder wie hieß der (I. Herr Kunze, ja) mein, mein Psychologe da (I. ja genau). Ja, äh, sowas, daß man da vielleicht öfter drüber redet oder so, daß war auch nicht gleich, daß ich in sein Zimmer und so kam dann. Ja, das hab ich mit ihn ja besprochen und so. Das war auch ganz gut, ja. Der Tagesablauf ja war auch o.k., nich. Wenn man Frühsport hatte und so, nich.

I. Hm, ja. Frühsport war immer ja (C. ja). Und was war so weniger angenehm? Gab's Sachen die Ihnen nicht so gefielen da.

C. --- Ja wenn man, weiß ich, Ausgangssperre oder so hatte, das fand ich dann nicht so (lacht).

I. Das war'n so Strafen dann, nich.

C. Ja. Also daß man da mehr, was weiß ich, irgendwie anders regeln könnte oder was weiß ich, nich (I. hm). Das hat mich am meisten aufgeregt, nich.

I. Ja. Und an welche von den Mitpatienten können Sie sich noch erinnern.

C. Äh, muß ich mal ganz kurz überlegen. Äh, ja Michael Bayer, Darius (I. ja). Ja, Stefan, nich (I. Stefan Engel, ja). Ja, kann ich auch noch. Äh, Karl Hermann (I. ja, der war auch da, ja), äh, kenn ich auch noch. Äh, Biwan kannt ich noch (I. Iwan Rebroff, Iwan, ja (I. ach so, Wirenbeck, ja). War so'n kleinerer, nich (I. ja genau). Ja Markus Beermann (I. ja, hm). Äh, so'n kleiner, Peter hieß der oder wie hieß er (I. Peter Anbiet). Ja. Aber die war'n das alle grundsätzlich so, nich (I. hm).

I. War das 'ne wilde Gruppe?

C. Ja, nich. Einigermaßen, ging wohl, nich. Ich mein, äh, was weiß ich, hier zu Hause, ähm, vielleicht andere reden irgendwie anders, nich, aber hier und zu Hause und so, da bin ich ja auch mit meine zwei Brüder und so, nich. Äh, ist man auch schon, was weiß ich so Prügel kriegt oder so auch für was ähnliches gewohnt so, nich, woll'n mal sagen, nich. Aber einige Leute, was weiß ich, äh, die sind sowas auch nicht gewohnt, also (lacht). Aber meistenteils hab ich mich da gut gefühlt, nich. Auch 'n bißchen mitrandaliert oder so Scheiß gemacht. Also 'n Schutzengel war ich da auch nich, nich. Aber allgemein war's wohl ganz gut (lacht). Scheiß gemacht so, nich.

I. Ja, das gehört auch irgendwie dazu. Hm. Und an welche von den Betreuern und Therapeuten können Sie sich noch erinnern?

C. Ja, Silke. Ähm, Heinz Bauer haben Sie schon gesagt (I. ja, hm), Willi Kleinhaus, äh, Ute (I: Ursula), ja, Ursula Kan oder wie hieß die (I. Kanther), Kanther, ja. Äh, Wolfgang Kienspan. Wer war noch da. Da war noch so'n anderer Willi, nich (I. Ja, Willi Altmann), ja, der ist, der is aber später gekommen nich.

I. Ja? Und der ist dann auch auf die vier gegangen, jetzt ist er nicht mehr da. Auf der Station vier ist er jetzt.

C. Ja, der ist neu gekommen. Da war noch eine Hackmann oder wie hieß die noch? (I. Mit Nachnamen?; C. ja; I. Britta vielleicht). Ja, die war auch da, Britta, ja, so 'ne schwarzhaarige, die hat so'n Panda gefahrn, ja.

I. Ach so. Die ist aber jetzt nicht mehr da, die arbeitet da nicht mehr.

C. Ja, die ist schon lange weg ist die ja. Mehr kann ich mich auch nicht erinnern. Aber einige Leute kenn ich wohl wieder wohl.

I. Ja, hm. Und denn hatten Sie Herrn Kunze, nich, als Therapeut (C. ja), hm. Ja und Herr Abraham da wohl noch, nich, um diese Zeit (C. Ja). Ähm, durch welche Person von allen Betreuern und Therapeuten haben Sie wohl am meisten gelernt?

C. --- Ja mit Willi und so, Willi Kleinhaus und so, Wolfgang Kienspan, mit den konnt man auch einigermaßen reden und so (I. hm, ja).

Interview 37, Christian Weiß am 09.11.1996

I. Und wie war das, also wie haben Sie das so gelernt von denen, durch reden? Haben Sie Gespräche geführt oder

C. Ja, Gespräche oder sich, äh, äh, weil ich auch Aggressionen oder so hatte, vielleicht die körper, die war'n ja auch ziemlich stark und so körperlich so auch mehr, äh, mich dann, weiß ich, ruhig gesetzt oder weiß ich, nich. Aber --- mit Silke oder so hab ich auch öfter gesprochen, nich.

I. Ja. Und, ähm, wen mochten Sie so am liebsten, was würden Sie sagen. Wolfgang oder Willi Kleinhaus oder.

C. Ja auch. War ja auch mein, äh, äh, Bezugsbetreuer da (I. ja, der Wolfgang). Ja, Wolfgang Kienspan, ja. Ja.

I. Konnten Sie den am liebsten ab? (C. ja) Könnten Sie vielleicht eine typische Situation erinnern in der Sie beide miteinander zu tun hatten, der Wolfgang und Sie.

C. Ja, muß ich, in so 'ne Werkkammer waren wir öfter gewesen und so (I. ja), dann so'n, äh, Weihnachten war das gewesen und dann solche Ritter, so Holzdinger haben wir gemacht und so (I. ach so, hm). Solche, solche Schwerter und sowas alles (I. ach so, haben Sie gebastelt). Ja, gebastelt und so, war nicht schlecht.

I. Ja, nur mit Wolfgang?

C. Ja und, und Markus Beermann war ja auch noch dabei gewesen (I. ach so), mit uns zwei hat er dann, also intensiv so, also mitgenommen und so, nich.

I. Mit wem hatten Sie wohl am meisten Streit?

C. Ja (lacht) --- Allgemein auch so, weiß ich nich, mit Udo oder so, nich, kann ich nicht ab und so.

I. Mit Udo (C. ja). Und worum ging's dabei, also was war'n das für Sachen.

C. Äh, äh ja, ich hatte mit Karl Hermann hatte ich da mal Streit gehabt und so (I. ja, hm) und da hat er sich doch mit mir richtig auseinandergesetzt und so. Saß er schon fast auf mich drauf und so (lacht). Ja.

I. Ach so und denn kam Udo und dann (I. ja) hat er ordentlich rumgeschimpft (C. ja). Hm. Ach so. Ja, wenn Sie zu jemanden auf der Station eine gute persönliche Beziehung hatten, was meinen Sie wohl wodurch haben Sie das so empfunden als gut.

C. Ja wie meinen Sie das wenn ich jetzt.

I. Also wenn Sie jetzt ein gutes Gefühl hatten, eine gute Beziehung zu einem Betreuer. Zum Beispiel zu Wolfgang, wodurch haben Sie das so empfunden. Haben Sie sich da angelächelt oder haben Sie was zusammen gemacht oder so?

C. Ja, zusammen gemacht oder was weiß ich oder einkaufen oder weiß ich, äh, mit äh Silke, äh bin ich auch öfter einkaufen gewesen und so, nich. Was weiß ich, mehr unternehmen oder so, fand ich ganz gut fand ich das, nich (I. hm).

I. Und, äh, erinnern Sie sich vielleicht auch noch an Zeiten wo Sie mit einem von den Mitarbeiter was alleine gemacht haben.

C. --- Nee, eigentlich nich so. Kann ich mich nich erinnern, also. --- Wie, also ganz alleine oder ich mein.

I. Ja, nur Sie und dieser Mitarbeiter oder diese Mitarbeiterin.

C. --- Die sind eigentlich auch mehr, öfter so mit mehreren dann, was weiß ich (I. hm, eine Gruppe). Ja, 'ne Gruppe. Mit zwei, drei Mann sind wir hingefahrn nach Delmenhorst und schwimmen, Silke, Michael Bayer und, wer war denn noch da. Weiß ich gar nicht mehr, sind wir auch nach Delmenhorst zum Schwimmen oder so hingefahrn, nich. Das fand ich auch ganz gut.

I. Ja. Und gab's auch mal Situationen wo Sie mit einem Mitarbeiter alleine was gemacht haben, irgendwas zusammen gemacht haben.

C. Ja, mit Wolfgang öfter im Garten und so.

I. Ja. Ach im Garten gearbeitet.

C. Ja, war'n wir mit mehreren, Willi Kleinhaus und so. War nicht schlecht, nich.

I. Ah ja. Ähm, und wie fanden Sie das so Gelegenheit zu haben mit einem Mitarbeiter alleine was zu machen.

C. Ja, ganz, ganz gut, weil ich ja auch, weiß nich, ich wollte auch Gärtner oder Bauer oder irgend sowas werden, nich und, äh, für'n späteren Beruf war das eigentlich auch gar nicht mal so schlecht so nich, was ich da, ... hatten die da auch alle stehn, nich.

Interview 37, Christian Weiß am 09.11.1996

I. Gab's auch Zeiten in denen Sie sich vielleicht von allen Leuten der Station innerlich völlig zurückgezogen haben.

C. Ja, das, weiß ich, irgendwie Streß hatte oder so, nich, daß ich dann einfach meine Ruhe auch haben wollte. Aber denn kommen die ja trotzdem an und so nich, muß man mit denen ja leben so, nich. Aber ich hab's versucht, nich, mit denen dann.

I. Und warum hatten Sie denn so'n Streß. Was war'n das für Gründe. Was meinen Sie.

C. Weiß ich nich. Da hatte ich ja auch schon die Operation, Angst vor der Operation oder so, nich.

I. Ach so, solche Sachen haben Sie bewegt innerlich.

C. Ja. Hat man eben Angst oder was weiß ich, nich. Ja und der Streß auch noch von den Leuten da, nich.

I. Ja, versteh ich. Hm. Hätten Sie sich vielleicht manchmal gewünscht, daß Herr Hollmann weniger mit den andern Mitarbeitern redet und sich dafür mehr mit Ihnen beschäftigt¿

C. Nee, eigentlich nicht so. Also ich mein, äh, die Leute woll'n ja auch, daß sie da mit denen reden und so, nich. Das man vielleicht mit mehreren irgendwie so sich hinsetzen und dann redet oder so, nich, vielleicht ist das dann auch irgendwie besser. --- Ja, alleine wär auch vielleicht auch mal ganz gut. Aber ich weiß nich, äh, vielleicht nur mit Kunze, kann man auch nicht so sagen, nich.

I. Nee, war auch nicht so gut¿

C. Also am besten wär noch mit, mit mehreren Leuten oder so irgendwie hinsetzen, daß man dann auch allgemein, weil man mit denen ja auch lebt und so, nich. Daß man dann da irgendwie mit den andern redet und so, nich.

I. Hm. Ähm, können Sie sich mal versuchen den Wolfgang Kienspan vielleicht vorzustellen so vor Ihren Augen (C. ja), ähm, könnten Sie sich ihn vorstellen als eine liebe Vertrauensperson¿

C. Jo.

I. Ja¿ War er wohl, nich (C. ja) oder vielleicht auch als einen bösartigen Angreifer.

Interview 37, Christian Weiß am 09.11.1996

C. --- Jo, auch (I. ja¿). Ja.

I. Oder auch als einen Menschen der Sie überhaupt nicht beachtet.

C. Wenn ich viel Scheiß gemacht hab hat er mich auch manchmal nicht beachtet oder so. Aber allgemein ging das wohl eigentlich.

I. Oder vielleicht können Sie sich ihn vorstellen als einen Menschen der sehr viel Wissen und sehr viel Lebenserfahrung hat.

C. Gott. Weiß ich auch nicht. Schwierig, nich. --- Kann man so sagen, ja.

I. Ja. Oder vielleicht auch als letztes als einen Menschen der gerade schüchtern oder sehr verlegen ist.

C. Nee, schüchtern und verlegen war der glaub ich nicht.

I. Hm. Ja o.k. Und haben Sie vielleicht noch Erinnerung an große Auseinandersetzungen.

C. Ja, ich mein Streit gab's ja überall da, nich. Also teilweise, nich.

I. Wobei zum Beispiel. Gab's da irgendwas größeres, 'n größeren Streit um irgendwas.

C. --- Äh, ja, ich hab da mit denen, äh, äh, André Schlecker war da auch noch gewesen (I. ja) und, äh, Mädchengruppen war 'n wir da gewesen und so und dann, äh, äh, hatte er da solche Scheiben und so kaputtgeschmissen ja, nich und nachher später kam das raus und so und dann, äh, äh, meinten die so, daß ich da auch mit was zu tun hätte und dann ja, hab ich Streit mit denen gehabt. Dann kam ich da in so 'ne Gummizelle, so'n Raum da.

I. Ach so, in den Iso-Raum, ja.

C. Ja, Iso-Raum, ja. Da hab ich auch Streß gehabt mit denen.

I. Ja. Und wie ging das aus¿ (C. Wa¿) Wie ging das dann aus.

C. Ja, ich komm in so 'ne Iso-Zelle, ja und dann hab ich mich auch anschließend ja auch wieder beruhigt und so (I. ja, hm).

I. Und nachher¿

Interview 37, Christian Weiß am 09.11.1996

C. Ja muß ja mit denen eben vertragen und so, nich.

I. Ja. Haben Sie sich wieder vertragen (C. ja). Und die Betreuer, so die, äh, waren die denn dabei, haben die da mit Ihnen geredet oder sowas oder¿

C. Ja.

I. Und waren Sie damit zufrieden dann wie das ausging¿ (C. wa¿). Waren Sie denn damit zufrieden wie das ausging.

C. Vielleicht hätte man da mehr über reden können oder was weiß ich, nich. Aber.

I. Hm. Ja. Und aus jetziger Sicht, wenn Sie's jetzt so sehen. Sind Sie immer noch mit zufrieden wie das damals ablief, zum Beispiel dieser Streit mit André Schlecker oder so oder hätte das, war's nicht so gut oder¿

C. Ja, eigentlich war's nicht so gut. Ich mein, äh, wenn man Scheiß macht irgendwann kommt es ja sowieso mal aus oder was weiß ich, nich (I. hm). Ja, also gut war's glaub ich auch nicht, daß wir da Scheiben kaputtgeschmissen haben und so.

I. Ach so. Nein, ich mein das nicht, aber wie das dann ausging, äh, waren Sie damit zufrieden. Ich meine würden Sie's jetzt, wie würden Sie's jetzt sehen diesen Streit da, daß Sie auf Iso kamen und so.

C. Ja, ich mein, weiß nicht, aber doch ganz gut wahrscheinlich. Einige Leute kann man da ja .. Gefängnis oder anzeigt könnten die ja machen oder was weiß ich, nich. Und da ist man ja auch vor, vorbestraft oder so.

I. Ja, hm. Und wenn Sie jetzt den André Schlecker oder auch die Betreuer da (C. ja) die Sie in die Iso gebracht haben, wenn Sie die jetzt vor Augen haben, wie, würden Sie die jetzt anders sehen als damals oder¿

C. Ja. Das war ja auch für mein eigenen Schutz so, für die außen, für die .. Leute so.

I. Ach so, ja. Haben Sie vielleicht auch Auseinandersetzungen mit Herrn Kunze gehabt mal.

C. Mm. Mit Herrn Kunze konnt über alles reden, ja.

Interview 37, Christian Weiß am 09.11.1996

I. Und, ja war das o.k., war das o.k. oder hätten Sie sich gerne auch mal gestritten vielleicht mit ihm.

C. Ja, hab ich ja auch und dann hat Herr Kunze ja auch vorgeschlagen, so seh ich das jetzt auch, öfter spazierengegangen oder was weiß ich und haben in aller Ruhe darüber geredet und so. Das war auch ganz gut da, nich.

I. Ja, hm. Wenn Sie sich jetzt Ihre Lebenseinstellung oder auch Ihre Gewohnheiten im normalen Alltagsleben anschauen, wurden diese durch den Klinikaufenthalt beeinflußt.

C. Ja, wurden verbessert so, nich.

I. Ja¿ Inwiefern denn. Was ist denn anders geworden zum Beispiel.

C. Hm. --- Ja, hm, da, daß man mehrere Leute auch jetzt, hab ich auch nicht so viel Streit so mit den Leuten und so, nich. Wenn ich denn Streit habe, daß man das dann klären kann oder so, nich. Das hab ich nun auch viel Erfahrung mit gemacht, also mitgenommen darüber, nich.

I. Ach so, ja. Und Ihre Lebenseinstellung so, wie Sie auf's Leben zugehen, hat sich das auch geändert oder ist das gleich geblieben.

C. Ja. Also, daß ich auf die Leute auch zugehe, nich (I. ja). Wie man schallt in den Wald kommt auch wieder zurück oder so, nich (I. ach so, ja). Nee, hat mir aber ganz gut gefallen, nich.

I. Und haben sich die Gewohnheiten so stark verändert seitdem danach oder wie war das, die Gewohnheiten jetzt im Alltagsleben. Zum Beispiel auf Leute zuzugehen oder Streit zu haben oder.

C. Ja, ich versuch ja jetzt auch mehr oder weniger Streit zu vermeiden und so, aber das hat mir wohl ganz gut gefallen.

I. Ja, hm. Was haben Sie denn auf der Station vor allem gelernt, was meinen Sie.

C. Hm. --- Puh, ja auch weiß ich, Freude haben oder so, allgemein hab ich jetzt in ... ja auch noch, nich. Ja, weiß ich auch nich. --- Ja, weiß ich auch nicht. Ja, wie ich schon gesagt hab, auch den Umgang so, nich, mit andern Leuten, nich.

I. Ja. hm. Auf der Station gab's ja alle möglichen Regeln, wie finden Sie das denn¿

Interview 37, Christian Weiß am 09.11.1996

C. Ja mehr oder gut weniger, nich. Also ich mein irgendwo muß es ja auch Regeln geben oder so, weiß ich, wenn im Straßenverkehr bist oder was weiß ich, gibt's ja auch sowas, nich (I. hm) und muß man sich auch irgendwie anpassen. Fand ich auch so.

I. Ja. Haben Sie hinterher vielleicht auch manches bedauert was Sie auf der Station gemacht haben.

C. Wie, wie bedauert. Also

I. Von dem was Sie getan haben, daß Sie das bedauert haben, das hätte ich lieber nicht getan oder gab's vielleicht was was Sie bedauert haben nicht getan zu haben.

C. --- Glaub nich. ---

I. Gab's nichts oder?

C. Nee.

I. Ja, hm. Sie sind dort so viele Monate geblieben. Haben Sie sich immer gleichermaßen wohl gefühlt oder hat sich das mit der Zeit auch verändert.

C. Ja, es hat sich auch mit der Zeit verändert, nich (I. ja). Ja.

I. Wie denn. Ist es besser geworden oder schlechter oder?

C. Ja, äh, also wenn die Leute, kamen auch Leute immer wieder dazu und so, nich (I. hm), und, äh, ja, weiß ich auch nicht, hab ich mit den neuen Leuten immer mehr Streit gehabt da auch und so, nich (I. ja, hm). Wenn das nur die alten Leute gewesen wär'n oder so, das wär vielleicht doch irgendwie besser gewesen oder so, nich. Kamen immer neue und so. Also man konnt sich wohl an denen anpassen, aber, nee doch, ich hatte mehr Streit mit den Leuten. Die alten wußten genau wie das so abläuft so in der Art.

I. Hm, ach so. Haben Sie, was glauben Sie, hätten Sie genauso gut schon eher die Station verlassen können.

C. --- Nee, ich glaub das war wohl ganz gut, daß ich solange geblieben bin. Hab auch mehr Erfahrung da mitgenommen und so, nich.

I. Hm. Was wär gewesen wenn Sie eher gegangen wären.

Interview 37, Christian Weiß am 09.11.1996

C. Ja, erstens wußt ich auch gar keinen Platz wo ich da hingehen sollte und so (I. hm) und mit Herrn Kunze hab ich auch gesprochen, äh, haben die mir auch vorgeschlagen, daß ich Jugendheim Wasserburg und dann mit 'm Jugendheim und so gesprochen. Aber das war doch ganz gut, daß ich solange dageblieben bin. Kannt ich die Leute auch besser, nich. Deswegen, wenn man so ganz kurz da ist kennt man die Leute auch nicht so, nich.

I. Stimmt ja. Hm. Und als Sie sich am Ende von Herrn Kunze trennen mußten, wie war das so.

C. Ganz normal.

I. War das schwierig vielleicht oder.

C. Nein.

I. Gab's vielleicht Schwierigkeiten als Sie sich von den Leuten der Station verabschieden mußten?

C. Ja mehr oder weniger, nich (I. ja). Ja.

I. War das schwierig oder gab's was, was Ihnen dabei half vielleicht (C. hm?). Gab's vielleicht etwas was Ihnen dabei half zum Abschied nehmen.

C. Ah ja, vielleicht wollt ich da nochmal öfter wieder hin oder so, nich. Die Adressen hab ich einigermaßen noch so, nich. Ja, man kann ja nicht alles haben, nich.

I. Können Sie ja nochmal vorbei fahren (C. ja), kann ja nochmal sein (C. ja). Hm. Könnten Sie die mehr oder weniger regelmäßigen und häufigen Auseinandersetzungen mit den Betreuern und Therapeuten so, nich, die es so gab auf der Station, nich, auch als eine Art Mechanismus betrachten der etwa täglich immer wieder ablief, sich wiederholte.

C. Nee, das glaub nich nich. Nee.

I. War das nicht ständig irgendwas jeden Tag neu, so Streits und sowas. Kleine Streits oder größere oder?

C. Ja, ich hatte wohl, täglich nicht, aber ich mein da oder da gab's wohl mal Streit, nich, aber.

I. Hat das manchmal auch Spaß gemacht?

Interview 37, Christian Weiß am 09.11.1996

C. Ja, also vielleicht hätten die auch sowas anfangen müssen wie, was weiß ich, Judo oder so, daß man seine Aggression da irgendwie, äh, auslassen kann oder so, nich. Das wär vielleicht auch ganz gut oder so, nich (I. hm). Da ist man nicht so ausgelastet, nich.

I. Hm. Ja, hm. Ja. Und diese Aggressionen, diese Streits und die Auseinandersetzungen, was könnte das bei Ihnen bewirkt haben.

C. --- Vielleicht hab ich mich früher auch zu doll mit reingerissen oder so, nich. So, war wohl einer der viel Streit wollte oder so.

I. Ja. Und was hat das bei Ihnen bewirkt so (C. wa¿). Was hat das bei Ihnen bewirkt.

C. Hm. Ja, war ich mehr ausgelassen oder so (lacht), ruhiger geworden oder so, nich. Oder so, mußte mal sein so (lacht).

I. Ja. Und heute¿ Ich mein, ich mein jetzt in der Nachwirkung. Was hat das so gebracht¿ (C. wa¿). Was hat das so gebracht, also jetzt für Sie heute oder nach Jahren dann.

C. Jo, weiß ich, daß man auch irgendwie anders Streit lösen kann oder so, nich.

I. Ja, hm. Versuchen Sie mal sich zu erinnern, was haben Sie damals von Ihrer näheren Zukunft erwartet als Sie kamen, also welche Perspektive haben Sie zu Anfang gehabt.

C. Wie meinen Sie das. Da kannt ich ja noch nicht, viele Leute kannt ich ja noch nicht oder so.

I. Genau. Aber was haben Sie für 'ne Erwartung gehabt in die Zukunft, also was wird jetzt geschehen. Sie sind jetzt da reingekommen (C. ja) und was wird jetzt geschehen oder was in der nächsten Zeit. Wie ist das dann, was wird da sein.

C. Hab ich auch erst gedacht, äh, ob das jetzt irgendwie so'n Gefängnis oder irgendwie sowas ist dacht ich auch erst, nich, und da die Leute dann festgehalten werden und so. Daß man das, wo man die ersten paar Wochen ja nicht rausdurfte, nich (I. ja). Oh da hab ich auch gedacht, oh nee. Wollt ich auch schnell raus hier da. Aber mit der Zeit hab ich da wohl dran gewöhnt.

I. Ja und war das erst, als Sie kamen, war das 'n schlechtes Gefühl oder.

C. 'n schlechtes, ja.

I. Hat sich das auch verändert im Laufe der Behandlung, also diese, diese Erwartung an die Zukunft.

C. Ja, wo ich, äh, länger da war dacht ich ja, äh, die Leute müssen mich ja auch erstmal kennen, daß ich ja nicht sofort wieder abhau oder was weiß ich. Hab ich mir auch vor Augen so gesagt, nich. Und, äh, später für die Zukunft war das kein Problem. Da hab ich mit Kunze darüber geredet und so. Weiß ich auch nich.

I. Waren Sie ganz zuversichtlich nachher?

C. Ja, zuversichtlich war so, nich, mehr oder weniger, nich.

I. Ja, hm. Noch was was Sie der Station vielleicht mit auf dem Weg geben würden oder so was da, was die, ähm, was die anders machen könnten vielleicht oder was so bleibn sollte?

C. Ja, äh (lacht). Ja, wie ich schon gesagt hab, so'n Raum wo man sich richtig so auslassen kann, für sich irgendwie. So 'ne Iso-Stelle, äh, wo Iso da oder so und dann, äh, da irgendwie 'ne Stunde rein zu zwei Leute oder so, nich, daß 'de richtig so deine Wut da auslassen kann oder was weiß ich, nich. Sonst wars allgemein ziemlich gut. Hat mir gut gefallen.

I. Ja, hm. Ja o.k. vielen Dank (Ende des Interviews)

Ende des Interviews

Fragestellung der Analyse:

Schon der Leitfaden als Fragebogen des Interviews ging in Richtung folgender Themen: aktuelle Beziehungen, Beziehungen im Realitäts- und Therapieraum, Beziehungserleben, Introspektions- und Empathieerleben, Konflikte und deren Bewältigung, Entwicklungsreize, Persönlichkeitsbildung, Bedeutung der Aufenthaltsdauer, Trennung und Perspektive. Ziel der Untersuchung waren Informationen zur Entwicklung der Beziehungsfähigkeit, zu deren Erwerb die o.g. Themen eine Anreiz- und Indikatorfunktion haben sollten. Wie unter 4.1. beschrieben, bezogen sich die hauptsächlichen Hypothesen auf die Bedeutung des Realitätsraumes im Vergleich zum Therapieraum, die Bedeutung von Auseinandersetzungen in jeder Form während des Stationslebens, die Bedeutung der Aufenthaltsdauer sowie der subjektiven Perspektive über die kommende Zeit. Alle anderen Informationen bezüglich der Entwicklungsförderung durch den Klinikaufenthalt waren für mich wenig vorhersehbar, aber höchst erwünscht. Die Fragestellungen der inhaltsanalytischen Auswertung bezogen sich auf die vier Haupthypothesen, finden sich in den Spalten 6 bis 9 der Gesamttabelle, und werden auch in der Ergebnistabelle jeweils noch einmal genannt:

1. Welche Erfahrungen nennt die Person im Hinblick auf Auseinandersetzungen im Verlauf des Stationslebens?
2. Was sagt die Person über ihre Beziehungen zu den Mitarbeitern und Mitpatienten der Klinik?
3. Welche wichtigen Lernerfahrungen hat die Person nach eigener Meinung auf der Station gemacht?
4. Welche Aussagen macht die Person zur Dauer ihres Aufenthaltes?
5. Welche Aussagen macht die Person zur damaligen Perspektive ihres Aufenthaltes?

Ablaufmodell der Analyse:

Als Ablaufmodell lege ich das Modell der zusammenfassenden Inhaltsanalyse nach Mayring zugrunde. Die Auswertungseinheiten sind bei mir im ersten Durchgang jeweils die einzelnen Interviewtexte, im zweiten Durchgang dann das gesamte Material. Eine Kodiereinheit ist jede vollständige Aussage, die eine Antwort auf eine der fünf Fragen an den Text geben kann, welche wiederum auf die vier Haupthypothesen bezogen sind. Den zweiten bis fünften Schritt nach Mayrings Ablaufmodell, also die Paraphrasierung, Generalisierung, erste und zweite Reduktion, habe ich wegen der großen Materialmenge gemäß Mayrings Vorschlag zusammengefaßt und in einem Schritt vollzogen. Anschließend habe ich die dadurch entstandenen Kategorien (abgebildet in der Gesamttabelle im Anhang) aller Interviewauswertungen in einem weiteren Schritt strukturierend zusammengefaßt (mit Rückgriff auf die Ursprungstexte), indem ich sie den fünf Fragestellungen an den Text zugeordnet habe (abgebildet in der Ergebnistabelle). Dadurch entstanden insgesamt 371 verschiedene Aussagen mit unterschiedlich vielen Zählern, d.h. Personen, die diese Aussage gemacht haben. Sie sind in der rechten äußeren Spalte mit ihrer Interview-Nummer aufgeführt. Gegenüber den Spalten 6 bis 9 der Gesamttabelle gingen dabei keine Aussagen verloren.

An einem Beispiel soll dies kurz verdeutlicht werden: Im Text der Transkription des Beispielinterviews auf Seite 119 oben macht der Interviewte folgende vollständige Aussage: "Ja, Gespräche oder sich, äh, äh, weil ich auch Aggressionen oder so hatte, vielleicht die körper, die war'n ja auch ziemlich stark und so körperlich so auch mehr, mich dann, was weiß ich, ruhig gesetzt oder w' weiß ich, nich." Aus dieser Kodiereinheit wurde in der paraphrasierten und generalisierten Form die Formulierung: "Bei innerlichen Aggressionen wirkten Gespräche beruhigend." Alle gleich gearteten Generalisierungen des Interviews, die sich auf den gleichen Inhalt bezogen (insgesamt sechs), konnten unter folgender Kategorie subsumiert werden, nämlich mit Hilfe der Formulierung:
"K2: Bei Auseinandersetzungen auf der Station

... wirkten Gespräche auf mich beruhigend"
... usw. (siehe Gesamtauswertungstabelle).
Alle diese Kategorien finden sich in der Gesamtauswertungstabelle. Konnten einzelne Paraphrasierungen nicht unter einer größeren Kategorie eingeordnet werden, so bildeten sie eine eigene für sich selbst. Im nächsten großen Schritt der Zusammenfassung, wobei als Auswertungseinheit alle in der Gesamtauswertungstabelle aufgeführten, kategorisierten Aussagen fungierten, wurden aus allen Interviews die 371 unterscheidbaren Aussagen der Ergebnistabelle gebildet. Die o.g. Aussage aus dem Beispielinterview findet sich wieder in Nr. 100: "Habe die Bewältigung von Auseinandersetzungen folgendermaßen erlebt: Zur Beruhigung waren Rückzug und Gesprächsmöglichkeit wichtig." Sie wurde außerdem von *den* ehemaligen Patienten und in *den* Interviews gemacht, die in der Gesamtauswertungstabelle die laufenden Nummern 4, 23 und 49 bekommen haben. Entsprechend ihrer Anzahl hat diese Aussage insgesamt 4 Zähler.

Zusammenfassung:

Schwierigkeiten bei der Arbeit machte zuweilen die Aufgabe, wirklich nur Aussagen zu paraphrasieren, die eine Antwort auf die fünf Hauptfragestellungen geben. Klärungen, was z.B. beim Handeln des Klinikpersonals richtiger, besser oder konsequenter wäre, sind hier nicht relevant. Auch generalisiert wurde natürlich nur in Bezug auf die Fragestellungen. Aussagen, die innerhalb eines Redebeitrags gleich nochmal wiederholt wurden, habe ich nicht ein zweites Mal paraphrasiert.

Die zusammenfassende Inhaltsanalyse möchte es nicht, kommt aber nicht umhin, dennoch etwas zu interpretieren. Gerade bei der Paraphrasierung wörtlicher und umgangssprachlicher Äußerungen ist es unvermeidlich. Beispielsweise sprachen die Interviewten gelegentlich in der verallgemeinerten Form von "man" ("man" macht ...; "man" empfindet ...), wenn sie unmißverständlich von eigenen Reaktionen oder Empfindungen erzählten. Bei der Paraphrasierung / Generalisierung von wertenden Aussagen habe ich Charakterisierungen wie "war schön ...", "war toll ...", "war gut ..." mit Rückgriff auf den unmittelbaren Kontext und in Bezug auf die Hauptfragestellungen versucht zu vereinheitlichen. Auch wenn die ehemaligen Patienten hierin nicht explizit differenziert haben, habe ich eine vereinheitlichende Unterscheidung gemacht zwischen Angenehmem und solchem, was *angenehm* und hinsichtlich der Problematik und des Vertrauensverhältnisses *förderlich* für die Entwicklung war. Z.B. haben einige Interviewte auch ausdrücklich gesagt, daß die ständige Verfügbarkeit und Ansprechbarkeit der Betreuer nicht nur angenehm war, sondern angenehm weil *entlastend* und *förderlich* für eine verbale Auseinandersetzung mit den gegenwärtigen problematischen Empfindungen. Solche Möglichkeiten haben den meisten Patienten in ihrer ursprünglichen Umgebung gefehlt.

Interpretationen einzelner Klienten-Äußerungen zum Zwecke der Einordnung in das Kategoriensystem oder die Ergebnistabelle waren nur sehr vereinzelt nötig. Sie erfolgten z.B. bei undeutlicher Ausdrucksweise oder bei ganz offensichtlichen Widersprüchen zum gesagten Inhalt, wenn ich etwa durch Kenntnis der Umstände, der Mimik, Gestik oder bereits gemachter Äußerungen an anderer Stelle deutlich herleiten kann, daß die Person nicht das sagt, was sie vom allgemeinen semantischen Bedeutungsgehalt her äußert. Ihr persönliches Empfinden bzw. Realitätsbild habe ich dann gleich in eine entsprechende Paraphrase umformuliert. Die Begründungen und Erläuterungen folgen am Schluß der jeweiligen Auswertungen (entsprechende Interviewnummern sind in der Ergebnistabelle fett gedruckt). Da sie jedoch nur im Zusammenhang mit den Originaltextstellen verstehbar sind, habe ich sie in dieser Abhandlung nicht angeführt.

Als Kriterien zur Stützung der Ergebnisse, die ich durch mein methodisches Vorgehen erhalten habe, könnte man anführen: 1. das Außenkriterium in Form von Experten-Erfahrungen, entsprechenden Untersuchungsergebnissen und theoretischer Herleitung aus der Literatur; 2. die Verfahrensdokumentation; 3. eine argumentative Interpretationsabsicherung; 4. die Nähe zum Gegenstand (meine fortwährende, begleitende Arbeit mit solchen Kindern und Jugendlichen als Betreuer im Stationsdienst); 5. die Regelgeleitetheit des Vorgehens; 6. die kommunikative Validierung durch das Besprechen der Hypothesen, Vor-Interpretationen und Erfahrungen der Untersuchung mit den Probanden, anschließend an die Interviews, sowie mit Behandlern, Betreuern und Patienteneltern auf der Station.

4.2.3. Kritische Würdigung der Methode

Mayrings Ablaufmodell besitzt zwar gegenüber anderen qualitativen inhaltsanalytischen Verfahren den Vorteil, daß es durch die Zergliederung der einzelnen Analyseschritte intersubjektiv nachvollziehbar ist. Doch auch Mayring selbst schränkt diesen Vorteil ein:

> Bei großen Materialmengen ist es oft nicht mehr möglich, alle inhaltstragenden Textstellen zu paraphrasieren. Hier können mehrere Analyseschritte zusammengefaßt werden. Die Textstellen werden gleich auf das angestrebte Abstraktionsniveau transformiert (1990, 57).

Dem Problem der mangelnden Durchsichtigkeit versucht er entgegenzuwirken, indem er zu verschiedensten, angepaßten Mischformen zusammenfassender, explikativer und strukturierender Inhaltsanalyse rät (1988, 53). Lamnek (1989) sieht darin keine Lösung des Problems. Er ist vielmehr der Auffassung, daß es sich bei Mayrings Schwierigkeiten um ein grundsätzliches Problem der empirischen Sozialforschung handelt: dem Problem der oftmals unzureichenden Verbindung qualitativer und quantitativer Untersuchungsmethoden. Alles Insistieren von Mayring auf sein prinzipiell qualitatives Vorgehen in der Inhaltsanalyse und der Versuch, Ansatzpunkte für quantitative Schritte in seiner qualitativen Inhaltsanalyse aufzuzeigen, nützen ihm nach Lamnek nichts, denn in seinem Ablaufmodell wird die individuelle Handlungsfigur nicht in ihrer spezifischen Ganzheit und singulären Komplexität (wissenschaftlich kontrolliert) nachvollzogen, sondern durch analytische Kategorien unter verschiedenen Gesichtspunkten skaliert. Dabei wird deutlich, daß Mayrings Analyse eine reduktive und keineswegs explikative ist (Lamnek 1989, 211). Mayring selbst bestätigt denn auch diesen Eindruck, wenn er den ersten Schritt für die Materialauswertung seiner qualitativen Inhaltsanalyse, die Zusammenfassung, graphisch darstellt und formuliert:

Damit ist der Zweck der zusammenfassenden qualitativen Inhaltsanalyse erreicht, eine große Materialmenge auf ein überschaubares Maß zu kürzen und die wesentlichen Inhalte zu erhalten. Dieser Reduktionsprozeß läßt sich auch quantitativ darstellen; die Breite der Balken soll den Materialumfang bezeichnen (1990, 70).

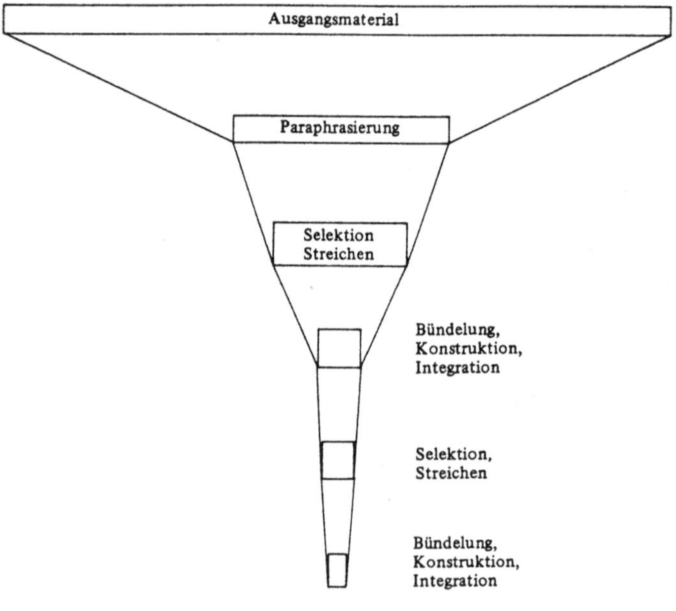

Materialreduzierung durch die Zusammenfassung

Mayring hat die Kritik an seinem Ablaufmodell frühzeitig aufgegriffen und seine qualitative Methode verbessert (1988). Auch warb er für ein Vorwärtsstreben seiner qualitativen Grundhaltung als Denkrichtung in den Sozialwissenschaften (1990). Dennoch ist ihm bewußt, daß er mit seinem Ablaufmodell nicht den gesamten Untersuchungsgegenstand erfassen kann, sondern bestenfalls in der Lage ist, sich ihm gezielter zu nähern.

Die zusammenfassende Inhaltsanalyse versucht, den Inhalt umzuformen und zu reduzieren. Daß sie mit der gegebenen Methode den Inhalt ohne Veränderung durch Interpretation, also originalgetreu erfassen und wiedergeben kann, ist mit Sicherheit auszuschließen. In jedem Schritt, sei es von der gehörten Formulierung zum transkribierten Satz, von der Aussage zur Paraphrase, von dieser zur Generalisierung und von dieser zur Kategorie, mischt sich Interpretation in die Übertragung. Denn unter Menschen hat die Sprache vereinbarte Bedeutungen von Wörtern, Formulierungen und Wendungen, die sich ständig entwickeln. Wenn wir bestimmen wollen, was jemand mit einer bestimmten Aussage meint oder unter einen bestimmten Begriff versteht, dann gibt es dafür zahllose Möglichkeiten. Wir können nicht einmal sagen, wie viele; und auch nicht, welche Möglichkeit wie wahrscheinlich in diesem Fall. Das ist das Bedeutungsproblem. Peirce (1839-1914), ein früher Entwickler der Inhaltsanalyse, bildete folgendes Modell:

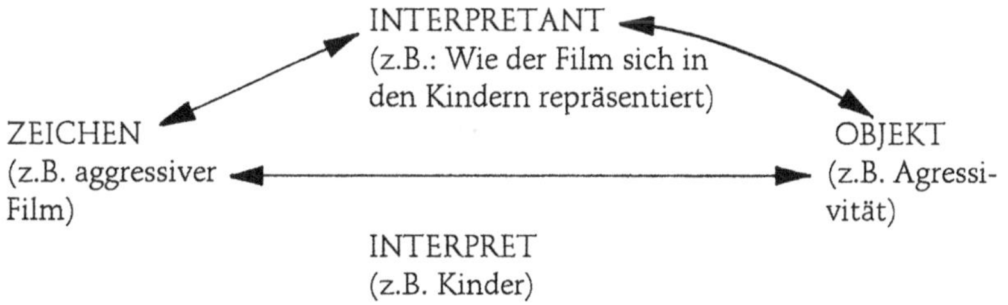

Trifft ein Interpret in einem spezifischen Handlungskontext auf ein von einem Zeichen repräsentiertes Objekt, und ist er aufgrund einer spezifischen Bedürfnisstruktur dazu veranlaßt, auf dieses Zeichen einzugehen, so läßt sich die Bereitschaft zu einer bestimmten Zeichenhandlung als Gewohnheit beschreiben.

Ein Zeichen ist etwas, das jemanden oder etwas in irgendeiner Weise oder Eigenschaft vertritt. Es ist an jemanden gerichtet, d.h. es schafft im Geist dieser Person ein äquivalentes oder vielleicht ein weiterentwickeltes Zeichen (Interpretant).

Eine Gewohnheit nennen wir, wenn ein Verhalten in einer endlosen Serie aktueller Auftretensweisen und unter bestimmten Bedingungen unverändert bleiben würde (Peirce 1991).

Das, was ein Ding bedeutet, ist die Gewohnheit, in die es involviert. Vorausgesetzt wird eine bestimmte Bedürfnisstruktur, Sozialisationsgeschichte usw. Das Interpretant ist selbst ein Zeichen, das Abbild des ursprünglichen Zeichens. Damit wissen wir noch nicht, was gemeint ist. Nach Morris (einem Schüler von Pierce) gibt es bei der Zeichen- bzw. Textanalyse eine semantische, syntaktische und pragmatische Ebene, die voneinander nicht trennbar sind. Da Sprache z.B. immer pragmatisch ist, kann man praktisch nie eine genaue Bestimmung machen, welche Bedeutung eine bestimmte Aussage für einen Menschen hat, was genau er damit meint. Man muß also ein bestimmtes Niveau des Hinterfragens festlegen, welches man für wert erachtet, in diesem Fall genau genug zu sein. Die Methode der Inhaltsanalyse ist ein Werkzeug, mit dem der einzelne Inhaltsanalytiker durchaus brauchbare Ergebnisse erzielen kann.

In den Sozialwissenschaften kommt es nicht darauf an, keine Fehler zu machen, sondern darauf, sie zu kennen. Verschiedene Inhaltsanalytiker versuchen, mittels der Kriterien Validität oder Reliabilität diese Fehlermöglichkeiten in den Griff zu bekommen. Dazu vergleichen sie z.B. die Ergebnisse verschiedener Auswerter miteinander und erstellen eine Korrelation. Doch über was sagt sie etwas aus? Sie ist im Grunde genommen belanglos. Korrelationen für die Reliabilität sind nicht möglich, weil die Relativität und Pragmatik nicht meßbar sind. Ein statistischer Zusammenhang ist ungleich einem ursächlichen Zusammenhang, weil alle zahlreichen anderen Faktoren (Außenkriterien) unberücksichtigt bleiben. Das Bedeutungsproblem läßt sich letztendlich darauf reduzieren, daß wir feststellen, wir wissen nicht, was ein bestimmter Begriff wirklich bedeutet. Aber wir wissen mit dem Begriff umzugehen.

Ergebnisse - Zusammenfassung aller untersuchungsrelevanten Aussagen

Ergebnisse in Spalte 6 der Gesamttabelle - zur Auswertungsfrage 1:

Welche Erfahrungen nennt die Person im Hinblick auf Auseinandersetzungen im Verlauf des Stationslebens?

Lfd Nr.	Formulierte Aussage	AZ. ges	Aussagende Interviewte im Einzelnen (lfd. Nr. des Interviews)
1	**Für meine Auseinandersetzungen mit den Betreuern der Station waren der Anlaß z.B.** ...Grenzsetzungen bei den Regeln des Zusammenlebens	11	2, 3, 5, 9, 10, 19, 41, 47, 48, 49, 50
2	...innere erregende Konflikte	7	**1**, 3, 9, 18, 23, 25, 37
3	...das Vertreiben von Langeweile	5	4, 5, 9, 11, 50
4	...mein/unser Spaß am Ärgern	3	5, 11, 20
5	...Brüche der Kontaktsperre zu anderen Kindern	2	2, 49
6	...die Akzeptanz der Mitpatienten	1	2
7	...der Erwerb von Zuwendung	1	**4**
8	...mangelnder Respekt von ihnen	1	4
9	...das Bedürfnis nach Zurückgezogenheit	1	4
10	...Rauchverbote	1	32
11	...der Zwang zu Hausaufgaben	1	40
12	...die Regeln der Nahrungsaufnahme	1	45
13	**Für meine Auseinandersetzungen mit den Mitpatienten waren der Anlaß z.B.** ...mein Gefühl, bedrängt zu werden	3	3, 4, **13**
14	...Rivalität um Zuwendung von best. Betreuern	2	4, 12
15	...Provokationen durch sie	2	10, 42
16	...innere erregende Konflikte	2	18, 37
17	...Musiklautstärke	1	35
18	**Für meine Auseinandersetzungen mit der Körpertherapeutin war der Anlaß z.B.** ...meine Ablehnung ihrer unsympathischen Art	2	46, 47
19	**Für meine Auseinandersetzungen mit dem/der Psychotherapeut/in waren der Anlaß z.B.** ...ihre befremdliche Art des Umgangs	2	2, 50
20	...meine Ablehnung der Therapiestunden	2	3, 21
21	...seine Arbeitsweise	1	34
22	**Für meine Auseinandersetzungen mit anderen im Allgemeinen waren der Anlaß z.B.** ...das Abreagieren von inneren Konflikten	5	25, 29, 37, 38, 49
23	...dringende Wünsche	1	3
24	**Für gedankliche Auseinandersetzungen mit mir selbst waren der Anlaß z.B.** ...familiäre Probleme	1	11
25	...meine gegenwärtige Situation	1	43

26	**Bei Auseinandersetzungen mit den Betreuern der Station empfand ich** ...Konflikte um die Regeleinhaltung nicht als Streit	12	3, 5, 10, 12, 20, 28, 31, 32, 34, 39, 40, 43
27	...häufig auch Spaß dabei	12	3, 5, 10, 14, 19, 20, 23, 36, 38, 43, 46, 50
28	...nie Spaß dabei	7	6, 7, 8, 21, 35, 40, 45
29	... konsequente, angemessene Behandlung als förderlich	6	3, 6, 12, 20, 24, 48
30	...die Begrenzung der wütenden Auseinandersetzung durch die Betreuer als sehr förderlich	6	3, 6, 8, 10, 14, 26
31	...mich der Wut hilflos ausgeliefert	5	4, 17, 18, 23, 33
32	...den Streit um Meinungsverschiedenheiten angenehm und förderlich	4	6, 11, 46, 50
33	...starke Streßgefühle bei chaotischen Streitereien zwischen Betreuern und Mitpatienten	4	13, 16, 21, 34
34	...keine Furcht vor den Folgen	4	23, 25, 30, 50
35	...vor ihnen großen Respekt	4	31, 34, 35, 39
36	...anschl. eine gute, respektvolle Beziehung zwischen uns	3	38, 41, 46
37	...sie durch die Anwendung unkonventioneller Mittel prägender	2	3, 49
38	...mehr Wut durch unfreundliche Strenge	2	4, 23
39	...teilweise blinde Wut auf alle (den einzelnen nicht mehr gesehen)	2	4, 33
40	...eine innere Abkehr der Betreuer (unangenehm)	2	11, 35
41	...dabei ein großes Unwohlsein	2	16, 35
42	...deren körperliche Grenzsetzungen verabscheut	2	22, 23
43	...Ausgangssperre als eine der schlimmsten Konsequenzen	1	6
44	...teilweise spürbar deren Hilflosigkeit	1	4
45	...anschl. Gespräche darüber als unangenehm	1	22
46	...auch unausgesprochene Konflikte deutlich	1	26
47	...die Drohung mit Entlassung als sehr aggressiv	1	27
48	...mit bestimmten Betreuern als besonders unangenehm	1	48
49	**Bei Auseinandersetzungen mit Mitpatienten empfand ich** ...Hilflosigkeit	3	1, 35, 42
50	...Bedrohung, Ängstigung	2	1, 10
51	...niemals Spaß	2	6, 40
52	...ein großes Unwohlsein	2	16, 35
53	...keine Furcht vor den Folgen	2	23, 25
54	...gelegentlich Spaß beim Ärgern	2	24, 30
55	...das begrenzende Eingreifen der Betreuer als sehr förderlich	1	17
56	...sie hinterher als sinnvoll (für gute Beziehung)	1	31
57	...Prügeleien als unangenehm	1	32
58	**Bei Auseinandersetzungen mit dem/der Psychotherapeut/in empfand ich** ...dessen autoritäres Handeln als förderlich	1	18
59	...sie teilweise als wichtig für das Vertrauen-Fassen	1	29
60	...mich nicht als ernst genommen	1	34
61	...gelegentlich Spaß am Ärgern	1	47
62	**Bei Auseinandersetzungen im Allgemeinen empfand ich** ...unangenehme Auseinandersetzungen als allgemein förderlich für meine Entwicklung	6	13, 19, 36, 39, 47, 48
63	...sie auch körperlich als unangenehm erlebt	6	26, 16, 27, 28, 29, 42

64	...das Loslassen der aggressiven Impulse als angenehm	2	18, 48
65	...solche zwischen Betreuern und dissozialen Patienten als sinnvoll	1	35
66	...sie oft als amüsant mitzuerleben	1	41
67	**Auseinandersetzungen mit den Betreuern der Station gab es auf folgende Weise:** - Während des Stationsalltags gab es üblicherweise häufig Konflikte zwischen Patienten und Betreuern	18	18, 19, 21, 22, 24, 25, 26, 29, 33, 34, 37, 38, 41, 42, 46, 47, 49, 50
68	- Habe mit den Betreuern selten welche gehabt	11	9, 15, 16, 17, 25, 27, 28, 32, 43, 46, 48
69	- Habe mit Rückzug, Verweigerung, Schweigen reagiert	8	2, 13, 17, 27, 37, 44, 45, 25
70	- Habe aus Wut Inventar zerstört	6	3, 18, 21, 24, 46, 49
71	- Habe mit Provokationen und Wutanfällen reagiert	5	4, 14, 18, 21, 23
72	- Habe mich mit Worten gestritten	5	6, 11, 14, 34, 50
73	- Habe mich mit bestimmten Betreuern besonders häufig gestritten	5	10, 19, 23, 33, 36
74	- Habe mit Ausweichen oder Anpassung reagiert	5	22, 36, 40, 41, 45
75	- Habe mit Weglaufen reagiert	3	7, 46, 49
76	- Habe mich gleich mit allen Betreuern auf einmal angelegt	2	2, 23
77	- Mußte mich anschl. innerlich auseinandersetzen	2	2, 34
78	- Habe mit Sturheit reagiert	2	6, 44
79	- Habe mich mit Mitpatienten gegen die Betreuer zusammengetan	2	23, 38
80	- Habe dabei bald spielerisches Geschick entwickelt	1	3
81	- Hatte ca. alle 3 Wo. richtigen Streit	1	8
82	- Habe reagiert mit dem Ignorieren bestimmter Regeln	1	10
83	**Auseinandersetzung mit dem/der Psychotherapeut/in gab es auf folgende Weise:** - Habe selten oder nie eine gehabt	9	8, 9, 19, 20, 24, 40, 43, 45, 48
84	- Habe mit Ausweichen oder Verschlossenheit reagiert	5	29, 36, 41, 45, 46
85	- Sie/er ist mir immer ausgewichen	2	13, 34
86	- Habe mich mit Tricks u. Provokationen gut durchgesetzt	1	3
87	- Habe teilweise mit Weglaufen reagiert	1	14
88	- Mußte mich hinterher innerlich auseinandersetzen	1	34
89	**Auseinandersetzungen mit Mitpatienten gab es auf folgende Weise:** - Habe mich gelegentlich mit ihnen geprügelt	11	10, 13, 14, **15**, 17, 24, 31, 33, 37, 38, 40
90	- Habe mich aktiv mit Worten gestritten	3	6, 14, 18
91	- Hatte mit bestimmten Mitpatienten besonders häufig Streit	2	17, 44
92	- Habe mit Sturheit reagiert	1	6
93	- Habe gelegentlich am Inventar randaliert	1	8
94	- Wurde von ihnen teilweise geschlagen	1	8
95	- Habe Beleidigungen zur Gegenwehr benutzt	1	8
96	- Hatte nie mit einem anderen Streit	1	28
97	- Habe mich von allen zurückgezogen	1	37
98	**Habe mich innerlich fortwährend mit mir selbst auseinandergesetzt**	2	27, 43

99	**Habe die Bewältigung von Auseinandersetzungen folgendermaßen erlebt:** - Habe mich mit den Mitpatienten rasch wieder vertragen	5	17, 23, 31, 33, 38
100	- Zur Beruhigung waren Rückzug und Gesprächsmöglichkeit wichtig	4	4, 23, 37, 49
101	- Meist gab es bald wieder eine Versöhnung mit den Betreuern	4	5, 12, 19, 50
102	- Habe das anschl. Einlenken möglichst versteckt	2	2, 44
103	- Konnte mich oft erst nach längerer Zeit beruhigen	2	4, 48
104	- Habe nach jedem Streit längere Zeit gute Beziehung zu den Betreuern bzw. den Mitpatienten gehabt	2	5, 9
105	- Konnte auf dem Zimmer teilweise meine Wut abreagieren	2	12, 14
106	- Hilfreich war hierbei ein gutes Vertrauensverhältnis zu den Betreuern	1	4

Ergebnisse in Spalte 7 der Gesamttabelle - zur Frage 2:

Was sagt die Person über ihre Beziehungen zu den Mitarbeitern und Mitpatienten?

Lfd. Nr.	Formulierte Aussagen	AZ. ges.	Aussagende Interviewte im Einzelnen (lfd. Nr. der Interviews)
107	**Im Verlauf der Beziehungen zu den Betreuern der Station habe ich ein gutes (entwicklungsförderndes) Vertrauensverhältnis bekommen durch** ...Gespräche und Aktivitäten im Einzelkontakt	39	3, 7, 8, 9, 10, 11, 12, 13, 15, 16, 17, 18, 19, 20, 21, 22, 23, 24, 26, 27, 28, 29, 31, 32, 33, 35, 37, 38, 39, 40, 41, 42, 43, 45, 46, 47, 48, 49, 50
108	...gemeinsame Aktivitäten und Erlebnisse	32	2, 6, 7, 8, 10, 12, 13, 14, 16, 17, 19, 20, 22, 25, 26, 27, 28, 33, 35, 36, 37, 38, 39, 42, 43, 44, 45, 46, 47, 48, 49, 50
109	...deren Bereitschaft zu Gesprächen und zum Zuhören	23	2, 3, 5, 6, 9, 11, 12, 13, 14, 16, 18, 20, 22, 24, 25, 34, 40, 41, 42, 43, 46, 47, 48
110	...deren Freundlichkeit, Hilfsbereitschaft und gute Laune	23	3, 5, 6, 7, 10, 12, 15, **20**, 22, 23, 24, 25, 26, 28, 33, 38, 40, 42, 43, 44, 45, 48, 49
111	...ausführliche, vertrauliche Gespräche	21	2, 6, 7, 12, 14, 15, 16, 17, 18, 21, 22, 25, 29, 35, 40, 43, 45, 46, 47, 48, 49
112	...deren tolerantes oder unkonventionelles Verhalten	16	3, 5, 10, 11, 18, 24, 25, 29, 30, 32, 33, 39, 36, 42, 48, 49, 50
113	...deren gutes Einfühlungsvermögen für meine Bedürfnisse und Stimmungen	12	3, 9, 11, 13, 18, 20, 21, 22, 28, 34, 47, 49
114	...deren konsequente aber faire Art	9	3, 6, 9, 11, 29, 35, 42, 45, 49
115	...deren Geduld und beruhigendes Umgangsverhalten	8	3, 8, 22, 33, 40, 42, 47, 48
116	...Ausnahmeerlaubnisse von ihnen	8	8, 10, 13, 19, 25, 36, 38, 50
117	...deren ehrliche, ungeschminkte Meinungsäußerung	7	10, **20**, 23, 25, 36, 43, 47
118	...deren freundschaftliche, gleichberechtigte Art	7	26, 29, 36, 43, 45, 46, 50
119	...deren Bereitschaft zum Mitmachen von Albernheiten	6	2, 10, 18, 22, 36, 46
120	...deren nicht nachtragende Haltung	6	4, 40, 41, 47, 48, 50
121	...deren Gelassenheit im täglichen Umgang	6	8, 24, 46, 47, 49, 50
122	...deren ständige Verfügbarkeit	6	10, 13, 18, 20, 41. 47
123	...deren Verständnis und Ernstnahme	6	20, 23, 34, 40, 42, 49
124	...deren Bereitschaft zur bedingungslosen Akzeptanz meiner Person	5	2, 10, 21, 34, 49
125	...deren (privaten) persönlichen Einsatz für die Patienten	5	11, 22, 32, 33, 42
126	...deren persönliche Selbsteinbringung	4	25, 26, 36, 50
127	...deren Einhalten von einer gewissen Distanz	3	31, 45, 49
128	...deren Beistand in schulischen und Behördendingen	2	24, 25
129	...gemeinsame Interessen und Vorlieben mit ihnen	2	26, 29
130	...körperlichen Kontakt mit ihnen	2	46, 47
131	...deren Zuverlässigkeit	1	23
132	...deren kreative Fähigkeiten	1	45
133	...deren gute Menschenkenntnis	1	49
134	...deren z.T. körperlich kräftige Konstitution	1	50
135	**Im Verlauf der Beziehung zur/zum Psychotherapeut/in habe ich ein gutes Vertrauensverhältnis bekommen durch** ...regelmäßige Gespräche	5	9, 12, 16, 24, 29
136	...deren Flexibilität und Offenheit für Gespräche	4	9, 9, 24, 29
137	...gemeinsame Aktivitäten	4	11, 16, 29, 40
138	...deren geduldige Art	3	9, 43, 48

139	...deren persönlichen Einsatz	2	33, 44
140	...deren Einfühlsamkeit	1	6
141	...deren Selbsteinbringung	1	6
142	...deren Integration in den Stationsalltag	1	18
143	...deren gelegentliche Autorität	1	18
144	**Im Verhältnis zu den Mitpatienten gute Vertrauensbeziehung bekommen durch** ...gemeinsame Erlebnisse und Gespräche	7	3, 6, 11, 26, 34, 35, 46
145	...gemeinsames Spaßmachen	1	18
146	...gegenseitiges Einfühlungsvermögen	1	33
147	**Im Verhältnis zum Hausmeister gute Vertrauensbeziehung durch seine Ansprechbarkeit**	1	2
148	**Im Verhältnis zum Lehrer gute Vertrauensbeziehung durch dessen** ...Freundlichkeit, Einfühlsamkeit, Gesprächsbereitschaft	1	35
149	...dessen Hilfsbereitschaft	1	42
150	**Als schlecht für ein förderliches Vertrauensverhältnis zu den Betreuern empfand ich** ...deren kontrollierende, kleinliche Umgangsweise	8	8, 13, 14, 33, 35, 36, 48, 49
151	...deren mangelnde Ehrlichkeit und Natürlichkeit	7	4, 25, 26, 45, 46, 49, 50
152	...deren rechthaberische Art	5	11, 18, 26, 36, 49
153	...deren Oberflächlichkeit	3	23, 25, 42
154	...zu häufigen Einzelkontakt zu ihnen	2	3, 6
155	...deren mangelndes Einfühlungsvermögen	2	4, 45
156	...deren geringes Engagement für die Patienten	2	23, 36
157	...deren burschikose Art des Umgangs	2	34, 42
158	...gegenseitige Abneigung	1	3
159	...deren zudringliches Fragen	1	3
160	...deren Hilflosigkeit gegenüber anderen Patienten	1	3
161	...deren körperl. Eingreifen, Begrenzen	1	17
162	...einen erzwungenen Wechsel der Station	1	23
163	...deren nachtragendes Verhalten	1	23
164	...die Gefahr, daß sie meine Äußerungen weitergeben	1	41
165	...gelegentliche Provokationen durch sie	1	45
166	...deren mißtrauische Haltung	1	50
167	**Als schlecht für ein förderliches Vertrauensverhältnis zur/zum Psychotherapeut/in empfand ich** ...die Unfreiwilligkeit der Therapiestunden	5	41, 36, **43**, 46, 49
168	...deren mangelnde Echtheit, Herzlichkeit	3	4, 25, 45
169	...deren arrogante Umgangsweise und Tonfall	2	9, 11
170	...deren Beschränkung der Unterhaltungen auf die Stunden	2	23, 47
171	...deren Schwerfälligkeit, Untätigkeit	1	13
172	...dessen Bevorzugung von Mädchen	1	19
173	...die Gefahr, meine Äußerungen weiterzugeben	1	41
174	...wenig Rückmeldung an mich	1	48

175	**Als schlecht für ein förderliches Vertrauensverhältnis zu den Mitpatienten empfand ich einen großen Altersunterschied**	3	11, 29, 41
176	**Im Verhältnis zu den Betreuern der Station empfand ich** ...deren Regeln weitgehend als sinnvoll	28	6, 10, 12, 14, 15, 16, 17, 18, 20, 21, 22, 26, 27, 28, 29, 31, 32, 34, 35, 36, 37, 40, 41, 43, 44, 45, 46, 48
177	...die Trennung von ihnen als nicht leicht	22	2, 4, 5, 7, 10, 14, 15, 18, 20, 21, 22, 25, 29, 33, 36, 37, 38, 40, 41, 44, 46, 49
178	...manche deren Regeln als schwer zu ertragen	15	1, 2, 8, 11, 18, 19, 23, 24, 30, 33, 38, 39, 47, 48, 50
179	...zu bestimmten Betreuern besondere Nähe	10	17, 18, 29, 31, 35, 36, 38, 39, 43, 44
180	...bestimmte/n Betreuer/in wie Mutter bzw. Vater	8	2, 5, 10, 20, 29, 31, 42, 47
181	...einige von ihnen als Vorbilder	8	**5**, 20, 22, 25, 26, 28, 29, 50
182	...gegenüber bestimmten Betreuern eine Abneigung	8	21, 23, 30, 31, 33, 34, 36, 46
183	...deren konsequente, grenzensetzende Behandlung als förderlich	7	1, 9, **12**, 14, 22, 24, 33
184	...nicht einzelne von ihnen gegenüber allen als wichtiger	7	5, 8, 11, 27, 33, 40, 50
185	...mich von ihnen oft nicht verstanden	5	34, 35, 36, 45, 48
186	...ihre Strenge nicht als unfreundlich	5	1, 11, 12, 15, 5
187	...ihre Anregung zu Aktivitäten als sehr angenehm	4	1, 6, 20, 27
188	...bei ihnen gelegentlich Hilflosigkeit und überspielte Ängste	4	4, 13, 40, 45
189	...ein gutes Vertrauensverhältnis als hilfreich für Einsicht	4	4, 29, 45, 43
190	...deren konsequente Behandlung als zu streng	3	33, 45, 48
191	...mich wohlbehütet von ihnen	2	6, 49
192	...sie in ihrer Aufregung als drollig	2	11, **41**
193	...anfangs Furcht ihnen gegenüber	2	25, 27
194	...die Trennung als leicht	1	1
195	...auch bei ihnen z.T. Unverständnis gegenüber den Regeln	1	2
196	...empfand ich Ehrlichkeit u. Offenheit als beruhigend	1	4
197	...am Ende Dankbarkeit	1	**5**
198	...feste, verbindliche Absprachen als angenehm	1	9
199	...viel Spaß zusammen mit ihnen	1	24
200	...Respekt gegenüber ihnen	1	31
201	**Im Verhältnis zur/zum Psychotherapeut/in empfand ich** ...zu ihr/ihm keine Sympathie u. kein Vertrauen	14	2, 4, 5, 13, 21, 23, 25, 27, 34, 35, 39, 41, 45, 46
202	...die Trennung als nicht leicht	11	15, 17, 22, 28, 29, 33, 36, 42, 44, 47, 49
203	...die therapeutischen Stunden als angenehm u. förderlich	9	17, 20, 23, 33, 37, 38, 41, 42, 48
204	...mich von ihr/ihm nicht verstanden	7	2, 4, 10, 13, 21, 34, 45
205	...die therapeut. Arbeit als lästig u. kaum förderlich	7	6, 10, 14, 27, 43, 45, 46
206	...deren Fragen als zudringlich empfunden	4	5, 36, 40, 50
207	...die Beziehung zu ihr/ihm als wichtig	2	1, 27
208	...die Trennung als angenehm	2	2, 6
209	...sie/ihn als Respektsperson	2	11, 26
210	...den Therapeutenwechsel als sehr unangenehm	2	23, 50
211	...ihr Verhalten als fair	1	15
212	...Dankbarkeit	1	26
213	...ihn als zuwenig gelassen	1	31
214	**Im Verhältnis zu den Mitpatienten empfand ich** ...mich häufig gestört durch deren Eigenheiten	24	4, 7, 8, 9, 11, 13, 16, 17, 18, 19, 20, 30, 31, 33, 34, 35, 36, 39, 42, 45, 46, 47, 48, 50

215	...die Trennung als nicht leicht	15	5, 7, 17, 20, 21, 25, 33, 37, 38, 39, 40, 41, 44, 46, 49
216	...sie oft als bedrohlich	9	1, 3, 8, 10, 13, 15, 35, 44, 46
217	...mit ihnen eine gute Gemeinschaft	8	5, 9, 20, 29, 33, 35, 46, 47
218	...viel Spaß zusammen mit ihnen	5	9, 24, 25, 43, 45
219	...zu ihnen z.T. tiefe, haltgebende Freundschaft	5	21, 22, 25, 45, 46
220	...sie oft als rücksichtslos	4	2, 13, 30, 35
221	...oft Eifersucht ihnen gegenüber	3	4, 13, 31
222	...ernsthafte Unterhaltungen als förderlich für mich	2	25, 37
223	**Im Verhältnis zu anderen Mitarbeitern der Klinik empfand ich** ...ein kumpelhaftes Verhältnis zu Putzfrau u. Hausmeister	4	25, 29, 32, 34
224	...einen Oberarzt als geringschätzig und rücksichtslos	2	36, 45
225	...die Körpertherapeutin als unsensibel und bedrängend	2	46, 47
226	...die Ärztevisiten als beängstigend	2	39, 44
227	...Dankbarkeit gegenüber den anderen Therapeuten	1	**5**
228	...die Oberärzte als unfähig gegenüber den Problemen der Station	1	13
229	...die Trennung vom Lehrer als schwierig	1	35
230	...einen bestimmten Stationsarzt als abstoßend	1	50
231	**Im Verlauf der Beziehungen zu den Betreuern habe ich...(gemacht)** ...meine tiefsten Empfindungen vor ihnen verborgen gehalten	6	2, 3, 21, 34, 35, 45
232	...mich manchmal von allen zurückgezogen	5	31, 32, 41, 47, 48
233	...ein zu enges Vertrauensverhältnis zu ihnen vermieden	4	2, 4, 5, 45
234	...ein gutes Verhältnis durch körperliche Nähe ausgedrückt	3	4, 41, 45
235	...die Beziehung zu ihnen der zum Psychotherapeuten vorgezogen	3	5, 10, 46
236	...mich auch etwas verliebt	2	6, 47
237	...negative Erfahrungen gerne verdrängt	2	6, 19
238	...oft den Einzelkontakt gesucht	2	14, 31
239	...das Bedürfnis nach Nähe oft nicht äußern gekonnt	1	4
240	...in Grenzüberschreitungen Abenteuer gesucht	1	5
241	...einen ähnlichen Berufswunsch gefaßt	1	6
242	...zu ihnen stets ein gutes Verhältnis gesucht	1	13
243	...ungern im Einzelkontakt Gespräche geführt	1	19
244	...mit ihnen erstmals über bestimmte Dinge gesprochen	1	23
245	...mir den ersten Eindruck über die Sprechweise gemacht	1	25
246	...mir allgemein mehr Beachtung gewünscht	1	26
247	...einiges nur durch mein Verhalten zum Ausdruck bringen können	1	45
248	...oft nur nach inneren Eingebungen gehandelt	1	48
249	**Im Verlauf der Beziehungen zur/zum Psychotherapeut/in habe ich...(gemacht)** ...meist keine Bereitschaft zu therapeutischen Gesprächen gehabt	7	2, 3, 19, 39, 46, 49, 50
250	...vieles absichtlich verschwiegen	4	5, 13, 41, 45
251	...durch die Gespräche mit ihr/ihm viel gelernt	4	15, 23, 28, 36
252	...große Nähe vermieden	2	8, 45
253	...zuerst ungern Gespräche geführt	2	22, 25

254	...schlechte Laune gelegentlich an ihm abgelassen	1	3
255	...seine Fragen stets vorausgeahnt	1	5
256	...Streit anschl. rasch verdrängt	1	6
257	...die Gespräche mit ihm schon vorbereitet	1	26
258	...ihn versucht zu durchschauen	1	34
259	...ihr nach dem Munde geredet	1	45
260	...durch Verhalten Zeichen gesetzt	1	45
261	**Im Verlauf der Beziehungen zu den Mitpatienten habe ich ...(gemacht)** ...mir gegenüber ihnen eine Privatsphäre freigehalten	13	3, 13, 16, 19, 20, 30, 32, 39, 41, 45, 46, 47, 48
262	...eine Liebesbeziehung gehabt	8	3, 10, 21, 25, 26, 29, 33, 40
263	...mit ihnen über meine Probleme geredet	4	20, 42, 43, 45
264	...mich persönlich durchsetzen gemußt	3	3, 25, 33
265	...mit ihnen gegenüber den Betreuern zusammengehalten	3	9, 45, 50
266	...viele gemeinsame Aktivitäten gehabt	3	9, 17, 26
267	...sie zu korrektem Verhalten beeinflußt	3	11, 22, 33
268	...ihnen gegenüber anfangs zurückgezogen	3	27, 36, 43
269	...mit ihnen gerne verbotene Dinge getan	2	3, 50
270	...einige zuerst falsch eingeschätzt	2	3, 36
271	...durch Privilegien Neid erzeugt	1	8
272	**Im Verlauf meiner Beziehung zu den Betreuern haben sie ...(gemacht)** ...selten einen Einzelkontakt ermöglicht	4	6, 10, 12, 36
273	...mich zuwenig respektiert	2	35, 36
274	...mich zur Anpassung an die Mitpatienten gedrängt	1	2
275	...mich am Verdrängen der eigenen Probleme gehindert	1	2
276	...mir wenig Beistand gegeben	1	2
277	...mich vor den Mitpatienten geschützt	1	10
278	...mir in schulischen Dingen sehr geholfen	1	16
279	...bei mir durch das Verbot von Zwangshandlungen Zwangsgedanken erzeugt	1	18
280	...sich teilweise aus Abneigung fern von mir gehalten	1	25
281	...mich durch Gespräche im Einzelkontakt z.T. stark beeinflußt	1	29
282	...mich teilweise in der Beziehung zu den Mitpatienten gestört	1	34
283	...mich teilweise mit ihren Äußerungen verletzt	1	34
284	**Im Verlauf meiner Beziehung zur/zum Psychotherapeut/in hat sie/er...** ...mir durch zurückhaltende Fragestellungen sehr geholfen	2	26, 32
285	...mir schulisch sehr geholfen	1	17
286	...mit mir in den Stunden nicht über Auseinandersetzungen gesprochen	1	20
287	...mich unvermeidlich als krank eingestuft	1	34
288	**Im Verlauf meiner Beziehung zu den Mitpatienten haben sie mich sehr stark geärgert**	1	35
289	**Im Verlauf meiner Beziehung zu anderen Mitarbeitern hat...(der/die gemacht)** ...der Lehrer zuwenig Unterricht gemacht und sich nur mit uns unterhalten	4	36, 31, 37, 42

290	...die Beschäftigungstherapeutin mich gut gefördert	2	48, 50
291	...die Mototherapeutin mir gute Übungen gezeigt	1	46
	Sonstige Aussagen mit Beziehungsaspekt:		
292	Habe den Aufenthalt dort eher als ein Spiel denn als Therapie empfunden	1	4
293	Die Station konnte für mich das Zuhause und die Familie ersetzen	1	4
294	Die Gespräche im Einzelkontakt haben meine Selbstbeobachtung gefördert	1	29
295	In Gesprächen war weniger der Inhalt als das Sprechen an sich wichtig	1	29
296	Die Wirksamkeit der Stunden hing von der Persönlichkeit des Therapeuten ab	1	41
297	Die meisten Lerninhalte im Kontakt mit den Mitarbeitern habe ich eher unreflektiert verinnerlicht	1	50

Ergebnisse in Spalte 8 der Gesamttabelle - zu Frage 3:

Welche wichtigen Lernerfahrungen hat die Person auf der Station gemacht?

298	**Im Verlauf des Aufenthaltes auf der Station habe ich gelernt,** ...mich mit anderen Menschen (verbal) besser auseinanderzusetzen	26	1, 4, 6, 9, 10, 11, 13, 19, 20, 22, 23, 24, 26, 27, 31, 33, 35, 36, 37, 43, 45, 46, 47, 48, 49, 50
299	...rücksichtsvoller mit meinen eigenen Aggressionen umzugehen (sie besser zu beherrschen)	16	1, 3, 5, 8, 12, 14, 15, 17, 18, 19, 23, 24, 32, 33, 37, 38
300	...mich selbständiger und selbstbestimmter zu verhalten	16	3, 8, 10, 13, 18, 19, 25, 26, 31, 34, 39, 40, 43, 44, 47, 50
301	...besser mit anderen Menschen umzugehen und auszukommen	16	6, 10, 14, 16, 20, 26, 29, 31, 33, 36, 37, 41, 43, 46, 47, 50
302	...mich anderen gegenüber mehr zu öffnen	16	9, 14, 20, 22, 24, 25, 27, 29, 31, 33, 41, 43, 45, 46, 47, 48
303	...persönliche Auseinandersetzungen und Streit von anderen besser zu ertragen	15	2, 8, 9, 16, 22, 26, 27, 29, 36, 37, 40, 45, 46, 48, 49
304	...mich mit mir selbst über etwas auseinanderzusetzen (konstruktiv nachzudenken)	15	11, 18, 20, 23, 26, 28, 29, 31, 34, 35, 36, 44, 46, 47, 50
305	...andere Menschen mit ihren Problemen besser zu verstehen und zu akzeptieren	15	2, 3, 5,10, 11, 14, 16, 18, 20, 35, 36, 41, 42, 43, 48
306	...mich bewußter und planvoller zu verhalten	13	4, **5**, 8, 13, 17, 18, 19, 26, 34, 40, 46, 47, 50
307	...feste Regeln des Zusammenlebens als sinnvoll anzusehen	11	5, 3, 7, 9, 16, 19, 25, 32, 33, 48, 50
308	...selbständig Probleme und Konflikte zu bearbeiten	11	6, 23, **25**, 26, 29, 40, 43, 46, 47, 49, 50
309	...mich selbst besser zu akzeptieren	11	10, 22, 25, 26, 27, 29, 32, 39, 40, 43, 45
310	...mich ernsthaft zu unterhalten	10	11, 14, 22, 24, 25, 29, 33, 36, 39, 43
311	...die konsequente Beachtung von Regeln des Zusammenlebens	9	1, 5, 13, 22, 25, 35, 36, 38, 50
312	...mich lebenspraktisch besser zu verhalten	7	1, 7, 8, 10, 32, 38, 47
313	...mit meinen Problemen besser umzugehen	7	10, 14, 28, 29, 32, 36, 40
314	...gegenüber anderen freundlicher und rücksichtsvoller zu sein	7	11, 12, 15, 17, 26, 36, 48
315	...mehr Lebensfreude zu entwickeln	7	17, 20, 27, 39, 40, 46, 47
316	...meine persönlichen Bedürfnisse besser zu erkennen und zu äußern	6	4, 25, 27, 29, 41, 45
317	...mich selbst zu beobachten	6	5, 18, 25, 28, 44, 45
318	...über das Leben und die Zukunft nachzudenken	6	6, 18, 19, 25, 29, 31
319	...eine andere Lebenseinstellung zu finden	6	8, 19, 23, 25, 39, 50
320	...mehr auf andere Menschen zuzugehen	6	9, 29, 33, 37, 40, 46
321	...mich selbst besser zu verstehen und einzuschätzen	6	22, 28, 29, 35, 43, 44
322	...anderen Menschen gegenüber respektvoller zu sein	5	5, 6, 9, 24, 35
323	...Spaß an kreativen Fähigkeiten zu entwickeln	5	6, 9, 10, 30, 45
324	...unabhängig vom eigenen Zuhause zu werden	4	1, 18, 26, 32
325	...mehr Vertrauen gegenüber Fremden zu fassen	4	2, 19, 41, 48
326	...gemachte Erfahrungen hinterher zu verarbeiten	4	5, 18, 26, 50
327	...für andere Menschen zugänglicher zu werden	4	6, 13, 19, 48
328	...mehr auf mich selbst zu vertrauen	4	29, 27, 40, 50
329	...neue Interessen zu entwickeln	4	29, 41, 45, 47
330	...die Mitarbeiter als Helfer anzusehen	3	3, 6, 45
331	...Auseinandersetzungen mit anderen als sinnvoll zu empfinden	3	4, 31, 48
332	...mich besser alleine zu beschäftigen	3	4, 5, 31
333	...auf Körperpflege zu achten	3	5, 33, 39

334	...mit dem anderen Geschlecht (Mädchen/Jungen) besser umzugehen	3	5, 10, 43
335	...Verantwortung für etwas zu übernehmen	3	11, 43, 49
336	...ein Bewußtsein für seelisches Kranksein zu entwickeln	2	2, 41
337	...mich selbst für die Schule zu motivieren	2	2, 17
338	...die Absichten des Therapeuten zu verstehen	2	5, 45
339	...besser Freunde zu gewinnen	2	8, 9
340	...anderen besser zuzuhören	2	9, 18
341	...wie man Erzieher austrickst	1	2
342	...das eigene Zuhause wertzuschätzen	1	3
343	...Traurigkeit und Tröstung zuzulassen	1	4
344	...mich humorvoller zu verhalten	1	4
345	...mir ein besseres Bild von der Realität zu bilden	1	5
346	...mit ständig wechselnden Bezugspersonen auszukommen	1	6
347	...Bestrafung/Begrenzung als sinnvoll zu empfinden	1	7
348	...mich besser auf etwas zu konzentrieren	1	17
349	...Tagebuch zu schreiben	1	18
350	...bei Schwierigkeiten nicht aufzugeben	1	20
351	...mit menschlichen Trennungen besser umzugehen	1	22
352	**Viele wichtige Persönlichkeitsveränderungen ergaben sich bei mir erst nach dem Aufenthalt**	1	6

Ergebnisse in Spalte 9 der Gesamttabelle - zu Frage 4a:

Welche Aussagen macht die Person zur Dauer ihres Aufenthaltes?

353	**Erst nach einer Eingewöhnungszeit von...(in Klammern) Monaten waren ausreichend Vertrauen und dadurch wichtige Erfahrungen möglich**	17	5(4Mo), 6(4Mo), 9(9), 10(1), 12(12), 16(2), 17, 18(7), 25(3), 27(3), 28(7), 32, 37, 40, 43(½), 47(6), 48(4)
354	Die Aufenthaltsdauer war angemessen an meine dort vollzogene Entwicklung	14	2, 5, 13, 18, 19, 28, 31, 32, 34, 36, 37, 39, 44, 50
355	Die Aufenthaltsdauer hätte für angemessene Erfahrungen länger sein müssen	10	4, 6, 10, 16, 21, 23, 24, 29, 45, 48, 49
356	Bei noch früherer Entlassung hätte ich meine problematischen Verhaltensweisen bald wieder angenommen	10	6, 15, 18, 19, **20**, 24, 25, 29, 47, 50
357	Die Aufenthaltsdauer hätte nicht so lange sein müssen	8	7, 9, 11, 14, 25, 27, 40, 43
358	Die volle Länge des Aufenthalts war wichtig für meine Entwicklungsfortschritte	6	1, 3, 12, 17, 26, 47
359	Noch frühere Entlassung hätte bei mir zu schweren psychischen Problemen geführt	3	6, 15, 45
360	Ich hätte viel früher entlassen werden können	3	8, 41, 42
361	Ein zu langer Aufenthalt wäre einschränkend für meine Entwicklungsmöglichkeiten gewesen	2	5, 46
362	Ich hätte weitere 3 Monate gebraucht	1	16
363	Meine Entlassung war zu plötzlich und unvorbereitet	1	2
364	Noch frühere Entlassung hätte zu Drogenabhängigkeit geführt	1	6
365	Eine gute Beziehung zu mir selbst bekam ich erst nach 12 Monaten	1	10

Aussagen aus Spalte 9 der Gesamttabelle - zu Frage 4b:

Welche Aussagen macht die Person zur damaligen Perspektive ihres Aufenthalts?

366	**Habe zu Anfang nur schlechte Erwartungen (pessimistische Perspektive) gehabt**	20	10, 17, 18, 20, 21, 22, 24, 25, 26, 27, 28, 37, 38, 41, 43, 44, 45, 47, 48, 49
367	Habe anfangs kein Interesse an konkreter Perspektive gehabt	16	4, 5, 9, 12, 15, 19, 23, 29, 30, 32, 33, 38, 39, 41, 43, 46, 50
368	Habe im Laufe des Aufenthaltes konkretere und hoffnungsvollere Perspektive bekommen	14	8, 11, 14, 16, 18, 19, 20, 21, 24, 28, 29, 37, 44, 45
369	Habe anfangs eher hoffnungsvolle Perspektive gehabt	10	9, 13, 16, 31, 34, 35, 36, 39, 40, 42
370	Habe mit sinkendem Problemdruck und zunehmend besserer Motivation eine hoffnungsvollere Perspektive bekommen	8	6, 10, 25, 26, 27, 33, 47, 48
371	Meine Perspektive ist im Laufe des Aufenthaltes negativer geworden	2	34, 35

Aufstellung der 23 am häufigsten gemachten Aussagen:

107	**Im Verlauf der Beziehungen zu den Betreuern der Station habe ich ein gutes (entwicklungsförderndes) Vertrauensverhältnis bekommen durch** ...Gespräche und Aktivitäten im Einzelkontakt	39	3, 7, 8, 9, 10, 11, 12, 13, 15, 16, 17, 18, 19, 20, 21, 22, 23, 24, 26, 27, 28, 29, 31, 32, 33, 35, 37, 38, 39, 40, 41, 42, 43, 45, 46, 47, 48, 49, 50
108	...gemeinsame Aktivitäten und Erlebnisse	32	2, 6, 7, 8, 10, 12, 13, 14, 16, 17, 19, 20, 22, 25, 26, 27, 28, 33, 35, 36, 37, 38, 39, 42, 43, 44, 45, 46, 47, 48, 49, 50
176	Im Verhältnis zu den Betreuern der Station empfand ich deren Regeln weitgehend als sinnvoll	28	6, 10, 12, 14, 15, 16, 17, 18, 20, 21, 22, 26, 27, 28, 29, 31, 32, 34, 35, 36, 37, 40, 41, 43, 44, 45, 46, 48
298	Im Verlauf des Aufenthaltes auf der Station habe ich gelernt, mich mit anderen Menschen (verbal) besser auseinanderzusetzen	26	1, 4, 6, 9, 10, 11, 13, 19, 20, 22, 23, 24, 26, 27, 31, 33, 35, 36, 37, 43, 45, 46, 47, 48, 49, 50
214	Im Verhältnis zu den Mitpatienten empfand ich mich häufig gestört durch deren Eigenheiten	24	4, 7, 8, 9, 11, 13, 16, 17, 18, 19, 20, 30, 31, 33, 34, 35, 36, 39, 42, 45, 46, 47, 48, 50
109	**Im Verlauf der Beziehungen zu den Betreuern der Station habe ich ein gutes (entwicklungsförderndes) Vertrauensverhältnis bekommen durch** ...deren Bereitschaft zu Gesprächen und zum Zuhören	23	2, 3, 5, 6, 9, 11, 12, 13, 14, 16, 18, 20, 22, 24, 25, 34, 40, 41, 42, 43, 46, 47, 48
110	...deren Freundlichkeit, Hilfsbereitschaft und gute Laune	23	3, 5, 6, 7, 10, 12, 15, **20**, 22, 23, 24, 25, 26, 28, 33, 38, 40, 42, 43, 44, 45, 48, 49
177	Im Verhältnis zu den Betreuern der Station empfand ich die Trennung von ihnen als nicht leicht	22	2, 4, 5, 7, 10, 14, 15, 18, 20, 21, 22, 25, 29, 33, 36, 37, 38, 40, 41, 44, 46, 49
111	Im Verlauf der Beziehungen zu den Betreuern der Station habe ich ein gutes (entwicklungsförderndes) Vertrauensverhältnis bekommen durch ausführliche, vertrauliche Gespräche	21	2, 6, 7, 12, 14, 15, 16, 17, 18, 21, 22, 25, 29, 35, 40, 43, 45, 46, 47, 48, 49
366	Habe zu Anfang nur schlechte Erwartungen (pessimistische Perspektive) gehabt	20	10, 17, 18, 20, 21, 22, 24, 25, 26, 27, 28, 37, 38, 41, 43, 44, 45, 47, 48, 49
67	Auseinandersetzungen: - Während des Stationsalltags gab es üblicherweise häufig Konflikte zwischen Patienten und Betreuern	18	18, 19, 21, 22, 24, 25, 26, 29, 33, 34, 37, 38, 41, 42, 46, 47, 49, 50
353	Erst nach einer Eingewöhnungszeit von...(in Klammern) Monaten waren ausreichend Vertrauen und dadurch wichtige Erfahrungen möglich	17	5(4Mo), 6(4Mo), 9(9), 10(1), 12(12), 16(2), 17, 18(7), 25(3), 27(3), 28(7), 32, 37, 40, 43(½), 47(6), 48(4)

112	Im Verlauf der Beziehungen zu den Betreuern der Station habe ich ein gutes (entwicklungsförderndes) Vertrauensverhältnis bekommen durch deren tolerantes oder unkonventionelles Verhalten	16	3, 5, 10, 11, 18, 24, 25, 29, 30, 32, 33, 39, 36, 42, 48, 49, 50
299	**Im Verlauf des Aufenthaltes auf der Station habe ich gelernt,** rücksichtsvoller mit meinen eigenen Aggressionen umzugehen (sie besser zu beherrschen)	16	1, 3, 5, 8, 12, 14, 15, 17, 18, 19, 23, 24, 32, 33, 37, 38
300	...mich selbständiger und selbstbestimmter zu verhalten	16	3, 8, 10, 13, 18, 19, 25, 26, 31, 34, 39, 40, 43, 44, 47, 50
301	...besser mit anderen Menschen umzugehen und auszukommen	16	6, 10, 14, 16, 20, 26, 29, 31, 33, 36, 37, 41, 43, 46, 47, 50
302	...mich anderen gegenüber mehr zu öffnen	16	9, 14, 20, 22, 24, 25, 27, 29, 31, 33, 41, 43, 45, 46, 47, 48
367	Habe anfangs kein Interesse an konkreter Perspektive gehabt	16	4, 5, 9, 12, 15, 19, 23, 29, 30, 32, 33, 38, 39, 41, 43, 46, 50
178	Im Verhältnis zu den Betreuern der Station empfand ich manche deren Regeln als schwer zu ertragen	15	1, 2, 8, 11, 18, 19, 23, 24, 30, 33, 38, 39, 47, 48, 50
215	Im Verhältnis zu den Mitpatienten empfand ich die Trennung als nicht leicht	15	5, 7, 17, 20, 21, 25, 33, 37, 38, 39, 40, 41, 44, 46, 49
303	**Im Verlauf des Aufenthaltes auf der Station habe ich gelernt,** ...persönliche Auseinandersetzungen und den Streit anderer Menschen besser zu ertragen	15	2, 8, 9, 16, 22, 26, 27, 29, 36, 37, 40, 45, 46, 48, 49
304	...mich mit mir selbst über etwas auseinanderzusetzen (konstruktiv nachzudenken)	15	11, 18, 20, 23, 26, 28, 29, 31, 34, 35, 36, 44, 46, 47, 50
305	...andere Menschen mit ihren Problemen besser zu verstehen und zu akzeptieren	15	2, 3, 5,10, 11, 14, 16, 18, 20, 35, 36, 41, 42, 43, 48

4.3. Ergebnisse und Schlußfolgerungen

Was die Ergebnisse dieser Studie betrifft - es sind allesamt subjektive Aussagen der ehemaligen Patienten. Für allgemeine Aussagen darüber, wie der Klinikaufenthalt ihnen geholfen hat oder nicht, sind die Befragten wenig kompetent - kompetent sind sie aber für ihre Gefühle, die sie damals gehabt haben, und die ihnen noch heute eine Differenzierung erlauben über förderliche und weniger förderliche Aspekte der Behandlung. Bezüglich der Subjektivität der Aussagen muß folgendes bedacht werden: In der Sprache als Bedeutungsträger gibt es keine Objektivität, obwohl bestimmte Bedeutungsinhalte, wie z.B. Begriffsdefinitionen, objektiviert und gesellschaftlich vereinbart sind. Wenn wir also wissen wollen, auf welche Weise Reifungsschritte der psychischen Struktur der Patienten vor sich gehen, und dies aus begründeten Überlegungen *nicht* von äußeren Zeichen (z.B. Fremdeinschätzungen unabhängiger Rater oder Verhaltensbeschreibungen) ableiten wollen, sondern von den sprachlichen Zeichen der subjektiven Äußerungen der Interviewten, dann stoßen wir auf das Bedeutungsproblem (siehe auch unter 4.2.3.). Was ist gemeint mit den formulierten Inhalten der höchst subjektiven Aussagen? Haben sie auch wirklich jene Inhalte benannt und definiert, durch die sie z.B. bei der Identifizierung mit Mitarbeitern innerlich beeindruckt ("verstört") wurden? Die Klärung dieser Fragen käme man näher, würde man durch ein aufwendiges Verfahren den Kontext des jeweiligen Interviews danach durchleuchten, welche subjektive Bedeutung der Interviewte mit bestimmten Formulierungen verbindet. Doch selbst nach einer solchen "Übersetzung" in unsere gemeinsam erprobte Fachsprache (noch nicht: Umgangssprache) gäbe es noch viele Möglichkeiten, wie der Rezipient der Ergebnisse diese "versteht" und zum Umgang mit ihnen motiviert ist. Ich denke, wir müssen uns auf die bekannte Unwägbarkeit der Sprache einlassen. Hilfreich für den Rezipienten ist dazu eine Berufserfahrung in dem beschriebenen Arbeitsbereich; sie ermöglicht u.U. ein Gefühl für "stimmige" Beschreibungen, welches noch am ehesten dabei helfen kann, sich in der Komplexität möglicher Bedeutungen zurechtzufinden. Die Unterschiedlichkeit beispielsweise der Diagnosen und Krankengeschichten ist recht groß, die Gesamtmenge der erhobenen Daten sehr umfangreich, und erkennbar (in den Interviewtexten) sind Spuren von mehr oder weniger überwundenen Störungen der Symbolisierungsfähigkeit (vgl. Teil III dieser Arbeit). Mithin gibt sich die Subjektivität der Aussagen der ehemaligen Patienten als schwer zu operationalisierende Einflußgröße. Aber auch etwa in standardisierten Fragebögen bekommt man nur subjektive Aussagen. Alternative Zugänge zum hiesigen Forschungsgegenstand erschienen mir keineswegs erfolgsversprechender.

Die relativ große Diversität der Aussagen brachte es mit sich, daß oft nur ein oder zwei Personen hinter einer Aussage stehen. So mochte ich zur argumentativen Interpretation der Aussagen solche mit drei oder weniger Zählern nicht heranziehen. Andererseits bedeutet es bereits eine Leistung für viele der Befragten, überhaupt zu relativ zahlreichen Aspekten und Themen etwas gesagt zu haben. Sie hätten ohne den anregenden Verlauf des Interviews an solche Einzelheiten oder Kategorien wohl kaum gedacht. Nichtsdestoweniger konnten sie zu vielen Aspekten nichts sagen, und man kann die Anzahl der Zähler hinter den einzelnen Aussagen nicht immer auf 50 (Gesamtzahl) hochrechnen. Wenn beispielsweise 39 Zähler hinter einer Aussage (107) stehen, dann ist das vergleichsweise eine enorme Übereinstimmung bzw. Einstimmigkeit, welche ihr große Bedeutung verleiht.

Die Ergebnisse der Auswertung lassen sich einerseits anhand von Ergebniskriterien einordnen, die Wertungen und den Wertewandel beschreiben (z.B. Lernerfahrungen, Determinanten für oder gegen vertrauensvolle Beziehungen zu anderen). Andererseits lassen sich Prozeßkriterien bilden, die angeben, wie die Veränderungen herbeigeführt und begründet werden (z.B. beschriebene Verhaltensweisen oder Zusammenhänge wie zwischen Aufenthaltsdauer und Entwicklungsfortschritten). Zur Interpretation herangezogen habe ich bewußt nur die Spalten 6 bis 9 der Gesamttabelle, die die unmittelbaren Aussagen der Befragten wiedergeben. Spalte 5, die die Angaben zur Katamnese enthält, hat m.E. mehr Informationswert, weil die Angaben nicht systematisch und standardisiert erfragt wurden, weil sie häufig undifferenzierte und kurzfristige Lebenssituationen beschreiben, und diese Beschreibungen darüber hinaus möglicherweise durch die (beispielsweise mit Enthusiasmus aufgeladene) Gesprächssituation in ihrem gefühlsmäßigen Bedeutungsgehalt verzerrt sind. Spalte 4 ist nach meiner Einschätzung wenig geeignet zur Interpretation, da die Daten - abgesehen von der Diagnose - von mir aus der umfangreichen Akte herausgeschrieben wurden. Hier gab es eine große Uneinheitlichkeit bei der Dokumentation durch die Therapeuten und Stationsmitarbeiter, so daß die Entnahme und Zusammenfassung der jeweiligen Informationen durch mich (in Kenntnis des Interviews) selbst schon einer unfreiwillig interpretativen Auswahl unterliegt.

Gemäß der spezifischen Fachliteratur und auch gemäß den Erzählungen der ehemaligen Patienten läßt sich der Gesamterlebnisraum der Klinik in einen "Realitätsraum", in dem sich das alltägliche, nicht explizit therapeutische Miteinander der Patienten, Betreuer und anderen Mitarbeiter abspielt, und einen "Therapieraum" mit analytisch-therapeutischer Einzeltherapie einteilen. Inwiefern läßt sich eine differenzierte Wertigkeit des Realitätsraums, als Raum für die Beziehungen zu den Betreuern, gegenüber dem Therapieraum erkennen? Einen Hinweis darauf gibt allein schon die Menge der erinnerten Beziehungen. *Die 10 meist genannten Aussagen beziehen sich auf den Realitätsraum. Im Vergleich zum Therapieraum war er offensichtlich der Mittelpunkt des Erlebens und Lernens in der Klinik, der sich in erster Linie am Stationsleben festmachte.* Hier waren die häufigsten und - geht man vom Modell des Lernens über Prozesse der Identifizierung aus - wichtigsten genannten Erfahrungen die Determinanten für gute oder weniger gute Beziehungen zu den Betreuern. Eine Prämisse ist dabei, daß vor allem ein gutes Vertrauen als Voraussetzung für Nähe in der Beziehung, für Identifizierung und Einsicht gesehen wird. Die hauptsächlich förderliche Wirkung auf die Entwicklung der Patienten hatte offenbar der stationäre Rahmen, weniger die Psychotherapie. Viele der Befragten hatten ein nur wenig von Sympathie und Vertrauen getragenes Verhältnis zum Psychotherapeuten, was aber voll durch den stationären Rahmen aufgefangen wurde. Spezifische Würdigungen des Realitätsraumes sprechen aus folgenden Aussagen:

- (Nr. 107, 39 Zähler),
- (Nr. 108, 32 Zähler) ... Aktivitäten und Erlebnisse förderlich
- (Nr. 118, 7 Zähler) ... Freundschaftliche, gleichberechtigte Art des Umgangs der Betreuer
- (Nr. 119, 6 Zähler) ... Mitmachen von Albernheiten
- (Nr. 122, 6 Zähler) ... Ständige Verfügbarkeit
- (Nr. 167, 5 Zähler) ... Unfreiwilligkeit der Psychotherapiestunden
- (Nr. 179, 10 Zähler) ... Besondere Nähe zu bestimmtem, *ausgewähltem* Betreuer
- (Nr. 180, 8 Zähler) ... Bestimmte, *ausgewählte* Betreuer als Mutter- / Vaterfigur
- (Nr. 187, 4 Zähler) ... Anregung zu Aktivitäten
- (Nr. 201, 14 Zähler) ... Keine Sympathie und Vertrauen zum Psychotherapeuten
- (Nr. 205, 7 Zähler) ... Psychotherapeutische Arbeit lästig und kaum förderlich
- (Nr. 147, 1 Zähler) sowie (Nr. 223, 4 Zähler) ... Gute Beziehung zu *ausgewähltem* Hausmeister oder Putzfrau
- (Nr. 235, 3 Zähler) ... Betreuer-Beziehungen der zum Therapeuten vorgezogen
- (Nr. 249, 7 Zähler) ... Keine Bereitschaft zu therapeutischen Gesprächen
- (Nr. 263, 4 Zähler) ... Mit Mitpatienten über Probleme geredet.

Erstaunlich war - entgegen meiner ursprünglichen Hypothese -, wie vergleichsweise wenig Gewicht der Therapieraum im Empfinden der Befragten hat, obwohl ein wichtiges Kriterium des Realitätsraumes ist, daß man dort über die häufigen Reibungspunkte hinweg kaum anders als natürlich sein kann. Daß man sich dort also nicht verstellen kann, wie viele es im Therapieraum gemacht haben (250,4) (258, 1) (259, 1) oder wie es auch bei einer ambulanten Behandlung möglich ist. Die Unverwechselbarkeit und die Fülle der Reize des Realitätsraumes zwingt den einzelnen zur Auseinandersetzung, z.B. mit den Mitpatienten, durch deren Eigenheiten er sich gestört fühlt (214, 24) oder gegenüber denen er seine Privatsphäre verteidigen muß (261, 13). Aus diesem Grund wirkt auch die ständige Verfügbarkeit der Betreuer besonders angenehm (122, 6), weil sie entlastend und förderlich wirkt für eine verbale Auseinandersetzung mit den gerade gegenwärtigen Empfindungen - Möglichkeiten, die den Patienten in ihrem vorhergehenden Milieu meist nicht zur Verfügung standen. Natürlich ist das Verhältnis zu den Betreuern im Realitätsraum geprägt durch viele kleine und große Auseinandersetzungen um die Regeln des Zusammenlebens (1, 11) (178, 15) (183, 7), dennoch wurden diese Regeln und ihre konsequente Durchsetzung weitgehend als sinnvoll empfunden (176, 28). Wahrscheinlich fungierten Regelmißachtungen der Patienten oft nur als Vehikel für Auseinandersetzungen um Anerkennung und Nähe oder Distanz seitens der Betreuer. Indes erzeugt die große Anzahl positiver Verstärker im Realitätsraum (hier in erster Linie das Verhältnis zu Bezugsmitarbeitern (106, 1) (189, 4), aber auch die

Freundschaft zu Mitpatienten (215, 15) (217, 8) (219, 5) (263, 4)) eine viel größere Bereitschaft, Frustrationen und Auseinandersetzungen zu ertragen, als etwa im Therapieraum. Die Mitarbeiter des Realitätsraumes als zuverlässige, sozial und fair handelnde Menschen waren an sich schon beeindruckend, mit der Folge von Identifizierungen. Besondere, mit Sicherheit identifikatorische Beziehungen dokumentieren folgende Aussagen:

(Nr. 179, 10 Zähler) ... Zu bestimmten Betreuern besondere Nähe
– (Nr. 180, 8 Zähler) ... Bestimmte Betreuer/in wie Mutter bzw. Vater empfunden
– (Nr. 181, 8 Zähler) ... Einige als Vorbilder genommen

Unter allen Lernerfahrungen bilden solche, die für den Realitätsraum spezifisch sind, letztlich ein großes Übergewicht. Es sind die Aussagen mit den Nummern 298 bis 301, 303, 305, 307, 311, 312, 314, 315, 320, 322, 323, 325, 327, 329 bis 335, 337, 339 bis 342, 346, 347. *Daraus resultierend, nehme ich folgendes an: Je weniger differenzierend, also je niedriger das strukturelle Funktionsniveau (und damit das Niveau der Beziehungsfähigkeit), desto mehr ist das Lernen angebunden an die Personen des unmittelbaren und ständigen Beziehungsumfeldes (Station), im Gegensatz zu denen des mittelbaren Beziehungsumfeldes (begrenzte Kontakte zum Psychotherapeuten, Mittel der Psychotherapie, der Vorstellungswelt und der Erinnerung).*

Dem Vertrauensverhältnis zu den Betreuern gelten die meisten Aussagen und die konkretesten Erinnerungen, in positiver wie negativer Hinsicht. Die Determinanten für eine gute Vertrauensbeziehung drehen sich um Gesprächsbereitschaft, Freundlichkeit, Albernheit, gute Laune, Einfühlungsvermögen, aber auch Konsequenz, Fairneß und ständige Verfügbarkeit (107 bis 124). Dabei werden für die Betreuer deutlich mehr positive als negativ erlebte Eigenschaften genannt. In Bezug auf das Vertrauensverhältnis zum Psychotherapeuten halten sich die positiven und negativen Eigenschaften etwa die Waage. Im Vergleich zum Verhältnis zum Psychotherapeuten gibt es hinsichtlich der Betreuer viel mehr Bestimmungen (sowohl an Varianz wie an Zählern), obwohl doch eher bei der Einzeltherapie die Gelegenheit zu einer exklusiven, tiefen Beziehung besteht. Doch eine solch große Tiefe der Beziehung war in den meisten Fällen wohl auch nicht gewünscht. Zwar konnten die Patienten sich den Psychotherapeuten nicht auswählen, wohingegen im Realitätsraum viel mehr Auswahlmöglichkeit bestand, trotzdem gab es auch hier keine exklusiven Beziehungen. Dafür sorgte ein stetiger Wechsel der Diensthabenden und Gespräche, die wenig regelmäßig und exklusiv, sondern eher spontan, begleitet von Aktivitäten und ihnen gleichgestellt waren. *Gemäß den Äußerungen der ehemaligen Patienten war ein inniger Kontakt und eine Tiefe in der Bindung unter den gegebenen Umständen eher möglich und gewünscht in Beiläufigkeit, also bei gemeinsamen Ausflügen und Aktivitäten, bei Albernheiten, Arbeiten, Auseinandersetzungen, kreativen Tätigkeiten, beim Fachsimpeln über Musik oder Fußball, bei organisatorischen Besprechungen und beim Sport.* Wie bereits in der Einleitung angeführt, berichten du Bois et al. (in: Lempp 1990) anläßlich einer ähnlich geartеten Nachuntersuchung von ebensolchen Ergebnissen (S. 16). Als bedeutsam erwies sich die hohe Gewichtung des alltäglichen Realitätsraumes gegenüber regressiven Einzelbeziehungen, die es mit sich brachte, daß die wirksame therapeutische Ansprache sich "gewissermaßen tangential zu einer alltäglichen Beschäftigung" (Lempp) ereignete. Vor allem durch die zwischenmenschlichen Erfahrungen mit den Bezugspersonen im stationären Alltag fühlten die ehemaligen Patienten sich auf die Realität vorbereitet.

Meine ursprüngliche Hypothese zum stationären Beziehungsverlauf ging von einer tiefgehenden Bindung an den Therapieraum (den Einzeltherapeuten) aus, wobei der Patient sich hier zunehmend ablösen und - im Sinne einer Konkurrenzbeziehung oder annäherenden ödipalen Triangulation - stärker an den Realitätsraum anbinden würde. Die so gewonnene Unabhängigkeit und Differenzierungsfähigkeit würde zur Verselbständigung führen. Diese Annahme sehe ich nunmehr als widerlegt an. Sicherlich wird es in einigen Fällen so sein, aber *die Mehrzahl der Aussagen dieser Untersuchung vermittelt das Bild einer gewissen Distanz in den Beziehungen zum Therapeuten wie auch zu den Betreuern (67, 18) (127, 3) (232, 5) (233, 4). Zudringliches Fragen und zu häufiger Einzelkontakt wird teilweise als Negativum genannt.* Hier wurde von Seiten der Patienten und von Seiten der Einrichtung (Dienstbetrieb) Enttäuschungen vorgebeugt, denn die enge, idealisierende Bindung an eine Bezugsperson im Rahmen einer Stationsgemeinschaft birgt die Gefahr der primitiven Idealisierung und der Verwendung des Objekts im Sinne eines Selbstobjekts (Kohut 1973). Die integrativen Aspekte der Teamstruktur (die im übrigen von den Patienten kräftig unterstützt werden), können problematische Reinszenierungen verhindern. Selbstobjekt-Beziehungen enthalten vom Wunsch des Subjekts her die Gefahr der Fusion, sowie von den Bewegungen und Bestrebungen des äußeren Objekts her die Gefahr der Trennung (177, 22) (202, 11).

Herausragend ist auch der Beziehungsaspekt der Echtheit. Bei den Betreuern (112, 16) (117, 7) (119, 6) (126, 4) (151, 7) (188, 4) und auch bei Psychotherapeuten (168, 3) (169, 2) wird Wert auf Ehrlichkeit und eine unverstellte Persönlichkeit gelegt. Konfliktvermeidungen und ein persönliches Sich-Verstellen werden sehr wohl registriert und als schädlich für Vertrauen empfunden.

Die Mitpatienten wurden unterschiedlich, wahrscheinlich ambivalent erlebt. Einerseits gab es gute Vertrauensbeziehungen, Freundschaft und Kameradschaft. Andererseits haben sich viele der ehemaligen Patienten gestört gefühlt durch deren Eigenheiten und Störungen der Beziehungsfähigkeit, so daß sie nicht umhin konnten, sich mit ihnen auseinanderzusetzen. Diese nicht unkomplizierten Beziehungen zu den Mitpatienten stellen ein unabwendbares Movens für die Modifikation der eigenen Beziehungsfähigkeit dar. Aussagen mit positiver Wertung waren:

- (Nr. 215, 15 Zähler) ... Trennung war nicht leicht
- (Nr. 217, 8 Zähler) ... Gute Gemeinschaft
- (Nr. 218, 5 Zähler) ... Viel Spaß zusammen

- (Nr. 219, 5 Zähler) ... Tiefe Freundschaft
- (Nr. 262, 8 Zähler) ... Liebesbeziehung gehabt

Aussagen mit kritischer Wertung :

- (Nr. 214, 24 Zähler) ... Durch deren Eigenheiten gestört
- (Nr. 216, 9 Zähler) ... Oft als bedrohlich empfunden
- (Nr. 220, 4 Zähler) ... Oft als rücksichtslos empfunden
- (Nr. 261, 13 Zähler) ... Privatsphäre freigehalten.

Nach den Aussagen der ehemaligen Patienten zu urteilen, würde ich mit Koller (in: Lempp 1990) feststellen, daß die angemessene Gestaltung des Alltags "das A und O" des psychotherapeutischen Zugangs ist. In Bezug auf die Psychotherapie taucht als positive Beziehungs-Determinante auch "gemeinsame Aktivitäten" auf (137, 4). *Als Arbeitsform hatte die Psychotherapie in den Augen der Befragten keinen hohen Stellenwert, obwohl in diesen Stunden gerade das in Reinform praktiziert wird, was bei den Betreuern und anderen Mitarbeitern als gut und förderlich angesehen wurde, nämlich das Einzelgespräch, nach Wunsch auch eine gemeinsame Aktivität, ein wenig direktives Vertrauensverhältnis seitens des Therapeuten, Einfühlungsvermögen, Geduld, Freundlichkeit usw. Aber diese Aspekte allein bedeuten wohl nur wenig, wenn die Beziehung unter einem gewissen Erfolgsdruck steht und nicht spontan oder gefühlshaft strukturiert ist.* Ungünstig wirkte das ungleichberechtigte Verhältnis zwischen Therapeut und Patient, die nicht mögliche Auswahl des Therapeuten, die gelegentlich genannte mangelnde Echtheit des Therapeuten sowie die möglicherweise auftretende zu große Nähe. Dafür sprechen folgende Aussagen:

- (Nr. 108, 32 Zähler) ... Gemeinsame, wenig strukturierte Aktivitäten und Erlebnisse angenehm und förderlich
- (Nr. 112, 16 Zähler) ... Unkonventionelles Verhalten bei den Betreuern angenehm
- (Nr. 116, 8 Zähler) ... Ausnahmeerlaubnisse der Betreuer angenehm
- (Nr. 117, 7 Zähler) ... Ehrliche, ungeschminkte Meinungsäußerung erwünscht
- (Nr. 118, 7 Zähler) ... Gleichberechtigte, freundschaftliche Art erwünscht
- (Nr. 122, 6 Zähler) ... Ständige Verfügbarkeit erwünscht
- (Nr. 126, 4 Zähler) ... Persönliche Selbsteinbringung erwünscht
- (Nr. 137, 4 Zähler) ... Gemeinsame Aktivitäten erwünscht - eher untypisch für Therapiegespräche
- (Nr. 167, 5 Zähler) ... Unfreiwilligkeit der Psychotherapiestunden
- (Nr. 205, 7 Zähler) ... Therapeutische Arbeit lästig, nutzlos
- (Nr. 249, 7 Zähler) ... Meist keine Bereitschaft zu therapeutischen Gesprächen.

Dagegen nimmt sich die positive Wertung der Psychotherapie eher bescheiden aus:

- (Nr. 135, 5 Zähler) ... Regelmäßige Gespräche gut für Vertrauen
- (Nr. 203, 9 Zähler) ... Psychotherapiestunden waren angenehm und förderlich
- (Nr. 251, 4 Zähler) ... Durch die Gespräche viel gelernt.

Da es im Realitätsraum kaum Ausweich- oder Rückzugsmöglichkeiten gibt, besteht dort ein gewisser Zwang zu Auseinandersetzungen mit anderen. Die häufigsten Auseinandersetzungen mit den Betreuern drehten sich um die Regeln des Zusammenlebens. Es waren insofern Grenzsetzungen (1, 11). Gleichwohl wurden diese Regeln insgesamt als weitgehend sinnvoll erlebt (176, 28), lediglich einige als schwer zu ertragen (178, 15). Das grenzensetzende Handeln der Betreuer - also Kontrollieren, Maßregeln, Bestrafen, Behindern und Diskutieren - wurde jedoch nicht negativ aufgefaßt, sondern im Gegenteil eher positiv:

- (Nr. 26, 12 Zähler) ... Konflikte um Regeleinhaltung nicht als Streit
- (Nr. 27, 12 Zähler) ... Spaß an Auseinandersetzungen mit den Betreuern
- (Nr. 29, 6 Zähler) . ... Konsequente, angemessene Behandlung förderlich
- (Nr. 30, 6 Zähler) ... Begrenzung der wütenden Auseinandersetzungen sehr förderlich
- (Nr. 32, 4 Zähler) ... Streit um Meinungsverschiedenheiten angenehm und förderlich
- (Nr. 114, 9 Zähler) ... Konsequente aber faire Art erwünscht
- (Nr. 183, 7 Zähler) ... Grenzensetzende Behandlung förderlich
- (Nr. 186, 5 Zähler) ... Strenge nicht als unfreundlich empfunden
- (Nr. 289, 4 Zähler) ... Vom Lehrer zu wenig Grenzsetzung

Lediglich eine Aussage (150, 8) spricht sich gegen eine kontrollierende, kleinliche Umgangsweise aus. Alle anderen Anlässe für Auseinandersetzungen drehen sich um innere Bedürfnisse oder Störfaktoren (z.B. Nähe-Distanz-Erleben):

- (Nr. 2, 7 Zähler) ... Innere erregende Konflikte
- (Nr. 3, 5 Zähler) ... Langeweile vertreiben
- (Nr. 4, 3 Zähler) ... Spaß am Ärgern
- (Nr. 5, 2 Zähler) ... Brüche der Kontaktsperre
- (Nr. 6, 1 Zähler) ... Akzeptanz der Mitpatienten
- (Nr. 7, 1 Zähler) ... Erwerb von Zuwendung
- (Nr. 8, 1 Zähler) ... Mangelnder Respekt
- (Nr. 9, 1 Zähler) ... Bedürfnis nach Zurückgezogenheit
- (Nr. 22, 5 Zähler) ... Abreagieren von inneren Konflikten
- (Nr. 23, 1 Zähler) ... Dringende Wünsche
- (Nr. 31, 5 Zähler) ... War der Wut hilflos ausgeliefert
- (Nr. 39, 2 Zähler) ... Blinde Wut auf alle.

Nur wenige erwähnen gedankliche Auseinandersetzungen mit sich selbst (24, 1) (25, 1) (77, 2) (98, 2) (326, 4), obwohl ich die Möglichkeit im Interview aufgezeigt habe. Es sind insgesamt neun Befragte. Alle anderen sprechen nur über interpersonale Auseinandersetzungen. Sie wurden in ganz entscheidendem Maße als Inhalt des Lebens auf der Station erlebt:

- (Nr. 67, 18 Zähler) ... Üblicherweise häufig Konflikte zwischen Patienten und Betreuern
- (Nr. 2, 7 Zähler) ... Innere erregende Konflikte ausgetragen
- (Nr. 3, 5 Zähler) ... Vertreiben von Langeweile durch Auseinandersetzungen
- (Nr. 4, 3 Zähler) ... Spaß am Ärgern
- (Nr. 22, 5 Zähler) ... Abreagieren von inneren Konflikten
- (Nr. 27, 12 Zähler) ... Spaß an Auseinandersetzungen mit Betreuern
- (Nr. 31, 5 Zähler), (Nr. 39, 2 Zähler), (Nr. 70, 6 Zähler) ... Gelegentlich der Wut hilflos ausgeliefert
- (Nr. 32, 4 Zähler) ... Streit um Meinungsverschiedenheiten angenehm
- (Nr. 71, 5 Zähler) ... Mit Provokationen und Wutanfällen reagiert
- (Nr. 72, 5 Zähler) ... Mit Worten gestritten
- (Nr. 73, 5 Zähler) ... Mit bestimmten Betreuern besonders häufig gestritten
- (Nr. 89, 11 Zähler) ... Gelegentlich mit Mitpatienten geprügelt.

Die Aussagen der ehemaligen Patienten decken sich mit den jahrelangen Erfahrungen des Verfassers und bestätigen seine anfängliche Hypothese, daß der Tagesinhalt der Kinder und Jugendlichen auf der Station im wesentlichen gefüllt wird durch kleinere und größere, spielerische und ernsthaftere Auseinandersetzungen mit den Mitarbeitern, den Mitpatienten und mit sich selbst. Im Vergleich zu ambulanter Therapie ist ein stationärer Aufenthalt nicht zuletzt deshalb unverzichtbar, weil interpersonale Auseinandersetzungen als Tagesinhalt nur in einem stationären Umfeld bewältigt werden können. Nur hier besteht eine notwendige "unparteiische Ordnung" bzw. Klarheit in den Umweltverhältnissen. *Nur ein beständiger stationärer Rahmen kann so intensiv zur Auseinandersetzung mit anderen und gleichzeitig mit sich selbst "zwingen", daß die zuvor gelernte Konfliktvermeidung erfolglos wird. Das erzeugt offenbar auch im nachhinein Aktivität und Bedarf in dieser Richtung bei den ehemaligen Patienten. Ein stationärer Aufenthalt* muß *deswegen relativ teuer sein, weil er personalintensiv ist. Denn die Auseinandersetzungen (interpersonal ebenso wie mittels Übertragung oder Identifikation) geschehen mit vertrauten und professionell geschulten Personen. Sie können nicht ersetzt werden durch Medikamentengaben oder Arbeitswerkzeuge. Darüber hinaus müssen genügend von ihnen präsent sein, damit heftige und gruppendynamische Auseinandersetzungen bewältigt werden können und keine zu große Abhängigkeit von einzelnen Bezugspersonen entsteht. Letztlich müssen sie für den Patienten auch lange genug präsent sein, so daß er das nötige Vertrauen zu ihnen aufbauen und das beiderseitige Verhältnis die Auseinandersetzungen "überdauern" kann.*

Wie wurden die interpersonalen Auseinandersetzungen erlebt? Folgende Aussagen geben positive Aspekte wieder:

- (Nr. 26, 12 Zähler) ... Konflikte um Regeleinhaltung nicht als Streit
- (Nr. 4, 3 Zähler), (Nr. 27, 12 Zähler), (Nr. 54, 2 Zähler) ... Spaß am Ärgern und an Auseinandersetzungen mit Betreuern und Mitpatienten
- (Nr. 30, 6 Zähler) ... Begrenzung der wütenden Auseinandersetzungen durch Betreuer förderlich
- (Nr. 32, 4 Zähler) ... Streit um Meinungsverschiedenheiten angenehm und förderlich
- (Nr. 62, 6 Zähler) ... Bewältigte, unangenehme Auseinandersetzungen förderlich
- (Nr. 183, 7 Zähler) ... Konsequente, grenzensetzende Behandlung förderlich

Eine negative Valenz enthalten:

- (Nr. 28, 7 Zähler) ... Nie Spaß an Auseinandersetzungen mit Betreuern
- (Nr. 33, 4 Zähler) ... Starke Streßgefühle bei chaotischen Streitereien zwischen Betreuern und Mitpatienten
- (Nr. 49, 3 Zähler), (Nr. 50, 2 Zähler), (Nr. 51, 2 Zähler), (Nr. 52, 2 Zähler) ... Hilflosigkeit, Bedrohung, Ängstigung, Unwohlsein bei Streit mit Mitpatienten
- (Nr. 63, 6 Zähler) ... Auseinandersetzungen im Allgemeinen körperlich unangenehm.

So gibt es doch insgesamt mehr positive Stellungnahmen zu Konfliktaustragungen, obwohl die Formen der interpersonalen Auseinandersetzungen noch relativ viel Handgreiflichkeiten (89, 11) (70, 6) und eher wenig verbale Mittel enthalten (69, 8) (71, 5) (74, 5) (75, 3) (84, 5) (87, 1) (92, 1) (95, 1) (97, 1). Die Bewältigung dieser Streitereien erfolgt meist rasch, wenn auch oft nur aus Zweckmäßigkeit oder Bequemlichkeit, mit Hilfe des Vergessens. Weiterhin gehört zur Bewältigung von Auseinandersetzungen auch, daß gelernt wurde, zuvor schwierige Trennungen zu vollziehen (177, 22 ... von Betreuern), (202, 11 ... von Therapeuten), (215, 15 ... von den Mitpatienten).

Du Bois et al. (in: Lempp 1990) führen die durch ihre Untersuchung bestätigte Auffassung an, daß krisenhafte Auseinandersetzungen mit den Betreuern der Station höher zu bewerten sind als solche, bei denen die Konfliktaustragung schon frühzeitig durch die Institution unterbunden wurde. Auch in meiner Untersuchung beziehen sich viele wichtige Erinnerungen und die häufigsten, einhelligsten Lernerfahrungen der ehemaligen Patienten auf interpersonale Auseinandersetzungen. Sie haben offenbar den Löwenanteil an den Gemütsbewegungen, also auch an der Entwicklung der Beziehungsfähigkeit und deren Folgen:

- (Nr. 298, 26 Zähler) ... Gelernt, sich besser verbal mit anderen auseinanderzusetzen

- (Nr. 299, 16 Zähler) ... Rücksichtsvoller mit Aggressionen umzugehen
- (Nr. 301, 16 Zähler) ... Besser mit anderen Menschen auszukommen
- (Nr. 303, 15 Zähler) ... Streit von anderen besser zu ertragen
- (Nr. 305, 15 Zähler) ... Andere mit ihren Problemen besser zu akzeptieren
- (Nr. 307, 11 Zähler) ... Feste Regeln des Zusammenlebens als sinnvoll anzusehen
- (Nr. 311, 9 Zähler) ... Konsequente Beachtung von Regeln des Zusammenlebens
- (Nr. 314, 7 Zähler) ... Gegenüber anderen freundlicher und rücksichtsvoller zu sein
- (Nr. 322, 5 Zähler) ... Anderen gegenüber respektvoller zu sein
- (Nr. 331, 3 Zähler) ... Auseinandersetzungen mit anderen als sinnvoll zu empfinden
- (Nr. 347, 1 Zähler) ... Bestrafung / Begrenzung als sinnvoll zu empfinden.

Heilender Inhalt der stationären Therapie sind somit die interpersonalen und intrapsychischen Auseinandersetzungen mit den Bezugspersonen, die bewältigt werden. Hier wird ständig die Abgrenzungsfähigkeit geübt. Durch Abgrenzung nach außen kommt es zu einer Stabilisierung (des Innen) des Ich und zu einer Stärkung und dem Aufbau seiner Abwehr- und Anpassungsmechanismen. "Gestaute" bzw. "blockierte" Aggressionen können ausgelebt werden und in eine effektivere Abwehrstruktur fließen. Über die Bewältigung der Auseinandersetzungen wird vor allem auch Kompromißfähigkeit (Verdienst des "Sowohl-als-auch") erworben, welches z.B. auch das Ergebnis der erfolgreichen Bewältigung einer jeden Libidophase ist. Triebenergie kann umgeleitet werden, und so bedeutet der Erwerb der Fähigkeit zum Kompromiß auch einen Aufbau von Sublimierungsfähigkeit.

Lerninhalte in Hinsicht auf die damalige Perspektive der Befragten finden sich z.B. in:

- (Nr. 315, 7 Zähler) ... Gelernt, mehr Lebensfreude zu entwickeln
- (Nr. 318, 6 Zähler) ... Über Leben und Zukunft nachzudenken
- (Nr. 319, 6 Zähler) ... Eine andere Lebenseinstellung zu finden.

Sie treffen zusammen mit den Aussagen, daß viele der Patienten zu Beginn des Aufenthalts kein Interesse an einer Perspektive hatten (367, 16). Sie haben erst in der Klinik gelernt bzw. damit begonnen, sich über die Zukunft Gedanken zu machen (368, 14). Man kann interpretieren, daß aufgrund des anfänglichen Problemdrucks jeder Gedanke an die (wahrscheinlich wenig hoffnungsvollen) Zukunftsaussichten verdrängt wurde. Dafür spricht z.B. die am häufigsten geäußerte Erinnerung, daß sie anfangs nur schlechte Erwartungen hatten (366, 20). Einige bringen das Entstehen einer hoffnungsvolleren Perspektive mit dem sinkenden Problemdruck und besserer Motivation (zum Tagesinhalt des Stationslebens und zur therapeutischen Arbeit) in Zusammenhang. *So nehme ich an, daß - insofern eine gute Zukunftsperspektive zum Handeln und zum eigenen Bemühen (zur Frustrations-*

toleranz) motiviert - auf umgekehrte Weise das fortwährende Bewältigen und Bearbeiten von anstrengenden Problemen den Blick nach vorn mit Inhalt füllt. Die großen und kleinen Erfolge der Gegenwart gestalten die Zuversicht und die Erfolgserwartung für die Zukunft, die zu erleben es sich wiederum lohnt, Anstrengung und Entbehrung zu ertragen. Vielleicht ist es vor allem die mangelnde Fähigkeit zur realistischen Antizipation der Zukunft, die seelische Störungen mit einer solchen Persistenz ausstattet. Eine Konsequenz, die man daraus ziehen könnte, wäre das Bestreben, unbedingt Klärung und Inhalt in die Zukunftsvorstellungen des Patienten zu bringen. Beispielsweise sollte man gleich zu Beginn die Möglichkeiten und den Zweck seines Aufenthaltes aufzeigen, damit er sich realistische Vorstellungen machen und die Mitpatienten und Mitarbeiter entsprechend beurteilen kann. Diese Perspektive in Bezug auf Heimat und Zugehörigkeit (Basisbeziehungen) ist für die kindlichen und jugendlichen Patienten offensichtlich eine sehr wichtige Grundvoraussetzung dafür, in welcher Form und daß sie überhaupt Beziehungen zu neuen Bezugspersonen eingehen können. Eine ganze Reihe der kurzfristig aufgenommenen Patienten in der Kinder- und Jugendpsychiatrie sind sozusagen "Entscheidungsfindungs-Kinder". Sie sind da, weil noch keiner eine Entscheidung fassen konnte oder wollte, wo sie auf längere Sicht bleiben sollen. Beispielsweise befinden sich mitunter Eltern[-teile], Jugendamt, Therapeut, Heim oder Kostenträger in zähen Verhandlungen über Zuständigkeiten, Verantwortung und sowieso das Beste für das Kind, wobei auf es selbst die unklare Perspektive recht beunruhigend wirkt. Die Strategie zur Bewältigung dieser inneren Konflikte und Ängste ist dann nicht selten eine Abkoppelung und Distanzierung von den möglichen neuen Bezugspersonen. Auch die Situation der Kostenerstattung für den Klinikaufenthalt, die über das Fortbestehen oder den Abbruch der geknüpften Beziehungen (und der Beziehungsarbeit) entscheidet, muß berechenbar bleiben, so daß ein Ende der Beziehungen auf der Station perspektivisch auch zu einem guten Ende führen kann. In der Erinnerung des Verfassers finden sich so manche Situationen, in denen die Verlängerung der Kostenübernahme unvorhersehbar und z.T. sogar rückwirkend abgelehnt wurde. Solche Erlebnisse stören nicht nur die Zukunftsperspektive der Patienten sowie ihre Motivation, sich auf Veränderungen einzulassen, sondern ziehen über die abrupte Trennung oft traumatisierende Folgen nach sich.

In Bezug auf die Dauer des Aufenthaltes richtet sich die einhelligst geäußerte Erfahrung auf die Notwendigkeit einer Eingewöhnungszeit (353, 17). Sie dient vor allem zur Vertrauensbildung und dem Einlassen in Beziehung und Beziehungsarbeit. Zudem müssen meist auch die Umfeldbedingungen (z.B. Elternarbeit, spätere Heimunterbringung, Schule, Sorgerecht etc.) sowie die Perspektive für später zunächst geklärt und vereinbart werden. *Erst nach einiger Zeit des Aushaltens von Konflikten und des Aufbauens von Beziehungen entsteht eine Bereitschaft, sich anderen gegenüber zu öffnen, und eine* Lernbereitschaft, *d.h. die Bereitschaft über Internalisierung z.B. die Regeln zu verinnerlichen, die schon von Anfang an an einen herangetragen wurden.* Ein Interviewpartner formulierte das so:

Hm. Also nach den ersten zwei Monaten oder einem Monat, eineinhalb, da ging's dann so langsam mir in 'n Kopf, daß die mir hier wirklich nur helfen wollen. Weil, die ersten eineinhalb Monate oder zwei - die waren ja nur zum Eingewöhnen oder für mich zum Eingewöhnen und dann war das doch hinterher gar nicht mal so schlecht.

Die Zeit der Eingewöhnung wird von Persönlichkeit zu Persönlichkeit anders empfunden. In den Aussagen reichten die Einschätzungen von einem halben bis zu zwölf Monaten. Der Mittelwert beträgt hier 4 1/2 Monate.
Die meisten der ehemaligen Patienten äußerten sich zufrieden mit ihrem mindestens 6-monatigem Aufenthalt. Die Durchschnittsdauer des Aufenthaltes betrug 13 1/2 Monate. Voten für einen längeren Aufenthalt (355, 10) hielten sich mit denen für einen kürzeren Aufenthalt (357, 8) in etwa die Waage. *Von fast allen Interviewten wird die Länge des Aufenthaltes über die Eingewöhnungszeit hinaus in Verbindung gebracht mit Fortschritten in der psychischen Entwicklung bzw. wichtigen Erfahrungen auf der Station*: (324, 4), (354, 14), (355, 10), (356, 10), (358, 6), (359, 3), (361, 2), (364, 1), (365, 1). Hierzu erinnern wir uns, daß sie während des Stationslebens üblicherweise häufig Konflikte und Auseinandersetzungen miterlebten (67, 18) (89, 11), die über ihre Bewältigung in hohem Maße entwicklungsfördernd waren. Daneben wurden von ihnen viele Gespräche, Aktivitäten und Erlebnisse erinnert, die ebenso wirkten. Dadurch gab es also mit zunehmender Länge des Aufenthaltes quantitativ mehr Entwicklungsförderung. Der Qualität der Entwicklungsförderung wirkt u.U. eine "zauberbergische" Einbettung in den Stationsalltag entgegen, die wiederum Konflikte vermeidet - sofern im Stationsalltag überhaupt möglich -, nämlich die Selbständigkeit bei der Auseinandersetzung mit der äußeren Lebenswelt. Doch gerade innerhalb eines Stationslebens, welches durch Auseinandersetzungen und Unruhe geprägt ist, bietet sich dafür nur schwer eine Möglichkeit. Darauf wird bei Kindern und Jugendlichen in aller Regel geachtet. Eine Chronifizierung der problematischen Verhaltensweisen im Sinne einer konfliktvermeidenden Coping-Strategie (Krankheit als Mittel für Beziehungen) ergibt sich m.E. nicht durch das Sich-Einrichten im pädagogischen Milieu, sondern vermittels von häufigen Abbrüchen der Beziehungen durch Wechsel von Bezugspersonen bzw. *unbewältigten Auseinandersetzungen*. Die Vorgeschichte der meisten Patienten gibt darüber ausreichend Aufschluß. *Nach meiner Einschätzung entwickelt sich eine zunehmende Unabhängigkeit des Patienten entlang von stetig neuen Auseinandersetzungen mit den Bezugspersonen seines Lebensumfeldes. Diese andauernden Beziehungen erzeugen eine Bedeutsamkeit der Bezugspersonen, so daß der Prozeß der Entwicklung einer ausreichenden Beziehungsfähigkeit mit ihnen zu Ende geführt werden muß. Er kann nicht unterbrochen und (ggf. ambulant) mit anderen Personen weitergeführt werden. Patienten, die mit einem Drehtür-Effekt immer wieder in Einrichtungen der Beziehungsarbeit (z.B. Kinder- und Jugendpsychiatrie) ein- und ausfahren, werden nicht nur unzugänglich und resistent in ihren Schutzmechanismen, sondern empfinden sich nach mehreren gescheiterten Anläufen als bleibend "krank", als im Leben gescheitert. Sie wählen dann eine entsprechende Berufs- und Lebensperspektive und einen entsprechenden Aufbau des Freundes- und Bekanntenkreises.* Nach Ansicht vieler

der hier Interviewten hätte eine zu frühe Entlassung zu psychischen Problemen und folglich mit großer Wahrscheinlichkeit zur Annahme der ursprünglichen problematischen Verhaltensweisen geführt (356, 10) (359, 3).

Um unnötig lange Aufenthaltszeiten, die es mit Sicherheit auch immer wieder gab, zu vermeiden, stellt sich die Frage, wie die stationäre Behandlungszeit intensiver genutzt werden kann. Hierzu möchte ich aus meinem Erfahrungsbereich auf zwei Aspekte zu sprechen kommen, die das Potential zur Verbesserung in sich tragen.

Die meisten der interviewten ehemaligen Patienten erwähnten eine *Eingewöhnungszeit*, in der ihre Bereitschaft, sich auf die Behandlung einzulassen, herangebildet wurde. Im allgemeinen wird die Zugänglichkeit der kindlichen und jugendlichen Patienten bestimmt durch ihre perspektivische Vorstellung von der kommenden Zeit, durch die Eltern bzw. das Bezugssystem, aus dem sie kommen und in das sie voraussichtlich wieder zurück müssen, durch die Vertrauens- und Identifikationsbeziehungen zu den Mitarbeitern sowie durch ihren individuellen Kokon aus Schutz- und Bewältigungsmechanismen. Oft werden die Patienten erst dann zugänglich, d.h. lassen sich auf die Behandlung und das Stationsleben ein, wenn wesentliche dieser Determinanten geklärt sind. Das kann - organisiert durch den Therapeuten im Rahmen eines definierten Konzepts - früher oder auch erst nach einer längeren Weile geschehen. M. E. kann die Eingewöhnungszeit kürzer sein, wenn von Anfang an intensiv mit den Patienten und dessen Eltern oder Bezugspersonen gearbeitet wird. So läßt sich die Motivationsfindung beschleunigen.

Im Hinblick auf das *Konzept der Zusammenarbeit* auf der Station hat auch die Klinikleitung eine entscheidende Rolle. Kernberg (1992/1976) gibt hierzu einige Hinweise, wie ein gutes Zusammenwirken der Hierarchieebenen Verstörungen von Personal und Patienten vermeiden kann, welche über ein mißgestimmtes Milieu auch die Beziehungsarbeit verzögern:

Die Klinikleitung muß, damit die Kontrollfunktionen der Klinik bezüglich der Grenzen ausgeübt werden können, dem Klinikpersonal ein angemessenes Bild der äußeren Umgebung vermitteln, und sie muß umgekehrt der äußeren Umgebung, mit der sie bei der Erfüllung ihrer Aufgabe zu tun hat, die internen Bedürfnisse der Klinik vermitteln (291) ... Die Klinikverwaltung muß für funktionale (aufgabenorientierte) Leitung sorgen, um eine offene soziale Atmosphäre zu schaffen, die dazu führt, daß der Verwaltungsprozeß selbst Gegenstand der Untersuchung werden kann. Die Normen, Erwartungen und Werte, die der Leiter in seinen Beziehungen zum Personal weitergibt, werden wahrscheinlich ihrerseits vom Personal an die Patienten weitergegeben. Mangelnde Authentizität in den Beziehungen zwischen dem Personal wird ein ähnliches Verhalten in den Beziehungen zwischen den Patienten untereinander und den Beziehungen zwischen Patienten und Personal fördern und legitimieren, besonders in jenen Beziehungen, wo die Ausübung von Autorität eine Rolle spielt" (290).

Anmerkungen

1 Der Ausdruck „signifikant others“ geht auf George Herbert Mead zurück (1934. Mind, Self and Society. Chicago, dt.: 1968)

2 Papadakis, M. (1995). Zur Hölle mit der Realität! Zur Internalisierung des Realitätsprinzips speziell im Hinblick auf das Werk von W. R. Bion. In: Schneider/Seidler (Hg.) (1995), a.a.O., 236-249.

3 Freud, S. (1915). Triebe und Triebschicksale. Zitiert nach W. Trimborn (1995). In: Schneider/Seidler (Hg.) (1995), a.a.O., 181-203.

4 Beland, H. (1995). Stabilität und Veränderbarkeit psychischer Strukturen - systemregulierendes Denken als Realitätstreue oder als Verleugnung (Allmacht). Schneider, G. (1995). Internalisierung und Strukturbildung. In: Schneider/Seidler (Hg.) (1995), a.a.O.

5 Zitiert nach Schneider, G. (1995). In: ibd., 35.

6 Papadakis, M. (1995), a.a.O. In: ibd.

7 Overbeck, A. (1995). Der Triangulierungsprozeß als Grundlage von Symbolbildung und Erkenntnis - diskutiert am Beispiel eines psychoanalytisch-hermeneutisch ausgewerteten Supervisionsprotokolls. In: ibd., 159-180.

8 Rudolf, G. (1995). Diagnostik struktureller Störungen. In: ibd., 313-328.

9 Seidler, G.H. (1995). Narziß, Teiresias und Ödipus: Internalisierungsschritte von der „Interaktionellen Unbewußtheit des Gegenübers“ zur „Verinnerlichung der Urszene“. In: ibd., 95-115.

10 Rudolf, G. (1995), a.a.O. In: ibd., 316f.

11 Rudolf, G. (1995), a.a.O. In: ibd.

12 Beland, H. (1995), a.a.O. In: ibd., 50.

13 Trimborn, W. (1995), a.a.O. In: ibd., 185

14 Trimborn, W. (1995), a.a.O. In: ibd., 181-203.

15 Overbeck, A. (1995), a.a.O. In: ibd., 159-180.

Literaturangaben

Abraham, K. (1924). Versuch einer Entwicklungsgeschichte der Libido aufgrund der Psychoanalyse seel. Störungen. In: Psychoanalytische Studien I. Frankfurt/M. 1971: Fischer, 113-183.

Adler, A. (1907). Studien über die Minderwertigkeit von Organen. Wien.

Aichhorn, A. (1925). Verwahrloste Jugend. Bern/Stuttgart 1969.

Alexander, F. (1951). Psychosomatische Medizin. Grundlagen und Anwendungsgebiete. Berlin 1985.

Alterhoff, G. (1983). Grundlagen klientenzentrierter Beratung. Stuttgart: Kohlhammer 1994.

Arbeitskreis OPD (1996). Operationalisierte Psychodynamische Diagnostik. Bern: Hans Huber.

Argelander, H. (1970). Das Erstinterview in der Psychotherapie. Darmstadt: W.B. 1989.

Argelander, H. (1972). Der Flieger. Frankfurt/M.: Suhrkamp 1985.

Axline, V.M. (1947). Dibs. München. Knaur TB 1982.

Balint, M. (1968). Therapeutische Aspekte der Regression. Die Theorie der Grundstörung. Stuttgart 1970.

Balint, M. (1970). Therapeutische Aspekte der Regression. Die Theorie der Grundstörung. Stuttgart.

Bateson, G. (1972). Ökologie des Geistes. Anthropologische, psychologische, biologische und epistemologische Perspektiven. Frankfurt/M.: Suhrkamp 1981.

Becker, D. (1992). Ohne Hass keine Versöhnung. Freiburg i. Br.: Kore.

Becker, H., H. Lüdeke (1978). Erfahrung mit der stationären Anwendung psychoanalytischer Therapie. Psyche 32, 1-20.

Becker, S. (Hg.)(1991). Psychose und Grenze. Tübingen: edition discord.

Berger, P., T. Luckmann (1966). Die gesellschaftliche Konstruktion der Wirklichkeit. Frankfurt/M.: Fischer TB 1980.

Bettelheim, B. (1977). Die Geburt des Selbst. München.

Biermann, Ch. (1975). Probleme der Beendigung stationärer Psychotherapie. Psychoth. med. Psychol. 25, 149-159.

Bion W.R. (1957). Zur Unterscheidung von psychotischen und nicht-psychotischen Persönlichkeiten. In: Spillius, E.B. (Hg.) (1990/1988), a.a.O., 75-99.

Bion, W.R. (1961). Erfahrungen in Gruppen. Stuttgart: Klett 1971.

Bion, W.R. (1962b). Eine Theorie des Denkens. In: E. Bott Spillius (Hg.) (1988). Melanie Klein Heute. München: Verlag Internationale Psychoanalyse 1990. Bd. 1, 225-235.

Bion, W.R. (1970). Attention and Interpretation. London: Tavistock Publikations.

Bion, W.R. (1977). Seven Servants. New York 1977.

Bischof, N. (1985). Das Rätsel Ödipus. München: Serie Piper 1989.

Bittner, G. (1994). Problemkinder. Zur Psychoanalyse kindl. u. jugendl. Verhaltensauffälligkeiten. Göttingen: Sammlung Vandenhoek.

Blanck, G. und R. (1974). Angewandte Ich-Psychologie. Stuttgart: Klett 1978.

Blanck, G. und R. (1979). Ich-Psychologie II. Stuttgart: Klett-Cotta 1980.

Bollas, Ch. (1987). The Shadow of the Object. Psychoanalysis of the Unthought Known. London: Free Association Books 1994.

Bräutigam, W. (1985). Reaktionen - Neurosen - Abnorme Persönlichkeiten. Stuttgart: Thieme.

Brenner, C. (1979). Praxis der Psychoanalyse. Frankfurt/M.: S. Fischer.

Carus, C. G. (1846). Psyche. Stuttgart: Alfred Kröner1941.

Cecchin, C. (1993). Respektlosigkeit. Heidelberg: Carl Auer 1996.

Ciompi, L. (1982). Affektlogik. Stuttgart: Klett-Cotta 1994.

Cohn, R.C., Farau, F. (1984). Gelebte Geschichte der Psychotherapie. Stuttgart: Klett-Cotta 1995.

Cramer, F., W. Kaempfer (1990). Der Zeitbaum. Grundlegung einer allgemeinen Zeitheorie. In: Der Komet. Frankfurt: Eichborn 1991.

Cremerius, J. (1979a). Die Entwicklung der psychoanalytischen Technik. In: Theorie und Praxis der Psychoanalyse. Fellbach: Bonz, 39-55.

Cremerius, J. (1979b). Gibt es zwei psychoanalytische Techniken? Psyche 33, 577-596.

Dankwardt, J.F. (1976). Stationäre Behandlung. Katamnese und sekundäre Prävention neurotischer Störungen. Nervenarzt 47, 225-231.

de Boor, C., E. Künzler (1963). Die psychosomatische Klinik und ihre Patienten. Stuttgart: Klett.

Denford, J. (1983). Some in-patient groupings and their effects. (Unpublished reprint: Cassel-Hospital).

Denford, J., J. Schachter, N. Temple, P. Kind, R. Rosser (1983). Selection and outcome in in-patient psychotherapy. Brit. J. Med. Psychol. 56, 225-243.

„Der Spiegel" Nr. 17 (1997). 236ff.

Dilthey, W. (1894). Ideen über eine beschreibende und zergliedernde Psychologie. In: Gesammelte Schriften, Bd. 5. Leipzig: Teubner 1924, 139-240.

du Bois et al. (1990). Die Zeit in der Klinik, die Zeit danach - die biographische Bedeutung der stationären Langzeittherapie anhand von drei- bis zehnjährigen Katamnesen. In: Lempp (1990) a.a.O., 196-206.

Eckstaedt, A. (1995). Die Kunst des Anfangs. Frankfurt/M.: Suhrkamp 1991.

Enke, H. (1965a). Bipolare Gruppenpsychotherapie als Möglichkeit psychoanalytischer Arbeit in der stationären Psychotherapie. Z. Psychother. med. Psychol. 15, 116-121.

Enke, H. (1968). Analytisch orientierte stationäre Gruppentherapie und das psychoanalytische Abstinenzprinzip. Gruppenpsychother. Gruppendynamik 1, 28-40.

Enke, H., A. Houben, E. Ferchland, G. Mass, P. Rotas, G.H. Wittig (1964). Gruppenpsychotherapie - ihre Bedeutung für die stationäre Psychotherapie in der inneren Klinik. In: W. Keiderling (Hg.). Beiträge zur inneren Medizin. Stuttgart.

Erikson, E. H. (1950). Kindheit und Gesellschaft. Stuttgart: Klett-Cotta 1992.

Erikson, E.H. (1982). Der vollständige Lebenszyklus. Frankfurt/M.: Suhrkamp 1988.

Ermann, M. (1985). Die Fixierung in der frühen Triangulierung. Forum Psychoanalyse 1, 93-110.

Federn, E. (1991). In: Becker, S. (Hg.). Psychose und Grenzen. Tübingen 1991, 17.

Frank, J.D. (1961). Die Heiler. Stuttgart: DTV / Klett-Cotta 1985.

Freeman Sharpe, E. (1937). Traumanalyse. Frankfurt/M.: Fischer 1994.

Freud, A. (1952). Negativismus und Hörigkeit. Ges. Werke Bd. IV. Frankfurt/M.: Fischer, 1254-1256.

Freud, S. (1905). Drei Abhandlungen zur Sexualtheorie. Berlin: Volk und Welt 1989.

Freud, S. (1911). Formulierungen über die zwei Prinzipien des psychischen Geschehens. GW VIII, 229-238.

Freud, S. (1912). Totem und Tabu. GW 9.

Freud, S. (1914). Erinnern, Wiederholen, Durcharbeiten. GW X, 126-136.

Freud, S. (1915). Triebe und Triebschicksale. GW X. Studienausgabe Bd. 3.

Freud, S. (1920g). Jenseits des Lustprinzips. GW 13.

Freud, S. (1921c). Massenpsychologie und Ich-Analyse. GW 13. Studienausgabe Bd. 9.

Freud, S. (1923). Das Ich und das Es. GW 13.

Freud, S. (1926). Hemmung, Symptom und Angst. GW 14. Frankfurt/M.

Freud, S. (1931a). Über libidinöse Typen. GW 14.

Freud, S. (1933a). Neue Folge der Vorlesungen zur Einführung in die Psychoanalyse. GW 15.

Freud, S. (1937). Die endliche und die unendliche Analyse. GW XVI, 80.

Freud, S. (1938). Die Ichspaltung im Abwehrvorgang. GW 17 (London), 57-62.

Freud, S. (1940a). Abriß der Psychoanalyse. GW 17, 63-128.

Frosch, J. (1970). Psychoanalytic considerations of the psychotic character. In: Journal of the American Psychoanalytic Association 18, 24-50.

Fürstenau, P. (1977a). Die beiden Dimensionen des psychoanalytischen Umgangs mit strukturell Ich-gestörten Patienten. Psyche 31, 196-207.

Fürstenau, P. (1977b). Praxeologische Grundlagen der Psychoanalyse. In: L.J. Pongratz (Hg.). Handbuch der Psychologie. Bd. 8: Klinische Psychologie. Göttingen, 847-888.

Gill, M.M. (1984). Die Metapsychologie ist keine Psychologie. Psyche 38, 961-992.

Greenson, R.R. (1967). Technik und Praxis der Psychoanalyse. Bd.1. Stuttgart: Klett 1973.

Haken, H. (1987). Synergetik und ihre Anwendungen auf psychosoziale Probleme. In: Stierlin, H. et al. (Hg.) (1987). Familiäre Wirklichkeiten. Stuttgart: Klett, 36-50.

Hartmann, H. (1972). Ich-Psychologie. Studien zur psychoanalytischen Theorie. Stuttgart: Klett.

Hartocollis, P. (1980). Long-term hospital treatment for adult patients with borderline and narcissistic disorders. Bull. Menn. Clinic. 44, 212-226.

Heigl, F., K. Nerenz (1975). Gruppenarbeit in der Neurosenklinik. Gruppenpsychother. Gruppendynamik 9, 96-117.

Heigl-Evers, A., F. Heigl (1973b). Gruppentherapie: interaktionell - tiefenpsycholog. fundiert (analytisch orientiert) - psychoanalytisch. Gruppenpsychother. Gruppendynamik 7, 132-157.

Heigl-Evers, A., F. Heigl (1975). Zur tiefenpsychologisch fundierten oder analytisch orientierten Gruppenpsychotherapie des Göttinger Modells. Gruppenpsychother. Gruppendynamik 9, 237-266.

Heigl-Evers, F. Heigl (1976). Zum Konzept der unbewußten Phantasie in der psychoanalyt. Gruppentherapie des Göttinger Modells. Gruppenpsychother. Gruppendyn. 11, 6-22.

Hilpert, H.R. (1979). Therapeutische Gemeinschaft in einer psychotherapeut. Klinik. Zum Behandlungskonzept des Cassel-Hospitals in London. Psychother. med. Psychol. 29, 46-53.

Hinshelwood, R.D. (1991). Wörterbuch der kleinianischen Psychoanalyse. Stuttgart: Verlag Internationale Psychoanalyse 1993.

Hofstätter, P. (1986). Gruppendynamik. Reinbeck: Rowohlt.

Janssen, P. (1987). Psychoanalytische Therapie in der Klinik. Stuttgart: Klett-Cotta 1987.

Joffe, W.G. und J. Sandler (1965). Notes on pain, depression and individuation. In: The Psychoanalytic Study of the Child 20, 394-424.

Jones, E. (1993). Family Systems Therapy. Developments in the Milan-Systemic Therapies. Dt.: Systemische Familientherapie. Dortmund: Modernes Leben 1995.

Jones, M. (1953). The Therapeutic Community: A new treatment method in Psychiatry. New York: Basic Books.

Kernberg, O. (1970). Die Behandlung narzißtischer Persönlichkeiten. In: O. Kernberg. Borderline-Störungen und patholog. Narzißmus. Frankfurt/M. : Suhrkamp 1978, 261-300.

Kernberg, O. (1974). Zur klin. Problematik narzißtischer Persönlichkeiten. In: O. Kernberg (1978), a.a.O., 301-357.

Kernberg, O. (1975a). Borderline-Störungen und pathologischer Narzißmus. Frankfurt/M.: Suhrkamp 1979.

Kernberg, O. (1975b). Zur Behandlung narzißtischer Persönlichkeitsstörungen. Psyche 29, 890-905.

Kernberg, O. (1976a). Objektbeziehungen und Praxis der Psychoanalyse. Stuttgart: Klett-Cotta 1992.

Kernberg, O. (1981). Zur Theorie der psychoanalytischen Psychotherapie. Psyche 35, 673-704.

Kernberg, O. (1992). Wut und Haß. Stuttgart: Klett-Cotta 1997.

Kind, J. (1992). Suizidal: die Psychoökonomie einer Suche. Göttingen: Vandenhoek & Ruprecht.

Klein, M. (1946). Notes on some schizoid mechanisms. Int. J. Psychoanal. 27, 99-110. (Dt.: Bemerkungen über einige schizoide Mechanismen. In: Das Seelenleben des Kleinkindes. Klett-Cotta, Stuttgart 1983).

Koller, D. (1990). Enthierarchisierung als therapeutisch wirksames Prinzip bei der Behandlung von frühen Störungen. In: Lempp, R. (1990), a.a.O., 169-177.

Kohut, H. (1973). Narzißmus. Frankfurt/M.: Suhrkamp 1979.

Kriz, J. (1990). Erkennen und Handeln. Zum besonderen Verhältnis von (konstruktivistisch-systemischer) Theorie und Praxis in der Klinischen Psychologie. In: Riegas, V., Ch. Vetter (Hg.)(1990). Zur Biologie der Kognition. Frankfurt/M.: Suhrkamp, 189-204.

Kutter, P. (1981). Sein oder Nicht-sein, die Basisstörung der Psychosomatose. Ein Ansatz zu der Objektbeziehungsspezifität psychosomatischer Erkrankungen. Prax. Psychother. Psychosom. 26, 47-60.

Lamnek, S. (1989). Qualitative Sozialforschung. Bd. 2. Weinheim: Beltz PVU.

Lamnek, S. (1993). Desgl.

Laplanche, J. , J.-B. Pontalis (1967). Das Vokabular der Psychoanalyse. Frankfurt/M.: Suhrkamp 1982.

Leithäuser, T., B. Volmerg (1979). Anleitung zur empirischen Hermeneutik. Frankfurt/M.: Suhrkamp

Lempp, R. (1990). Die Therapie der Psychosen im Kindes- und Jugendalter. Bern: Huber 1990.

Loch, W. (1965a). Voraussetzungen, Mechanismen und Grenzen des psychoanalytischen Prozesses. Bern-Stuttgart: Huber.

Lorenzer, A. (1970). Sprachzerstörung und Rekonstruktion. Frankfurt/M.: Suhrkamp.

Lorenzer, A. (1979). Sprachzerstörung und Rekonstruktion. Frankfurt/M. : Suhrkamp.

Ludewig, K. (1992). System. Therapie: Grundlagen klin. Theorie und Praxis. Stuttgart 1995.

Luhmann, Niklas (1984). Soziale Systeme. Grundriß einer allgem. Theorie. Frankfurt/M.

Main, T.F. (1946). The hospital as a therapeutic institution. Bull. Menninger Clinic 10, 66.

Mahler, M.S. (1968). Symbiose und Individuation. Bd. 1: Psychosen im frühen Kindesalter. Stuttgart 1979.

Mahler, M.S. (1975). Die psychische Geburt des Menschen. Frankfurt/M. 1980.

Maturana, U., F. Varela (1984). Der Baum der Erkenntnis. München: Scherz 1990.

Mayring, P. (1983). Qualitative Inhaltsanalyse. Weinheim: Deutscher Studienverlag 1988.

Mayring, P. (1983), op. cit. 1990

Meltzer, D. (1967). The psychoanalytical process. Perthshire: Clinic-Press 1979.

Menninger, W. (1936). Psychoanlytic principles applied to the treatment of hospitalized patients. Bull. Menninger Clinic 1, 35.

Mentzos, S. (1976). Interpersonale und institutionalisierte Abwehr. Frankfurt/M.: Suhrkamp.

Mentzos, S. (1982). Neurotische Konfliktverarbeitung. Frankfurt/M.: Fischer TB 1984.

Metzger, W. (1975). Die Entdeckung der Prägnanztendenz. In: Haken, Stadler (1986).Gestalt-Psychologie. Frankfurt/M.: Kramer.

Metzger, W. (1959). Erziehung zum fruchtbaren Denken. In: Haken, Stadler (1986), op. cit.

Morrice, J.H.W. (1972). Mythos und demokratischer Prozeß. In: H. Hilpert, R. Schwarz, F. Beese (Hg.). Psychotherapie in der Klinik. Heidelberg: Springer 1981, 67-74.

Muss, B. (1973). Gestörte Sozialisation. Psychoanalytische Grundlagen therapeut. Heimerziehung. München.

Nietzsche, F. (1885). Jenseits von Gut und Böse. Stuttgart: Reclam 1991.

Ogden, T.H. (1979). Die projektive Identifikation. Forum der Psychoanalyse 4. 1988, 1-21.

Ogden, T.H. (1985). On potential space. Int. Journ. Psychoanal. 66, 129-141.

Ohlmeier, D. (1979). Bemerkungen zur gruppendynamischen Anwendung der Psychoanalyse. In: Theorie und Praxis der Psychoanalyse. Fellbach: Bonz, 148-160.

Peirce, Ch.S. (1991). Schriften zum Pragmatismus und Pragmatizismus. Frankfurt/M.: Suhrkamp.

Piaget, J. (1954). Intelligenz und Affektivität in der Entwicklung des Kindes. Frankfurt/M.: Suhrkamp 1995.

Plojé, P.M. (1977). Über einige Schwierigkeiten bei der psychoanalytisch orientierten Einzeltherapie von Klinikpatienten. In: H. Hilpert, R. Schwarz, F. Beese (Hg.). Psychotherapie in der Klinik. Berlin-Heidelberg: Springer 1981, 183-204.

Portmann, A. (1944). Biologische Fragmente zu einer Lehre vom Menschen. Basel: Schwabe 1951.

Presting, G., G. Witte-Lakemann, C. Höger, F. Specht, A. Rothenberger (1995). Kinder- und Jugendpsychiatrie in Niedersachsen und Bremen - eine versorgungsepidemiologische Untersuchung. Göttingen: Göttinger Förderverein für Kinder und Jugendliche e.V.

Rattner, J. (1972). Gruppentherapie. Frankfurt/M.: Fischer TB 1977.

Rauchfleisch, K. (1981). Dissoziale Entwicklungen. Struktur und Psychodynamik dissozialer Persönlichkeiten. Göttingen.

Rosenfeld, H. (1987). Sackgassen und Deutungen. München, Wien: Verlag Internationale Psychoanalyse 1990.

Rotmann, M. (1978). Über die Bedeutung des Vaters in der Wiederannäherungsphase. Psyche 32, 1105-1147.

Rudolf, G. (1977). Krankheiten im Grenzbereich von Neurose und Psychose. Göttingen: Vandenhoek & Ruprecht.

Rudolf, G. et al. (1995). Struktur und strukturelle Störung. Zeitschrift Psychosomat. Medizin 4, 197-212.

Sachsse, U. (1995). Selbstverletzendes Verhalten: Psychodynamik - Psychotherapie. Göttingen: Vandenhoek & Ruprecht 1995.

Sandler, J. et al. (1971). Die Grundbegriffe der psychoanalytischen Therapie. Stuttgart: Klett-Cotta 1991.

Schiepek, G. (Hg.)(1987). Systeme erkennen Systeme. Weinheim: Psychologie Verlags Union.

Schneider, G., Seidler, G. H. (Hg.)(1995). Internalisierung und Strukturbildung. Opladen: Westdeutscher Verlag.

Schwarzmann, J. (1971). Die Verwahrlosung der weiblichen Jugendlichen. München.

Searles, H.F. (1959). The effort to drive the other Person crazy. Brit. J. Med. Psychol. 32, 1-19.

Searles, H.F. (1961). Phases of the patient-therapist interaktion in the psychotherapy of chronic schizophrenia. British Journal of Medical Psychology 34, 169-193.

Segal, H. (1990/1957). Bemerkungen zur Symbolbildung. In: Spillius, E.B. (Hg.) (1990/1988; 1991/1988). Melanie Klein Heute. Entwicklungen in Theotie und Praxis. Weinheim: Verlag Internationale Psychoanalyse. Bd. 1, 202-224.

Segal, H. (1992/1981a). Die Funktion des Traums. In: (1992/1981b). Wahnvorstellung und künstlerische Kreativität. Ausgewählte Aufsätze. Stuttgart: Klett-Cotta.

Seidler, G.H. (1994). Der Sog in die Monade: Die Elimination der „Dritten Position“. In: Seidler, G.H. (Hg.). Das Ich und das Fremde. Opladen: Westdeutscher Verlag, 9-23.

Senf, B. (1988b). Problempatienten. In: Becker, H., W. Senf (Hg.) (1988). Praxis der stationären Psychotherapie. Stuttgart: Thieme, 214-243.

Simmel, E. (1928). Die psychoanalytische Behandlung in der Klinik. Int. Z. Psychoanal. 14, 352-370.

Spillius, E.B. (1990/1988). Melanie Klein Heute. Entwicklungen in Theotie und Praxis. München: Verlag Internationale Psychoanalyse.

Spitz, R.A. (1957). Nein und Ja. Die Ursprünge der menschlichen Kommunikation. Stuttgart: Klett 1978.

Spitz, R.A. (1965). Vom Säugling zum Kleinkind. Stuttgart: Klett 1972.

Spöhring, W. (1989). Methoden qualitativer Sozialforschung. Darmstadt.

Stierlin, H. (1990). Zwischen Sprachwagnis und Sprachwirrnis. In: Familiendynamik 15 (3), 266-275.

Trimborn, W. (1983). Die Zerstörung des therapeutischen Raumes. Das Dilemma stationärer Psychotherapie bei Borderline-Patienten. Psyche 37, 204-236.

Trimborn, W. et al. (1981). Die Bearbeitung von Trennung und Entlassung im Rahmen der stationären Psychotherapie. In: F. Heigl, H. Neun (Hg.). Psychotherapie im Krankenhaus. Göttingen: Vandenhoek & Ruprecht, 157-167.

v. Klitzing, K., Bürgin, D. (1994). Psychoanalytische Behandlung eines 8-jährigen, in der frühen Kindheit deprivierten Jungen. Z. Kinder- u. Jugendpsychiatrie 3.

v. Schlippe, A., J. Schweizer (1996). Lehrbuch der systemischen Therapie und Beratung. Göttingen: Vandenhoek & Ruprecht.

Whiteley, J.S. (1978). Die heikle Position des Leiters in therapeutischer Gemeinschaft und Großgruppe. In: H. Hilpert, R. Schwarz, F. Beese (Hg.). Psychotherapie in der Klinik. Heidelberg: Springer 1981.

Wiegmann, H. (1968). Der Neurotiker in der Klinik. Einführung in die Theorie und Praxis stationärer Psychotherapie. Göttingen: Vandenhoek & Ruprecht.

Winnicott, D.W. (1935). Die manische Abwehr. In: ders. 1976. Von der Kinderheilkunde zur Psychoanalyse. München: Kindler.

Winnicott, W.D. (1960a). Die Theorie von der Beziehung zwischen Mutter und Kind. In: Reifungsprozesse und fördernde Umwelt. München: Kindler 1974, 47-71.

Winnicott, W.D. (1962). Ich-Integration in der Entwicklung des Kindes. In: ibd., 72-81.

Winnicott, W.D. (1967). Die Lokalisierung des kulturellen Erbes. In: ders. (1971b). Vom Spiel zur Kreativität. Stuttgart: Klett-Cotta 1985, 111-120.

Winnicott, W.D. (1971a). Der Ort, an dem wir leben. In: ders. (1971b), s.o., 121-127.

Zepf, S. (1981). Psychosomatische Medizin auf dem Weg zur Wissenschaft. Frankfurt/M.: Campus.

Zwiebel, R. (1992). Der Schlaf des Analytikers. Die Müdigkeitsreaktion in der Gegenübertragung. Stuttgart: Verlag Internationale Psychoanalyse.

Anhang:

Gesamtauswertungstabelle der Studie:

Zur Entwicklung der Beziehungsfähigkeit bei stationär-psychiatrisch behandelten Kindern und Jugendlichen

Folgende Auswertungsfragen wurden an die Interviews gestellt:

1. Welche Erfahrungen nennt die Person im Hinblick auf Auseinandersetzungen im Verlauf des Stationslebens?

2. Was sagt sie über ihre Beziehungen zu den Mitarbeitern und Mitpatienten?

3. Welche wichtigen Lernerfahrungen hat sie auf der Station gemacht?

4. Welche Aussagen macht sie zur Dauer und zur damaligen Perspektive ihres Aufenthaltes?

Lfd. Nr.	Geschlecht, Alter zum Zeitpunkt der Aufnahme	Aufenthaltsdauer	Aus der Akte: Diagnose, bisherige Therapieerfahrung, Familiensituation, hauptsächliche Konflikte	Katamnese
01	männl.,12 J.	17 Mo.	Diagnose: Aggressive Verhaltensstörung mit Leistungsverweigerung u. regressiven Rückzugstendenzen vor dem Hintergrund frühkindlicher Deprivation u. minimaler cerebraler Dysfunktion Familiensituation: Gespanntes Verhältnis zur Stiefmutter, Verwöhnung durch Großmutter Therapievorerfahrung: 2 Jahre ambulante Therapie bei Psychiater Hauptsächl. Konflikte: - Auseinandersetzungen mit Mitpatienten um Unterordnung beim Spielen; zunächst Einzelgänger - In Konfliktsituationen aggressives, provozierendes Gehabe oder Flucht - Nutzte Erwachsene mehr als *Werkzeug* zur Wunscherfüllung nach Versorgtwerden; Auseinandersetzungen hier um deren Versagung, um Ungeduld und geringe Frustrationstoleranz - Vermeidung und Verweigerung bei Leistungsanforderungen	5 Jahre nach Entlassung: - Anschl. bei Vater u. Stiefmutter gewohnt, Hauptschulabschluß gemacht - 1 Jahr lang in einem Christl. Jugenddorf gewohnt als Maßnahme des Arbeitsamtes zur Berufsfindung - Eher wenige, langjährige Freunde; beschäftigt sich viel allein - Geplant ist eine weitere Berufsbildungsmaßnahme an einem entfernten Ort, Ausbildung zum Maler
02	weibl., 12 J.	13 Mo.	Diagnose: Neurotische Fehlentwicklung bei frühkindlicher Deprivation Familiensituation: Hochbelastetes Verhältnis zur alleinerziehenden Mutter Therapievorerfahrung: Einige ambulante Gespräche mit Psychologe Hauptsächliche Konflikte: - Häufige Auseinandersetzungen um Kontaktregelung zu sozial problematischen Jungs; heimliches Entweichen, Ausreißen - Vermeidung von Auseinandersetzungen durch Anpassung; andererseits Grenzüberschreitungen - Starker Wunsch nach körperl. Fürsorge - Innerliche Auseinandersetzung um die Beziehung zur Mutter	3 Jahre, 10 Mo. nach letztmaliger Entlassung: - Zunächst für 1 Jahr wieder bei der Mutter gewohnt, bis die alten Beziehungskonflikte erneut eskalierten - Dann ausgerissen, zur Klinik geflüchtet, dort für 3 Wochen übergangsweise aufgenommen worden - Anschl. in ein Jugendheim bei Wilhelmshaven gegangen, seit 2 Jahren ein eigenes Appartement mit regelmäßiger Betreuung - Zuerst Gymnasium besucht, dann auf Realschule gewechselt u. abgeschlossen, gegenwärtig im ersten Ausbildungsjahr zur Tischlerin - In der Berufsschule Klassensprecherin u. im Schulrat - wenige, gute Freunde; z.T. schlechte Erfahrungen gemacht, enges Verhältnis zur Mutter ihres festen Freundes

Frage 1: Erfahrungen mit Auseinandersetzungen auf der Station	**Frage 2: Beziehungen zu den Mitarbeitern und Mitpatienten**	**Frage 3: Lernerfahrungen**	**Frage 4: Aufenthaltsdauer, Perspektive**	**Lfd Nr.**
K1: Durch die Autorität der Betreuer Schutz vor Übergriffen der Mitpatienten gefunden, aber teilweise zuwenig K2: Nach Heimurlaub oft Streit mit Betreuern gehabt	K1: Im Verlauf der Beziehungen zu den Betreuern der Station - sie nett empfunden, obwohl sie streng waren - deren Anregung zu Aktivitäten als sehr angenehm empfunden - waren deren Regeln oft schwer zu ertragen - meine Begrenzung durch sie als förderlich empfunden - war die Trennung nicht schwer K2: Von den Mitpatienten oft bedroht oder hintergangen gefühlt K3: Beziehung zum Psychotherapeuten war nicht wichtig	K1: Im Verlauf des Aufenthaltes auf der Station gelernt, - die eigenen Aggressionen besser zu beherrschen - mich besser zur Wehr zu setzen - die konsequente Beachtung von Regeln gelernt - mich lebenspraktisch besser zu verhalten - vom eigenen Zuhause unabhängig zu werden	K1: Die Aufenthaltsdauer von insgesamt 17 Monaten war wichtig für meine Entwicklungsfortschritte	01
K1: Bei Auseinandersetzungen mit den Betreuern der Station - ging es vor allem um • Brüche der Kontaktsperre, • Regeln, deren Sinn unverständlich war, • die Akzeptanz der Mitpatienten mit ihren Problemen; - meist gleichzeitig mit allen angelegt - verbale Auseinandersetzungen durch Schweigen teilweise verweigert - folgte die innere Auseinandersetzung mit dem Thema erst hinterher - das anschließende Einlenken möglichst versteckt K2: Auseinandersetzungen mit der Therapeutin	K1: Im Verlauf der Beziehungen zu den Betreuern der Station - gutes Vertrauensverhältnis bekommen durch • gemeinsame Aktivitäten, • vertrauliche Gespräche, • deren Bereitschaft zur bedingungslosen Akzeptanz meiner Person, • deren Offenheit u. Ansprechbarkeit, • deren Bereitschaft zum Mitmachen von Albernheiten; - zur Anpassung an die Mitpatienten gedrängt worden - durch diese Beziehungen am Verdrängen der eigenen Probleme gehindert worden - das Bewußtsein für seelisches Kranksein u. Genesung erst von ihnen übernommen - zu enges Vertrauensverhältnis vermieden - zu den meisten Betreuern nur oberflächlich gesprächig, inner-	K1: Im Verlauf des Aufenthaltes auf der Station gelernt, - Auseinandersetzungen mit Freunden besser zu ertragen - mehr Vertrauen gegenüber Fremden zu fassen - andere Menschen mit ihren Problemen besser zu akzeptieren - ein Bewußtsein für psychisches Kranksein zu entwickeln - mich selbst für die Schule zu motivieren - wie man Erzieher austrickst	K1: Die Aufenthaltsdauer von insgesamt 13 Monaten war angemessen, die Entlassung jedoch zu abrupt	02

03	weibl., 14 J.	6½ Mo.	Diagnose: Schwere Pubertätskrise bei seelischer Fehlentwicklung mit zur Generalisierung tendierenden kompensatorischen Verhaltensweisen zur Abwehr kerndepressiver Verstimmungen Familiensituation: Aggressive Durchbrüche gegenüber der Mutter, gespanntes Verhältnis zum Stiefvater, teilweise Ersatzeltern in Tante u. Onkel Hauptsächliche Konflikte: - Häufige Auseinandersetzungen um außerstationäre Kontakte zu sozial problematischen Jugendlichen, heimliches Entweichen, Ausreißen - Auseinandersetzungen um Regeln, Verbote u. Grenzsetzungen - Prügeleien mit Patienten bei Frustration - Auseinandersetzung mit dem Therapeuten um Vertrauensbildung und Selbstöffnung	5 J. nach Entlassung: - Bis zum 16. Lj. bei den Eltern gewohnt, anschließend für ca. 2 Jahre bei Tante u. Onkel; nach dem 18 Lj. in eigene Wohnung mit Freund zusammengezogen - Lehre zur Frisörin angefangen, wg. Allergie abgebrochen; über lange Zeit als Serviererin gearbeitet; Geschäftsführung in einer Disco angeboten bekommen - Ist schwanger, Geburt in 14 Tagen, arbeitet z.Z. nicht - Viele Bekannte, wenige gute Freunde über längere Zeit; vom letzten Freund hintergangen gefühlt, Schluß gemacht u. seitdem viel an Selbstbewußtsein u. Unabhängigkeit gewonnen

wegen ihrer befremdlichen Art des Umgangs mit mir gehabt	lich aber verschlossen gewesen - deren strenge Regeln als unnatürlich erlebt - bei einigen von ihnen ebenfalls Unverständnis gegenüber den Regeln erlebt - bestimmte Betreuerin als Ersatzmutter empfunden - von ihnen oft wenig Beistand bekommen - war die Trennung nicht leicht <u>K2:</u> Zum Hausmeister wegen dessen Ansprechbarkeit besonderes Vertrauensverhältnis gehabt <u>K3:</u> Die Mitpatienten teilweise als rüchsichtslos erlebt <u>K4:</u> Im Verhältnis zur Psychoherapeutin - keine Sympathie empfunden - kein Vertrauen in ihre Methoden gehabt - mich von ihr nicht verstanden gefühlt - selbst kaum Bereitschaft zu therapeutischen Gesprächen gehabt - die Trennung als angenehm empfunden			
<u>K1:</u> Bei Auseinandersetzungen mit den Betreuern der Station - ging es meistens um die Einhaltung der Regeln des Zusammenlebens - die Kämpfe um Regeleinhaltung nicht als Streit empfunden - bald ein spielerisches Geschick entwickelt - für dringende Wünsche Zerstörungen in Kauf genommen - häufig auch Spaß gehabt - wirkte deren Anwendung von unkonventionellen Mitteln durch unser Erstauntsein besser - habe ich durch konsequente, angemessene Bestrafung besonders viel gelernt - häufig aufgrund von inneren Aggressionen Kon-	<u>K1:</u> Im Verlauf der Beziehungen zu den Betreuern der Station - waren Gespräche und Aktivitäten im Einzelkontakt wichtig - war zu häufiger Einzelkontakt nicht erwünscht - keinen Betreuer ganz an meinem Gefühlsleben teilhaben gelassen - waren folgende deren Eigenschaften besonders förderlich für eine Vertrauensbeziehung: • gutes Gefühl für meine Bedürfnisse und Stimmungen, • konsequent, jedoch nicht streng, • beruhigend im Umgang, • hilfsbereit u. offen für ehrliche Gespräche, • unkonventionell u. gelegentlich außergewöhnlich tolerant, • gut gelaunt; - einzelne als unangenehm empfunden, wenn	<u>K1:</u> Im Verlauf des Aufenthaltes auf der Station gelernt, - rücksichtsvoller mit meinen Aggressionen umzugehen - mich im Alltagsleben selbständiger zu verhalten - mit anderen Menschen u. deren Problemen besser umzugehen - konsequente Ordnung u. Sauberkeit zu mögen - Psychotherapeuten im Nachhinein als Helfer anzusehen - das eigene Zuhause als wichtiger einzuschätzen	<u>K1:</u> Erst die volle Länge des Aufenthaltes von 6½ Monaten hat meine Entwicklungsfortschritte möglich gemacht	03

04	weibl., 15 J.	12½ Mo.	Diagnose: Narzißtische Persönlichkeitsstörung mit aggressiven Durchbrüchen und psychosomatischen Symptomen Familiensituation: Aggressive Konflikte mit alleinerziehender Mutter bei Konkurrenz zur Schwester Hauptsächliche Konflikte: - Konflikte um die Kontrolle von Nähe u. Distanz in den persönl. Beziehungen - Auseinandersetzungen mit Mitpatienten um Abgrenzung, Autonomie, Macht - Auseinandersetzungen um Regeln, Grenzsetzungen u. Ausgangsverbote; heiml. Entweichen, Schuleschwänzen - Bedürfnis nach Zuwendung durch Ärzte u. Betreuer über körperl. Beschwerden	5 Jahre nach Entlassung: - Zunächst bei der Mutter gewohnt; mit 18 Jahren dort ausgezogen wegen schlechtem Verhältnis zum Lebensgefährten der Mutter; im Schwesternwohnheim gewohnt, Ehemann kennengelernt, mit ihm zusammengezogen, vor ca. 3 Jahren geheiratet; lebt mit ihm u. einigen aufgepäppelten Tieren aus dem Tierheim in eigener Wohnung zusammen - Anfangs Schule besucht, abgebrochen, dann diverse Arbeitsstellen gehabt; besucht gegenwärtig die Abendschule, um den Hauptschulabschluß nachzuholen - mit 16 J. gegen den Willen der Mutter ambulante Therapie im psychiatrischen Kinder- u. Jugendzentrum des örtlichen Krankenhauses; nach dem Auszug von zu Hause große Krise gehabt, damals regelmäßige Therapiestunden (mittlerweile nicht mehr re-

frontationen provoziert - durch deren unfreundl. Strenge oder zudringliche Fragen aggressiv geworden - habe ich das Auffangen der Wutanfälle durch die Mitarbeiter insgesamt als gerecht u. angenehm erlebt K2: Zu Auseinandersetzungen mit den Mitpatienten kam es, - wenn ich mich von ihnen bedrängt fühlte - wenn die Betreuer ihnen gegenüber zu untätig waren K3: Bei Auseinandersetzungen mit dem Psychotherapeuten - ging es um meine Ablehnung der Therapiestd. - mit Tricks u. Provokationen gut durchgesetzt	• eine gegenseitige Abneigung bestand, • sie durch Fragen zudringlich wurden, • sie gegenüber anderen Pat. hilflos wirkten; K2: Im Verhältnis zu den Mitpatienten - wirkten gemeinsame Aktivitäten (z.B. Singen) sowie vertrauliche Gespräche sehr verbindend - auch Liebesbeziehung gehabt - gerne gemeinsam verbotene Dinge getan - gelegentlich von ihnen bedroht gefühlt - war mir eine Privatsphäre wichtig - einige zuerst völlig falsch eingeschätzt - mußte ich mich persönlich durchsetzen K3: Im Verhältnis zum Psychotherapeuten - zu therapeutischen Gesprächen oft keine innere Bereitschaft gehabt - gelegentlich schlechte Laune an ihm abgelassen			
K1: Bei Auseiandersetzungen mit d. Betreuern der Station - war der Anlaß z.B. • der Kampf um Verständnis u. Toleranz, • eine Provokation zum Erwerb von Zuwendung, • zum Vertreiben von Langeweile, • die Folge einer unfreundlichen Ansprache durch best. Mitarbeiter, • das Bedürfnis nach Zurückgezogenheit, • ein systematisches Niederkämpfen von unbeliebten Betreuern; - während eines Wutanfalles den einzelnen nicht mehr gesehen - haben diese die Gefährlichkeit der innerlichen Wut teilweise unterschätzt - deren Hilflosigkeit ge-	K1: Im Verlauf der Beziehungen zu den Betreuern der Station - war es oft unbegreiflich und sehr förderlich, daß sie nicht nachtragend waren - das Bedürfnis nach Nähe oft nicht äußern gekonnt - gutes Verhältnis zu Betreuer durch körperliche Nähe ausgedrückt - eine zu enge Bindung an best. Betreuer wg. kommender Trennung vermieden - gemerkt, wenn sie ihre Ängste überspielen - hat ein gegenseitiges Vertrauensverhältnis sehr zu Respekt u. Wohlverhalten geholfen - haben deren Ehrlichkeit und offene Begründungen, auch bei harten Konsequenzen, beruhigend gewirkt - hat deren z.T. mangelnde Ehrlichkeit kränkend gewirkt - deren z.T. mangelndes Verständnis als Kälte empfunden	K1: Im Verlauf des Aufenthaltes auf der Station gelernt, - Auseinandersetzungen mit anderen als sinnvoll zu empfinden - mich besser mit anderen auseinanderzusetzen - das Bedürfnis nach Zuwendung anders zu äußern als über das Provozieren von Konflikten - Traurigkeit u. Tröstung zuzulassen - mich allein zu Hause zu beschäftigen - planvoller zu handeln - mich humorvoller zu verhalten	K1: Die Aufenthaltsdauer von insgesamt 12½ Monaten hätte eher länger sein können für meine Entwicklung K2: Kein Interesse an weiterreichender Perspektive gehabt	04

				gelmäßig) bei vertrauenswürdiger Therapeutin, welche sie jederzeit anrufen u. bei Bedarf treffen kann - Wenige, sehr gute Freunde seit ca. 3 J., vorher Einzelgängerin; liebevolles Verhältnis zum Stiefvater entwickelt - Ehemann wird 1997 als Soldat in die USA versetzt, sie möchte dann dort Ausbildung zur Rettungsassistentin machen
05	männl.,14 J.	8½ Mo.	Diagnose: Aggressive, z.T. sexuell bestimmte Verhaltensauffälligkeiten bei häufigem Wechsel der Bezugsperson u. divergierender elterl. Erziehungshaltung u. bei depressiver Persönlichkeitsstruktur. Mitbeteiligung einer leichtgradigen cerebralen Dysfunktion durch postpartale Asphyxie mit dadurch bedingter frühkindlicher Entwicklungsverzögerung Familiensituation: Türkisch-strenge Erziehungshaltung des Vaters versus professionalisierte nachgiebige Haltung der Mutter Hauptsächl. Konflikte: - Auseinandersetzungen um Regeln, Verbote u. Grenzsetzungen; dabei aggressive Durchbrüche, sexuelle Auffälligkeiten - Auseinandersetzungen mit Mitpatienten um Macht, Dominanz, Unterordnung	5 Jahre nach Entlassung: - Seitdem bei den Eltern gewohnt - Zur Schule gegangen, abgebrochen, dann Ausbildung ebenfalls, anschließend nochmal Schule ohne Hauptschulabschluß abgebrochen - einige Male noch ambulante Gespräche mit dem ehemaligen Kliniktherapeuten gehabt, dann abgebrochen - Keine guten Freunde; viele Bekannte, mittlerweile wegen deren krimineller Machenschaften auf Abstand zu ihnen - Plant, sich vom Wehrdienst freizukaufen und mit Hilfe des Onkels in der Türkei ein Geschäft zu eröffnen

spürt bei Rauch- und Kontaktverboten K2: Bei Auseinandersetzungen zwischen den Pat. ging es - um den persönlichen Freiraum - um die Zuwendung von beliebten Betreuern K3: Nach aggressiver Auseinandersetzung - Beruhigung oft erst nach einer Stunde möglich - hat das Vertrauensverhältnis zu best. Betreuern bei der Konfliktentschärfung sehr geholfen - war auch im Isolationszimmer Gesprächsmöglichkeit wichtig - war Zurückgezogenheit von der Station zur Beruhigung wichtig	K2: Im Verhältnis zu den Mitpatienten - durch deren Eigenheiten z.T. sehr gestört gefühlt - Bedürfnis nach mehr Ruhe und Zurückgezogenheit gehabt - wurde bei viel Einzelkontakt zu best. Betreuer das Gruppengefüge durch Eifersucht gestört K3: Im Verhältnis zur gesamten Station - den Aufenthalt eher als Spiel denn als Therapie empfunden - konnte durch sie Familie und Zuhause voll ersetzt werden - war die Trennung sehr schmerzhaft K4: Im Verhältnis zum Psychotherapeuten - wegen mangelnder Echtheit, Herzlichkeit u. Toleranz innere Ablehnung empfunden - trotz gegenseitigem Bemühen von ihm nicht verstanden gefühlt			
K1: Bei Auseinandersetzungen mit den Betreuern der Station - ging es täglich um die Einhaltung von Regeln - diese Konflikte meist nicht als ernsthaften Streit empfunden - lagen die Beweggründe oft im Bedürfnis nach Spaß u. Abenteuer der Patienten - folgte nach jedem größeren Streit eine Zeit des Wohlverhaltens - hat es Spaß gemacht, sie zu ärgern - endeten die meisten Streits mit Versöhnung	K1: Im Verlauf der Beziehungen zu den Betreuern der Station - temperamentvolles Auftretren als sehr angenehm empfunden - einzelne Betreuer als Geschwister oder Elternteile empfunden - Höflichkeit und Freundlichkeit als motivierend, weil als Zeichen des Respekts erlebt - die Betreuer trotz häufiger aggressiver Auseinandersetzungen sehr gemocht - eine große emotionale Abhängigkeit wegen bevorstehender Trennung vermieden - deren ständige Ansprechbarkeit als angenehm empfunden - die Betreuer als Vertreter des Bildes von der Realität empfunden - die Beziehung zu den einzelnen gegenüber der Gesamtheit als weniger wichtig empfunden - diese Beziehungen jener zum Psychotherapeuten vorgezogen K2: In der Beziehung zu allen	K1: Im Verlauf des Lebens auf der Station gelernt, - mir ein besseres Bild von der Realität zu bilden - gemachte Erfahrungen hinterher zu verarbeiten - eigene Aggressionen besser zu beherrschen - mich selbst zu beobachten - wie wichtig Respekt vor anderen Menschen ist - die Absichten des Therapeuten zu verstehen - mich allein besser zu beschäftigen - die zeitliche Ordnung des Tagesablaufes wertzuschätzen - Regeln des Zusammenlebens als sinnvoll zu erleben - auf Körperpflege u. gute Umgangsformen zu achten - daß auch die Betreuer	K1: In Bezug auf die Dauer meines Aufenthalts - 9 Monate als richtige Gesamtdauer empfunden - 4 Monate als Eingewöhnungszeit empfunden, nach der viele Erfahrungen erst möglich waren - würde ich einen zu langen Aufenthalt als einschränkend für die Entwicklungsmöglichkeiten ansehen K2: An anfänglicher Perspektive für den Aufenthalt nicht interessiert gewesen	05

06	weibl., 17 J.	7½ Mo.	Diagnose: Depressiv-narzißtische Neurose Therapievorerfahrung: Familientherapeutische Gespräche in Beratungsstelle Familiensituation: Gestörtes Verhältnis zur nachgiebigen, inkonsequenten Mutter bei zurückhaltendem Vater, keine Geschwister Hauptsächliche Konflikte: - Auseinandersetzungen um Selbstwertkränkungen, gefolgt von aggressivem u. autoaggressivem Verhalten sowie depressivem u. regressivem Rückzugsverhalten - Auseinandersetzungen um Kontakte zu Männern bzw. Ausgangsregelungen - Wunsch nach Anerkennung, Selbstwerthebung - Streit um niedrige Frustrationstoleranz - Innerlicher Konflikt mit sich selbst, hohe Erwartungen, unrealistische Selbsteinschätzung	5 Jahre nach Entlassung: - Zuerst bei damaligem festen Freund gewohnt, dann vorübergehend bei der Mutter, anschl. in betreuter WG - Vor 3 Jahren geheiratet und Kind bekommen; wohnt gegenwärtig mit Ehemann u. Kind in eigener Wohnung - Ausbildung zur Kinderpflegerin abgebrochen; ist z.Z. Hausfrau und Mutter - 1 gute Freundin seit längerem, sonst recht großen Bekanntenkreis, u.a. durch ihren Ehemann - Plant, den Realschulabschluß bald an der Abendschule nachzuholen

	Personen der Klinik - eine harmonische Stationsgemeinschaft empfunden - in verbotenen Dingen und den Beziehungen zu Mädchen Abenteuer gesucht - viele Erfahrungen mit anderen Menschen gemacht - den Umgang mit Mädchen gelernt - eine schwierige Trennung von der Stationsgemeinschaft gehabt - im Nachhinein Gefühl der Dankbarkeit gegenüber den Stationsmitarbeitern gehabt K3: Innerhalb der Beziehung zum Psychotherapeuten - seine Fragen als zudringlich empfunden - den Psychotherapeut nicht als Menschen empfunden - seine Fragen stets vorausgeahnt - vieles absichtlich verschwiegen	an mir gelent haben		
K1: Guten Einfluß durch strenge, konsequente Betreuer erfahren, die - mich in Auseinandersetzungen begrenzten - mit mir um Meinungsverschiedenheiten stritten K2: Bei Auseinandersetzungen mit den Mitarbeitern oder Mitpatienten - streitbar meine Meinung vertreten - mit Sturheit abgewehrt - nie Spaß empfunden - war Ausgangssperre eine der schlimmsten Konsequenzen	K1: Innerhalb der Beziehung zu den Betreuern - wirkten deren Unternehmungslust, Zugänglichkeit für eigene Vorschläge, Strenge, Konsequenz u. Gutmütigkeit angenehm und förderlich - entstand ein gutes gegenseitiges Verhältnis durch viele gemeinsame Erlebnisse oder Unterhaltungen - selten im Einzelkontakt gewesen - teilweise auch verliebt gewesen - negative Erfahrungen gerne verdrängt - entwickelte sich bei mir ein ähnlicher Berufswunsch - deren Regeln als sinnvoll erlebt - von ihnen seelisch wohlbehütet gefühlt K2: Im Verhältnis zu den Mitpatienten - entstand gute Bezeihung durch viele gemeinsame Erlebnisse - von ihnen teilweise zu schlechtem Verhalten beein-	K1: Entwicklungsfördernde Persönlichkeitsveränderungen gab es weitgehend erst nach dem Aufenthalt K2: Im Verlauf des Lebens auf der Station gelernt, - über das Leben nachzudenken - daß die Arbeit in der Klinik einem selbst dient - für andere Menschen zugänglicher zu werden - anderer Leute Grenzen zu respektieren - Konflikte sinnvoll auszutragen - selbständig Konflikte zu bearbeiten - mit anderen Menschen umzugehen und zusammenzuleben - mit ständig wechselnden Bezugspersonen auszukommen -Spaß und Entspannung beim Malen zu finden	K1: Die Aufenthaltsdauer hätte mehr als 7½ Monate dauern müssen, weil - bei früherer Entlassung problematische Verhaltensweisen sowie Gefahr der Drogenabhängigkeit zurückgekehrt wäre - durch zu frühe Beendigung schwere psychische Probleme hätten auftreten können - von mir erst nach 4 Monaten ausreichend Vertrauen und Offenheit für Veränderungsprozesse erworben wurden K2: Mit sinkendem Problemdruck hat sich bessere Pespektive entwickelt	06

07	weibl., 17 J.	18½ Mo.	Diagnose: Borderline-Persönlichkeitsstörung narzißtischer Prägung Therapievorerfahrung: 4 Wo. in psychiatrischer Abt. des Krankenhauses Quakenbrück; anschl. 7 Mo. ambulante Therapie bei Psychiaterin Familiensituation: Überleitung aus Kinderheim, gestörtes Verhältnis zu Mutter u. Stiefvater Hauptsächl. Konflikte: - Starke innerliche und interpersonale Auseinandersetzungen um Anerkennung u. Selbstwert gefolgt von Wutausbrüchen, Suizidgedanken u. selbstverletzendem Verhalten - Auseinandersetzungen mit den Mitpat. um persönliche Abgrenzung bzw. Ich-Grenzen - Wünsche nach Zuwendung u. Versorgung - Konflikte durch hohe Ambivalenz im Nähe- und Distanzverhalten in Beziehungen und um Selbständigkeit	5 Jahre nach Entlassung: - Wohnt seitdem in betreuter Nachsorgeeinrichtung auf dem Lande - Sonderschulabschluß nachgeholt; Lehre angefangen, nach einem Jahr vorzeitig abgebrochen; arbeitet jetzt in einer Werkstatt mit Betreuung - War zwischendurch kurzzeitig wegen Suizidversuch in einer psychiatrischen Einrichtung - Eine bessere Freundin unter den Mitbewohnern der Einrichtung, einen festen Freund aus einer Behinderteneinrichtung außerhalb
08	weibl., 15 J.	38 Mo.	Diagnose: Residuales autistisches Syndrom Familiensituation: Überforderte, alleinerziehende Mutter nebst Schwester der Pat. nach konfliktreich zerbrochenem Familienverband; Überleitung aus Ganztagsbetreuung der *Lebenshilfe e.V.* wegen überfordernder Problematik Hauptsächl. Konflikte: - Auseinandersetzungen durch mangelhaft gehemmte, z.T. explosive Affekthandlungen, egozentrisches u. undifferenziertes Gemeinschaftsverhalten - Auseinandersetzungen um die Begrenzung von sexuellen Impulshandlungen gegenüber Betreuern	4 Jahre, 11 Mo. nach Entlassung: - Zuerst kurz bei der Mutter gewohnt, dann für 2 Monate bei einer guten Bekannten; anschl. aufgenommen in eine Einrichtung speziell für Autisten auf einem entlegenen Bauernhof - Arbeitet hauswirtschaftlich auf dem Bauernhof - Macht diverse Freizeitaktivitäten u. interessiert sich für Haarshampoos - Hat drei Freunde in einer angeleiteten Gruppe für Freizeitaktivitäten in der nächstgelegenen Großstadt - Plant für die Zukunft Umzug in

	flußt worden K3: Im Verhältnis zur Psychotherapeutin - Einfühlsamkeit, Selbstexploration u. Flexibilität als wichtig empfunden - Streit nachher verdrängt - war die psychotherapeutische Beziehung kaum förderlich - war das therapeutische Reden eine lästige Pflicht - war die Trennung erfreulich			
K1: Selten und ungern aggressive Auseinandersetzungen gehabt K2: Bei größeren Auseinandersetzungen mit den Betreuern geflüchtet	K1: Die Beziehung zu den Betreuern u. Therapeuten wurde eng u. vertrauensvoll durch • Freundlichkeit der Mitarbeiter • gemeinsame Gespräche u. Aktivitäten • Gespräche im Einzelkontakt K2: Trennung von den Leuten der Station war schwierig K3: Gelegentlich Rückzug von allen Beziehungen gewünscht	K1: Im Laufe des Aufenthalts gelernt - Ordnung als notwendig anzusehen - im Haushalt zu arbeiten - Strafen als sinnvoll zu empfinden	K1: Aufenthalt von insgesamt 18½ Mo. hätte nicht so lange sein müssen	07
K1: In den alltäglichen Auseinandersetzungen mit den Betreuern - haben Strafandrohungen beeindruckend gewirkt - gab es ca. alle 3 Wochen einen richtigen Streit - Streit als unangenehm empfunden K2: Innerhalb der aggressiven Auseinandersetzungen mit den Mitpatienten - wurden gelegentlich Gegenstände zerstört - wurde ich von den Mitpatienten teilweise ge-	K1: Innerhalb der Beziehungen zu den Betreuern der Station - in manchen ihrer Regeln keinen Sinn gesehen - Ausnahmeregelungen sehr genossen - nicht einzelne Betreuer bevorzugt gemocht - gemeinsame Aktivitäten bzw. Erlebnisse als verbindend empfunden - stark kontrollierende, kleinliche Betreuer nicht gemocht - Tröstung in Problemsituationen und - Unterhaltungen im Einzelkontakt als besonders förderlich empfunden	K1: Im Verlauf des Aufenthaltes auf der Station gelernt, - lebenspraktische Fähigkeiten anzuwenden - unerwünschte zwanghafte Verhaltensweisen abzulegen - mich selbständiger zu verhalten - mich bewußter zu verhalten - eine andere Lebenseinstellung zu finden - Freundschaften aufzubauen - eigene Aggressionen zu beherrschen	K1: Hätte schon nach einem Jahr entlassen werden können K2: Erst im Laufe des Aufenthaltes eine hoffnungsvolle Perspektive entwickelt	08

			- Wutausbrüche durch geringe Frustrationstoleranz, Abreaktion gegen Mobiliar und Personen - Konflikte um Verbote u. Grenzsetzungen - Auseinandersetzungen um Leistungsbereitschaft in der Schule	Einrichtung für betreutes Wohnen
09	männl.,16 J.	15 Mo.	<u>Diagnose:</u> Spezifische emotionale Störung des Kindes- u. Jugendalters mit Beziehungsproblemen vor dem Hintergrund frühkindl. Deprivation mit nachfolgendem Adoptionsverhältnis <u>Familiensituation:</u> Adoptiertes, ältestes Kind wohlhabender Eltern nebst weiterem Pflegesohn u. einer leiblichen Tochter <u>Hauptsächl. Konflikte:</u> - Vermied Konflikte mit den Mitpat. durch Anpassung - Auseinandersetzungen um Selbstvertrauen, Abgrenzung u. Bevormundung, welche mit Rückzug u. Passivität beantwortet wurden - Innerliche Auseinandersetzung über die Herkunftsfamilie - Konflikte um schulische Überforderung, die mit Verweigerung beantwortet wurde	<u>4 Jahre, 9 Mo. nach Entlassung:</u> - Zuerst knapp 2 Jahre lang in einem Schülerheim in der Nähe der Klinik gewohnt; danach in eine betreute WG gezogen - Hauptschulabschluß nicht geschafft, aber vor kurzem in der Volkshochschule nachgeholt; macht gegenwärtig eine Malerlehre - Über 4 Jahre hin regelmäßig ambulante Gespräche bei einem Psychologen gehabt; vor kurzem abgesetzt - Keine Freunde, viele gute Bekannte in der WG u. im Schülerheim

schlagen - setzte ich verbale Beleidigungen als Mittel zur Verteidigung ein K3: Mit dem Psychotherapeuten stets nur kurze verbale Auseinandersetzungen gehabt	- Gelassenheit seitens der Betreuer besonders gern gemocht K2: Innerhalb der Beziehungen zu den Mitpatienten - oftmals durch sie bedroht gefühlt - teilweise ihnen gegenüber eine Abneigung empfunden - haben Privilegien gegenüber ihnen teilweise Neid erzeugt K3: Die Beziehung zum Psychotherapeuten - hat sich wirksam eingeprägt - hätte nicht enger sein sollen - wurde selten durch Auseinandersetzungen gestört	- eigene Wutanfälle besser zu akzeptieren		
K1: Selten aggressive Auseinandersetzung mit den Betreuern oder der Psychotherapeutin gehabt K2: Bei Problemdruck oder zum Vergnügen mit anderen Patienten Auseinandersetzungen über die Einhaltung der Regeln erzeugt K 3: Mit fortschreitender Aufenthaltsdauer immer weniger Auseinandersetzungen um Regeln mit den Betreuern K4: Nach aggressiver Auseinandersetzung gutes Verhältnis zu den Mitpatienten	K1: Im Verlauf der Beziehungen zu den Betreuern der Station - besonders gutes Vertrauensverhältnis durch deren Ansprechbarkeit und Verständnis bekommen - waren vertrauliche Gespräche im Einzelkontakt besonders förderlich - deren regelhafte Konsequenz trotz Zweifel bald als sinnvoll empfunden - Strenge und gleichzeitig Fairneß als besonders förderlich empfunden - feste Absprachen als angenehm und förderlich empfunden K2: Innerhalb der Beziehungen zu den Mitpatienten - das Zusammengehörigkeitsgefühl in der Gruppe als angenehm empfunden - mit den anderen gegenüber den Betreuern zusammengehalten - mit ihnen täglich viele gemeinsame Aktiviten - beim Stationsleben viel Spaß gehabt - eine Ordnung im gemeinschaftlichen Miteinander als wichtig empfunden - gelegentlich Bedürfnis nach Rückzug von allen gehabt K3: Im Verhältnis zur Psychotherapeutin - guten Kontakt durch fast tägl.	K1: Im Laufe des Lebens auf der Station gelernt - die Regeln der Betreuer als sinnvoll zu erkennen - gute freundschaftliche Beziehungen zu knüpfen - mich seltener alleine zurückzuziehen - auf andere Menschen zuzugehen - mich anderen gegenüber zu öffnen - anderen richtig zuzuhören - andere Menschen zu respektieren K2: Im persönlichen Kontakt mit den Betreuern gelernt - in Streßsituationen die Ruhe zu bewahren - bestimmte Redensarten zu benutzen - Tischfußball zu spielen	K1: Gesamtaufenthaltsdauer von 1 Jahr hätte gereicht K2: Erst nach einer Eingewöhnungszeit von ¾ Jahr war es möglich, - das eigene Bild der Realität zu verändern - Vertrauen zu den Betreuern und Mitpatienten zu fassen -Motivation zur eigenen Veränderung zu bekommen K3: Am Anfang Perspektive - eher hoffnungsvoll - ohne konkrete Erwartungen an die Zukunft	09

10	männl.,11 J.	12 Mo.	Diagnose: Akute psychotische Episode vor dem Hintergrund einer Identitätskrise Familiensituation: Einzelkind mit symbiotischen Tendenzen in der Beziehung zur Mutter Hauptsächl. Konflikte: - Auseinandersetzungen um Verständnis u. Akzeptanz der eigenen Person - somatische u. halluzinatorische Anfälle in Verbindung mit Konfliktsituationen (Anforderungen jeglicher Art) - somatische Anfälle bei sexueller Stimulation und gleichzeitig starker Gehemmtheit - innerliche Auseinandersetzungen um das niedrige Selbstwertgefühl	4 Jahre, 10 Mo. nach Entlassung: - Seitdem bei den Eltern gewohnt - Ausbildung als Einzelhandelskaufmann abgebrochen; dann praktisches Jahr (1 Tag Schule, 4 Tage arbeiten) bei der Gemeinde absolviert; anschließend Ausbildung im Berufsbildungswerk abgebrochen; arbeitet seit ca. 2 Jahren in einer betreuten Werkstatt für seel. Behinderte - Hat nach Bedarf gelegentlich Gespräche bei Psychologe, der die Werkstatt betreut - Großer Kreis von Freunden u. Bekannten durch Teilnahme am Kirchenkreis u. innerhalb der Werkstatt - Plant später eine Familie zu gründen

	Gespräch - guten Kontakt durch ihr ruhiges Temperament - teilweise schlechte Beziehung wg. ihrer Stimme, Tonfall und Umgangsweise			
K1: Innerhalb der üblichen Auseinandersetzungen mit den Betreuern der Station - mit bestimmten Mitarbeitern besonders oft Streit um die Regeln gehabt - über unverständliche Regeln einfach hinweggesetzt - Auseinandersetzungen um die Regeln nicht als Streit empfunden - gelegentlich Spaß beim Ärgern der Betreuer gehabt - Festhalten durch Betreuer bei großen Wutausbrüchen veranlaßte mich zum Aufgeben K2: Bezüglich der Auseinandersetzungen mit den Mitpatienten - durch sie häufig in aggressive Auseinandersetzungen verwickelt worden - vor aggressiven Mitpatienten teilweise große Angst gehabt - gelegentlich Prügelei mit einzelnen gehabt	K1: Im Verlauf der Beziehungen zu den Betreuern der Station - wirkten gemeinsame Erlebnisse, • gemeinsames Herumalbern, • gemeinsame sportliche Aktivitäten • gemeinsame Unternehmungen, auch im Einzelkontakt, sehr verbindend - gab es selten Aktivitäten im Einzelkontakt zu Betreuern - konnte ich deren Stationsregeln weitgehend akzeptieren - wirkten Ausnahmegenehmigungen besonders angenehm - waren deren bedingungslose Akzeptanz, • ständige Verfügbarkeit • Verständnis für Spaß • ungeschminkte Meinungsäußerungen sehr förderlich - wurde ich durch sie vor den Mitpatienten geschützt - habe ich sie teilweise wie Eltern empfunden - fiel die Verabschiedung am Ende schwer K2: Im Verhältnis zu den Mitpatienten - durch stark verwahrloste Mitpatienten oft bedroht gefühlt - gutes Verhältnis zu den Mädchen gehabt - besondere Zuneigung zu einer bestimmten Mitpatientin empfunden K3: Innerhalb der Beziehung zur Psychotherapeutin - Widerwillen gegen die psychotherapeutischen Gespräche gehabt - von der Therapeutin nicht verstanden gefühlt - lieber Einzelgespräche mit den Betreuern als mit ihr geführt	K1: Während des Aufenthaltes auf der Station gelernt - mit meinen Problemen besser umzugehen - Selbständigkeit und Abgrenzung gegenüber der Mutter - mich selbst besser zu akzeptieren - mit verschiedenartigen Menschen zusammenzuleben - mit Mädchen und Frauen umzugehen - mit aggressiven Mitpatienten umzugehen - mich mit Erwachsenen auseinanderzusetzten - mich lebenspraktisch zu verhalten - Gesellschaftsspiele zu spielen	K1: Bezüglicher der Dauer des Aufenthaltes läßt sich sagen, daß - eine Eingewöhnungszeit von einem Monat nötig war - es 12 Monate brauchte, ehe ich eine ausreichend gute Beziehung mir selbst entwickeln konnte K2: Zu Anfang und während der Eingewöhnungszeit nur schlechte Erwartungen gehabt K3: Perspektive hat sich durch Vertrauen u. Eigenmotivation sehr gewandelt	10

11	männl.,13 J.	10 Mo.	Diagnose: Psychische Fehlentwicklung bei ungünstigen Elternpersönlichkeiten u. Broken-home-Situation mit einmaliger sexueller Fehlhandlung u. Gefahr der Verwahrlosung Familiensituation: Überleitung aus Heim bei langjährig zerstrittenen u. geschiedenen Eltern; älterer Bruder wohnt bei der Mutter Hauptsächl. Konflikte: - Viele Konflikte um Regeln, Verbote u. Grenzsetzungen - Provozierte Streitsituationen mit den Mitpat. - Auseinandersetzungen um gemeinsame Opposition mit den Mitpat. gegen die Betreuer, heimliches Entweichen - Auseinandersetzungen um Leistungsbereitschaft in der Schule	5 Jahre nach Entlassung: - Zunächst 2 Jahre lang in einem Schülerheim in der Nähe der Klinik gewohnt, anschl. beim Vater gewohnt; vor ca. einem Jahr zur Mutter gezogen - Hauptschulabschluß gemacht; anschließend für 1 Jahr die Fachschule Wirtschaft besucht; dann, kurz vor der Lehre, in den Wehrdienst gegangen; besucht dort z.Z. Computerlehrgänge - Hat wenige Freunde, viele *Kumpels*, eine feste Freundin, ist sehr kontaktfreudig - Geplant ist eine Lehre als Versicherungskaufmann

<u>K1:</u> Bei Auseinandersetzungen mit den Betreuern während des Stationslebens - viele Auseinandersetzungen aus Langeweile provoziert - teilweise Streit angezettelt, weil es Spaß gemacht hat, bestimmte Betreuer wütend zu erleben - teilweise bei den Betreuern Enttäuschung erzeugt - um das Befolgen von Regeln oder Geboten oft diskutiert - haben Streitdiskussionen Spaß gemacht <u>K2:</u> Parallel zum Stationsleben rein gedankliche Auseinandersetzung um die Probleme der eigenen Familie gehabt	<u>K1:</u> Im Verlauf der Beziehungen zu den Betreuern der Station - deren konsequente Haltung als fair empfunden - Betreuer teilweise als rechthaberisch empfunden - einzelnen Betreuer auch in seiner Wut lustig gefunden - wirkte deren Toleranz sehr förderlich auf das Vertrauensverhältnis - hat deren Gesprächsbereitschaft teilweise angenehm erstaunt - manche ihrer Regeln übertrieben gefunden - war deren Aufgreifen von Patientenvorschlägen förderlich - war deren besondere Würdigung meiner Person unter den anderen sehr angenehm - schaffte Einzelkontakt besonderes Vertrauensverhältnis - am Ende zu allen ein gutes Verhältnis gehabt - wirkte bei einzelnen Betreuern • persönlicher Einsatz • Offenheit für alle Gesprächsthemen besonders angenehm, sowie • schlechte Laune und • Überheblichkeit besonders unangenehm <u>K2:</u> Im Verhältnis zu den Mitpatienten - wirkten gemeinsame Erlebnisse, Ansichten und Interessen verbindend - war der große Altersunterschied oft störend - von den Mitpatienten mit ihren Problemen gestört gefühlt - teilweise guten Einfluß auf sie gehabt <u>K3:</u> Im Verhältnis zum Psychotherapeuten - über gemeinsamte Aktivitäten gutes Vertrauensverhältnis - arrogante Erscheinung nicht gemocht - ihn als Arzt als Respektperson gesehen	<u>K1:</u> Im Verlauf des Lebens auf der Station gelernt, - vernünftig über etwas nachzudenken - andere Menschen mit ihren Problemen zu verstehen - Verantwortung zu übernehmen - hilfsbereit und rücksichtsvoll gegenüber anderen zu sein - mich mit Vertrauenspersonen ernsthaft zu unterhalten - gelernt, mit anderen über bestimmte Dinge zu diskutieren	<u>K1:</u> Perspektive, bald ins Schülerheim zu kommen, wirkte beruhigend <u>K2:</u> 10 Monate Aufenthalt waren zu lange, hätte eher entlassen werden können <u>K2:</u> Persönliche Perspektive hat sich stetig verbessert	11

12	männl.,15 J.	23 Mo.	Diagnose: Schwere Pubertätskrise mit Störungen in der Triebregulation u. Verfolgungsängsten vor dem Hintergrund extrem ungünstiger psychosozialer Entwicklungsbedingungen Therapievorerfahrung: Vorhergehende 4 Mo. Aufenthalt in Abt. für Kinder- u. Jugendpsychiatrie im Kinderhospital Osnabrück Familiensituation: Alleinerziehende seel. behinderte Mutter nebst geistig behinderter Schwester u. verhaltensauffälligem Bruder Hauptsächl. Konflikte: - Auseinandersetzungen um Ängste u. Mißtrauen gegenüber den Mitarbeitern, zeitweise halluzinatorische Anfälle - Auseinandersetzungen um Ausgangsregelungen zur Kontrolle gefährlicher Triebimpulse - Konflikte um wenig differenzierte Kontaktanbahnungen mit Altersgenossen, Distanzlosigkeit, Unaufrichtigkeit - Streit mit Mitpat. um Macht u. Unterordnung	4 Jahre, 9 Mo. nach Entlassung: - Zunächst für 2 Jahre in einem Heim in der Nähe von Delmenhorst gewohnt; dann in ein Ledigenwohnheim umgezogen - Von Anfang an in einer Behindertenwerkstatt gearbeitet - Hat nur eine feste Freundin seit längerer Zeit; sonst eher Einzelgänger
13	männl.,18 J	21 Mo.	Diagnose: Schwere Persönlichkeitsstörung mit hochgradiger Antriebsstörung, haftendem und deutlich verlangsamtem Denken sowie zeitweise Zwangserscheinungen auf dem Boden einer frühkindl. Hirnschädigung Therapievorerfahrung: Seit dem 8. Lj. durchgehend in heilpädagogischen Institutionen Familiensituation: Überleitung aus Reha-Zentrum, 2 jüngere Brüder leben bei den Eltern Hauptsächl. Konflikte: - Konflikte um den Rückzug von den Mitpatienten und Provokationen durch sie - Auseinandersetzungen um die Einhaltung von Pflichten - Auseinandersetzungen um Verweigerungsverhalten bei Anforderungen (z.B. Konflikten jeglicher Art)	4 Jahre, 10 Mo. nach Entlassung: - Wohnt seitdem in einer Nachsorgeeinrichtung für seel. Behinderte in Schleswig-Holstein - Hauptschulabschluß gemacht; arbeitete anschl. in einer Werkstatt dieser Einrichtung; ist gegenwärtig dort als Angelernter im Büro in einer nahen Stadt tätig - Hat 2 gute Freunde unter den Mitbewohnern innerhalb der Einrichtung für betreutes Wohnen

K1: Bei Auseinandersetzungen mit den Betreuern der Station - wurde richtiger Streit rasch wieder bereinigt - konnte ich schlechte Laune teilweise auf dem Zimmer abreagieren - auf konsequente Behandlung hin eingelenkt - deren strenges Verhalten nicht als Streit empfunden K2: Mit den Mitpatienten gelegentlich Auseinandersetzungen aus Eifersucht	K1: Im Verlauf der Beziehungen zu den Mitarbeitern der Station - deren Hilfsbereitschaft als angenehm empfunden - häufig erbauliche Gespräche geführt - waren gemeinsame Aktivitäten sehr angenehm - durch deren Freundlichkeit und Gesprächsbereitschaft gutes Vertrauensverhältnis bekommen - deren Regeln weitgehend akzeptiert - bei konsequenter Behandlung gehorcht - strenge Behandlung als fair empfunden - waren Aktivitäen im Einzelkontakt mit Betreuer selten aber förderlich K2: Im Verhältnis zu den Psychotherapeuten - waren die häufigen Gespräche hilfreich - mehr Einzelkontakt gewünscht	K1: Während des Aufenthaltes auf der Station gelernt, - mich nicht auf Kosten anderer abzureagieren - meine Wut besser zu beherrschen - freundlich mit anderen Menschen umzugehen	K1: Die Aufenthaltsdauer von 23 Monaten war - notwendig, um angemessen über meine Probleme reden zu können - zum größten Teil dafür nötig, Vertrauen zu fassen, um über die Probleme reden zu können K2: Am Anfang noch kein Interesse an einer Perspektive gehabt	12
K1: Auseinandersetzungen während des Stationslebens - ergaben wegen ihrer Häufigkeit zwischen Betreuern und dissozialen Patienten oft chaotische Zustände -wurden häufig durch die andersartigen Probleme der Mitpatienten verursacht - mit den Betreuern führten bei mir zum völligen Rückzug - führte ich gelegentlich auch handgreiflich, wenn vorher sehr gereizt gewesen - mit den härteren Lebensbedingungen waren förderlich für meine Entwicklung K2: Psychotherapeut wich gesprächsweiser Auseinandersetzung immer aus	K1: Im Verlauf der Beziehungen zu den Betreuern der Station - die Betreuer gegenüber dissozialen Mitpatienten als hilflos erlebt - zu den Betreuern gutes Verhältnis gesucht - brachten gemeinsame Erlebnisse gutes Vertrauensverhältnis - wirkten Ausnahmegenehmigungen von den Regeln besonders verbindend - war deren Verständnis und Gesprächsbereitschaft sehr förderlich - waren Aktivitäten im Einzelkontakt zu bestimmter Betreuerin sehr wichtig und angenehm - gutes Vertrauensverhältnis bekommen, indem sie sich Zeit für mich nahmen - zuwenig individuelle Freiheiten bekommen - konnten die mich vor den Mitpatienten zu wenig schützen K2: Die Oberärzte als unfähig erlebt gegenüber den Proble-	K1: Während des Aufenthaltes gelernt, - mich von anderen besser abzugrenzen - mir eigene Ziele zu stecken - eine innere Ordnung zu entwickeln - Verhaltensgewohnheiten zu stabilisieren	K1: Aufenthaltsdauer war angemessen an die dort vollzogene Entwicklung K2: Am Anfang hoffnungsvolle Perspektive gehabt, die mir beim Durchhalten geholfen hat	13

14	weibl., 17 J.	16½ Mo.	Diagnose: Zyklothyme affektive Psychose Therapievorerfahrung: 7 Mo. zuvor 5-monatigen Klinikaufenthalt im Wichernstift abgeschlossen Familiensituation: Symbiotische Beziehung zum 55Jahre älteren Vater bei gespannter Beziehung zur Mutter, jüngerer Bruder sowie ein Onkel wohnen ebenfalls auf dem Bauernhof Hauptsächl. Konflikte: - Innerliche Auseinandersetzung um Selbstunsicherheit, Ängste und Vertrauen zu den Mitarbeitern - Therapeutische Auseinandersetzung um Abhängigkeit und Autonomie sowie die innere Ablösung vom Elternhaus	4 Jahre, 9 Mo. nach Entlassung: - Übergeleitet in eine betreute Wohn- u. Arbeitsstätte bei Hamburg; wohnt dort jetzt in einer WG - Innerhalb dieser Einrichtung verschiedentlich gearbeitet; geht gegenwärtig wieder zur Schule - Hat bei Bedarf Gespräche mit einem Psychologen gehabt, der regelmäßig in die Einrichtung kommt - Viele Freunde innerhalb der Einrichtung; hat einen festen Freund, der auch psychotherapeutische Erfahrung hat
15	männl., 9 J.	20 Mo.	Diagnose: Emotionale Störung mit Verlustängsten u. psychosozialer Retardierung vor dem Hintergrund einer gestörten Mutter-Kind-Beziehung Therapievorerfahrung: Seit dem 6. Lj. in heilpädagogischer Behandlung Familiensituation: Gestörte Beziehung	4 Jahre, 10 Mo. nach Entlassung: - Anschließend in ein Heim bei Wilhelmshaven gegangen; dort nach ca. 3 Jahren wegen eines gewalttätigen Vorfalles entlassen; wohnt gegenwärtig bei Mutter u. Stiefvater; zwischenzeitlich für 1 Jahr lang in einem Christlichen Jugenddorf in

	men der Station K3: Im Verhältnis zu den Mitpatienten der Station - durch sie oft bedroht gefühlt - wegen Benachteiligung oft hoffnungslos gefühlt - von ihnen um viel Betreuerzuwendung gebracht worden - durch problematische Mitpatienten häufig gestört gefühlt - oft von ihnen zurückgezogen K4: Im Verhältnis zum Psychotherapeuten - ihn als schwerfällig und untätig erlebt - von ihm nicht verstanden gefühlt - meine Gefühle eher verschwiegen - keine intensiveren Gespräche führen können			
K1: Bei Auseinandersetzungen auf der Station - häufig verbale Konflikte mit Mitpatienten oder Betreuern - gelegentlich Mitpatienten verprügelt - bei Wutausbrüchen gelegentlich großen Ärger inszeniert - bei großer Wut von Betreuern begrenzt worden und es als richtig erlebt - gelegentlich auf dem Zimmer abreagiert - manchmal auch Spaß daran gehabt K2: Bei Auseinandersetzungen mit dem Psychotherapeuten teilweise einfach weggerannt	K1: Im Verlauf der Beziehungen zu den Betreuern der Station - häufige Gespräche als sehr angenehm empfunden - gemeinsame Aktivitäten und Erlebnisse als förderlich für das Vertrauensverhältnis erlebt - waren deren häufige Aufmerksamkeit und Ansprechbarkeit sehr wichtig - oft den Einzelkontakt gesucht - deren konsequente Haltung als richtig und fair erlelbt - kleinliche, kontrollierende Betreuerin gehaßt - deren Regeln weitgehend akzeptieren gekonnt - fiel der Abschied schwer K2: Im Verhältnis zum Psychotherapeuten - nur ungern mit ihm geredet - das Thema Vergangenheit abgelehnt - erst spät Vertrauen gefaßt	K1: Während des Aufenthaltes gelernt, - offener über Probleme zu reden - Aggressionen nicht mehr aufzustauen - mit meinen speziellen Problemen besser zurechtzukommen - mit anderen Menschen und deren Problemen besser umzugehen	K1: Aufenthalt hätte kürzer als 17 Monate sein können K2: Am Anfang keine konkrete Perspektive gehabt; sie ist im Verlauf jedoch viel konkreter geworden	14
K1: Auseinandersetzungen während des Lebens auf der Station - gab es unter den Mitpatienten häufig als Prügeleien - habe ich mit Betreuern selten gehabt	K1: Im Verlauf der Beziehungen zu den Betreuern der Station - waren die häufigen Unterhaltungen angenehm und sehr förderlich für das gegenseitige Vertrauensverhältnis - bestimmte Betreuer wegen ihrer Freundlichkeit besonders gemocht	K1: Während des Aufenthaltes gelernt, - mich selbst besser zu beherrschen - mich insgesamt ruhiger zu verhalten	K1: Entlassung hätte nicht eher als nach 20 Monaten sein dürfen, sonst hätte sich meine Problematik verschlimmert K2: Am Anfang kein	15

			zur alleinerziehenden Mutter; ältere Geschwister in Heimen Hauptsächl. Konflikte: - Viele Konflikte um die Einhaltung von Regeln, Verboten und Grenzsetzungen - Auseinandersetzungen um Selbständigkeit u. niedriges Selbstwertgefühl bei regressivem Vermeidungsverhalten - Wünsche nach Versorgung u. Passivität - Konflikte mit den Mitpat. um adäquate Kontaktaufnahme sowie um Dominanz u. Unterordnung - Auseinandersetzungen um Leistungsbereitschaft in Schule u. Bewegungsverhalten - Therapeutische Auseinandersetzung um Abgrenzung zwischen Phantasie u. Realität, um Wünsche u. Frustrationen, um innere Ablösung von der Mutter	Bonn gewohnt - Im Heim die Schule besucht; später Berufsvorbereitungsmaßnahme in Christl. Jugenddorf - Hat im Heim regelmäßige Gespräche mit einem Psychologen gehabt - Hat seit kürzerer Zeit einen guten Freund - Geplant ist, daß er in Kürze in einer betreuten Werkstatt für seel. Behinderte arbeiten kann
16	männl.,17 J.	10 Mo.	Diagnose: Juvenile Psychose mit vorwiegend paranoider u. coenästhetischer Problematik Familiensituation: Einziges Kind eines Ehepaares; Vater ebenfalls psychisch stark belastet Hauptsächl. Konflikte: - Konflikte um Rückzug von den Mitpat. und vom Stationsleben sowie um Antriebsstörung - Auseinandersetzung um paranoide Ängste bezüglich der Patientengemeinschaft und der Mitarbeiter - Therapeutische Auseinandersetzung um Abgrenzung bei schwieriger Beziehung zu den Eltern - Innerliche Auseinandersetzung um Identität, altersentsprechende Sexualität u. um erneuten Schulbesuch	4 Jahre, 2 Mo. nach Entlassung: - Seitdem bei den Eltern gewohnt, unterbrochen von einigen Monaten in einem Berufsbildungswerk sowie 2 kurzen Klinikaufenthalten in Dortmund und Bremen - 10. Klasse Realschule nicht geschafft durch Selbstüberforderung mit Schule, Arbeit sowie Alkoholkonsum; begonnene Berufsausbildungen, u.a. im Berufsbildungswerk, durch psych. Krisen vorzeitig beendet worden; z.Z. fehlt die richtige Motivation für einen neuen Anlauf - 2 mehrwöchige Aufenthalte in psychiatrischen Kliniken in Dortmund u. Bremen; seitdem regelmäßig ambulante Gespräche mit Psychiater - Hat einige gute Bekannte, keine richtigen Freunde - Plant, sich in betreuter Wohn- u. Arbeitseinrichtung wieder so aufzubauen wie nach dem Wichernstift-Aufenthalt
17	männl.,10 J.	19½ Mo.	Diagnose: Spezifische emotionale Störung mit Empfindsamkeit, Scheu u. Abkapselung, multiplen Entwicklungsrückständen Familiensituation: Gestörtes Erziehungsverhältnis zur Mutter nebst älterer	4 Jahre nach Entlassung: - Anschließend für 3¾ Jahre in einem Heim im Umfeld von Delmenhorst; seit 3 Monaten wohnt er wieder bei Mutter u. deren Lebenspartner

	- Aktivitäten im Einzelkontakt als besonders angenehm erlebt - deren Hausregeln weitgehend als sinnvoll empfunden - konsequente Behandlung durch sie nicht als störend empfunden - fiel die Trennung schwer K2: Durch die Mitpatienten der Station teilweise bedroht gefühlt K3: Im Verhältnis zur Psychotherapeutin - durch die Gespräche mit ihr am meisten gelernt - ihr Verhalten stets als fair empfunden - fiel die Trennung schließlich schwer		Interesse an einer Perspektive gehabt	
K1: Bei Auseinandersetzungen auf der Station - gab es gelegentlich Prügeleien unter den Mitpatienten - habe ich mit den Betreuern nie Streit gehabt - habe ich aggressive Auseinandersetzungen stets vermieden, weil sie mir großes Unwohlsein verursachten	K1: Im Verlauf der Beziehungen zu den Betreuern der Station - waren gemeinsame Unternehmungen oder Gespräche sehr förderlich für das Vertrauensverhältnis - war deren Ansprechbarkeit besonders angenehm - waren Aktivitäten im Einzelkontakt besonders förderlich für meine Entwicklung - deren Regeln weitgehend akzeptiern gekonnt - war deren Hilfe in schulischen Dingen sehr förderlich für meine Entwicklung K2: Im Verhältnis zu den Mitpatienten - in der Eingewöhnungszeit von allen zurückgezogen - von unruhigen Mitpatienten teilweise gestört gefühlt K3: Gutes Verhältnis zum Psychotherapeuten empfunden durch - gemeinsame Spaziergänge u. - viele Gepräche	K1: Im Verlauf des Aufenthaltes auf der Station gelernt, - mit anderen Menschen und deren Problemen auszukommen - unter vielen Leuten zu leben - mehr Unruhe ertragen zu können - bestimmte Mitpatienten anders zu sehen als vorher - die Regeln der Betreuer zunehmend besser zu akzeptieren	K1: Bezüglich der Dauer des Aufenthaltes läßt sich sagen - daß insgesamt 10 Monate zu wenig für mich waren - wäre ich 3 weitere Monate geblieben, wäre die Problematik vermutlich nicht wieder zurückgekehrt - daß die Eingewöhnungszeit 2 Monate dauerte K2: Anfangs hoffnungsvolle Perspektive gehabt, die beruflich auch konkreter wurde	16
K1: Auseinandersetzungen mit den Betreuern der Station - hatte ich nur gelegentlich und in geringem Maße - führten bei mir teilweise	K1: Im Verlauf der Beziehungen zu den Betreuern der Station - wirkten gemeinsame Aktivitäten und Gespräche sehr verbindend - waren Gespräche und Unternehmungen im Einzelkontakt	K1: Im Verlauf des Aufenthaltes auf der Station gelernt, - mich besser zu beherrschen - mich allgemein bedächtiger zu verhalten	K1: Die Aufenthaltsdauer von insgesamt 19½ Monaten war wichtig, weil - erst in dieser Zeit meine innerliche Veränderung mög-	17

			Schwester Hauptsächl. Konflikte: - Auseinandersetzungen um regressives Vermeidungsverhalten bei Konflikten (Anforderungen, Schwierigkeiten, Grenzsetzungen) - Konflikte mit den Mitpat. um Dominanz u. Unterordnung, niedrige Frustrationstoleranz u. versteckte aggressive Verhaltensweisen - Wünsche nach Beschäftigung, Versorgung u. Passivität - Therapeutische Auseinandersetzung um Abgrenzung von Phantasie u. Realität, Entwicklung einer Eigenmotivation - Auseinandersetzung um Leistungsbereitschaft in der Schule	- Immer zur Schule gegangen - Bei Bedarf Gespräche mit Psychologin gehabt, die das Heim betreut - Seit kurzem erst einige neue Freunde gefunden
18	weibl., 13 J.	13½ Mo.	Diagnose: Neurotische Fehlentwicklung mit ausgeprägter Zwangssymptomatik Therapievorerfahrung: - Vorangegangen 2-monatiger Aufenthalt in Kinder- u. Jugendpsychiatrie Bremen-Ost - 2 Jahre zuvor ebenfalls für 2½ Mo. in Bremen-Ost mit anschließend 6 Mo. lang ambulanten Gesprächen bei Psychiater Familiensituation: Elternhaus mit seelisch belasteter Mutter, mit Vater u. älterer Schwester Hauptsächl. Konflikte: - Konflikte um Rückzug u. Verweigerung innerhalb der Gemeinschaft der Mitpat. - Auseinandersetzungen um ausgedehnte Zwangshandlungen innerhalb der Station sowie um Regeln u. Pflichten des Klinikalltages - Therapeutische Auseinandersetzung um Zwangsphantasien, aggressive Gedanken u. Selbstkontrolle - Innerliche Auseinandersetzung um Bedürfnisse nach Haß, Trauer, Geborgenheit u. Zärtlichkeit	4 Jahre, 5 Mo. nach Entlassung: - Zunächst bei den Eltern gewohnt; seit 2 Jahren während der Woche in einer privaten Ausbildungsstätte bei Hannover - Realschule zu Ende gemacht; z.Z. in einer Berufsausbildung zur umweltschutztechnischen Assistentin - Im Anschluß an den Klinikaufenthalt noch ca. 1 Jahr lang regelmäßige ambulante Gespräche mit dem ehemaligen Kliniktherapeuten gehabt - Eher wenige u. gute Freunde über lange Zeit

zum Rückzug aufs Zimmer K2: Bei Auseinandersetzungen mit den Mitpatienten der Station - gab es mit bestimmten Mitpatienten besonders häufig Streit und gelegentlich Prügeleien - haben wir uns anschließend rasch wieder vertragen - war mäßigendes Eingreifen der Betreuer sehr förderlich - hat meine Isolierung als Reaktion der Betreuer bei mir große Wut erzeugt	zu Betreuern besonders entspannt und angenehm - einige Betreuer sehr liebgewonnen - war mir das Einschließen von Patienten mit Wutanfällen durch die Betreuer sehr unangnehm - deren Regeln weitgehend akzeptieren gekonnt K2: Im Verhältnis zu den Mitpatienten der Station - meist mit ihnen gespielt - wegen ihren teilweise ungerecht behandelt gefühlt - war die Trennung am Ende schwierig K3: Im Verlauf der Beziehung zur Psychotherapeutin - waren die psychotherapeutischen Stunden sehr angenehm - war auch ihre schulische Hilfe sehr förderlich - war die Trennung schwierig	- mich besser auf etwas zu konzentrieren, z.B. Schule - pünktlicher zu sein - sauberer zu schreiben K2: In der Klinik die Erfahrung gemacht, daß das Leben leichter geworden ist	lich war - ich zu Anfang viel Zeit brachte, um mich auf die Behandlung einzulassen K2: Zu Anfang alles schlimmer vorgestellt als es war, also negative Perspektive gehabt	
K1: Bei Auseinandersetzungen während des Stationsalltages - üblicherweise häufig Konflikte - mit bestimmten Mitpatienten gelegentlich kräftig gestritten - Aggressionen teilweise ausgelassen • an Betreuern • an Mitpatienten • am Mobiliar - das Loslassen der aggressiven Impulse als angenehm empfunden - in großer Wut den Aggressionen teilweise hilflos ausgeliefert gewesen K2: Bei Auseinandersetzungen mit dem Psychotherapeuten war dessen autoritäres Handeln förderlich	K1: Im Verlauf der Beziehungen zu den Betreuern der Station - deren Regeln weitgehend akzeptieren gekonnt - war deren ständige Verfügbarkeit sehr förderlich - deren Bereitschaft und Fähigkeit zum Zuhören sehr geschätzt - waren lange Unterhaltungen mit ihnen förderlich - zu bestimmten Betreuern besonderes Vertrauensverhältnis gehabt - waren Gespräche und Unternehmungen im Einzelkontakt sehr förderlich und angenehm - gute Vertrauensbeziehung empfunden durch • gemeinsames Spaßmachen, • gegenseitiges Einfühlungsvermögen und • tolerante Haltung der Betreuer - war mir die volle Konzentration eines Betreuers auf micht wichtig - war es am Anfang schwer, sich mit ihnen auseinanderzusetzen - an einige deren Regeln nur	K1: Im Verlauf des Aufenthaltes auf der Station - gelernt, mich gründlich auseinanderzusetzen mit • mir • meinem täglichen Leben • üblichen wichtigeren Entscheidungen - reifer im Denken geworden - durch gedankliche Bewältigung aus jeder Auseinandersetzung gelernt - gelernt, die eigene Weiterentwicklung zu beobachten - gelernt, mich mehr nach meinem Gewissen zu richten - gelernt, andere Menschen differenzierter zu beurteilen - gelernt, aufgestaute Aggressionen besser loszulassen - von Betreuerin gelernt, lange zuzuhören	K1: Hinsichtlich der Aufenthaltsdauer auf der Station läßt sich sagen, daß - die insgesamt 14 Monate angemessen waren - bei früherer Entlassung die Zwänge vermutlich zurückgekehrt wären - ca. 7 Monate Eingewöhnungszeit nötig waren - entscheidende Lernerfahrungen hinsichtlich meiner Problematik erst gegen Ende kamen K2: Zu Anfang pessimistische Perspektive gehabt; wurde mit zunehmendem Gefühl der Besserung immer hoffnungsvoller	18

19	männl.,11 J.	9 Mo.	Diagnose: Emotionale Störung mit passagerer Leistungsverweigerung Familiensituation: Getrennte Familie nach Scheidung; lebt beim alleinerziehenden Vater; 5 jüngere Geschwister leben bei der Mutter Hauptsächl. Konflikte: - Konflikte mit Mitpatienten um Reizbarkeit u. unterschwellige Aggressionen - Häufige Konflikte um Regeln, Verbote u. Grenzsetzungen mit Verweigerung u. Weglaufen - Therapeutische Auseinandersetzung über Trotz, Mißtrauen u. Verschlossenheit im Verhältnis zu anderen sowie über die gestörte Beziehung zu den Eltern - Auseinandersetzungen um Wutausbrüche u. geringes Vertrauen gegenüber Erwachsenen	4 Jahre, 5 Mo. nach Entlassung: - Erst zum Vater, dann zur Mutter mit den Geschwistern gezogen - Geht zur Schule; spielt seit langer Zeit regelmäßig Fußball im Verein u. geht viel zum Angeln (wg. der Ruhe) - Redet prinzipiell nicht gern mit anderen über seine Gefühle - Viele gute u. langjährige Freunde - Plant eine Lehre als Fliesenleger; will sich anschließend bei der Bundeswehr verpflichten

	langsam gewöhnt - erzeugte deren autoritäres Handeln ohne ausreichendes Verständnis bei mir Haßgefühle - erzeugte deren Verbot von Zwangshandlungen bei mir quälende Zwangsgedanken - war die Trennung schwierig K2: Im Verhältnis zu den Mitpatienten der Station - gute Beziehung empfunden durch • gemeinsames Spaßmachen • gegenseitiges Einfühlungsvermögen - durch deren Eigenheiten teilweise gestört gefühlt K3: Im Verhältnis zum Psychotherapeuten - wirkte seine Integration in den Stationsalltag sehr förderlich - wirkte seine gelegentliche Autorität förderlich - erst zum Ende richtig Vertrauen gefaßt	- gelernt, Tagebuch zu schreiben		
K1: Bei Auseinandersetzungen mit den Betreuern der Station - traten Konflikte während des Stationsalltags regelmäßig wieder auf - ging es meist um unangenehme Regelungen - haben diese gelegentlich auch Spaß gemacht - überwiegend mit weiblichen Betreuern Streit gehabt - nach größerer Auseinandersetzung mit Strafe rasch wieder vertragen - aus allem etwas gelernt K2: Mit dem Psychotherapeuten nie Auseinandersetzungen gehabt, weil er so nett war	K1: Im Verlauf der Beziehungen zu den Betreuern der Station - wirkten gemeinsame Aktivitäten und Erlebnisse sehr verbindend - gegen manche deren Regeln immer wieder gewehrt - waren Ausnahmen von den Regeln oft förderlich - Streit mehr mit weiblichen Betreuern gehabt - waren Aktivitäten im Einzelkontakt besonders angenehm wegen der entspannten Atmosphäre - nur ungern Gespräche im Einzelkontakt gehabt - schuldhaftes eigenes Verhalten stets möglichst schnell vergessen K2: Im Verhältnis zu den Mitpatienten - durch sie teilweise gestört gefühlt - der durch sie unruhigen Atmosphäre auf der Station meist ausgewichen K3: Im Verhältnis zum Psycho-	K1: Im Verlauf des Aufenthalts auf der Station gelernt, - mich ehrgeiziger und kontinuierlicher zu verhalten - mich selbst besser zu beherrschen - anderen Leuten mehr Vertrauen entgegenzubringen - notwendige Pflichten zu ertragen - teilweise unangenehme Regeln als notwendig zu verstehen - mich konstruktiv zu streiten - mir einen Tagesrhythmus anzugewöhnen - Vorstellungen für die Zukunft zu entwickeln	K1: Die Aufenthaltsdauer von 9 Monaten war angemessen, da bei früherer Entlassung die alte Problematik vermutlich erneut aufgetreten wäre K2: Zu Anfang kein Interesse für eine Perspektive gehabt (Scheiß-egal-Gefühl); zunehmend aber für anderes Verhalten motiviert worden	19

20	männl., 16 J.	7 Mo.	Diagnose: Neurotische Depression Familiensituation: Elternhaus mit jüngerem Bruder u. jüngerer Schwester u. Großmutter; Spannungen zwischen dominierender Großmutter u. Mutter des Jungen Hauptsächl. Konflikte: - Auseinandersetzungen um Leistungsorientiertheit im Gemeinschaftsleben - Therapeutische Auseinandersetzung um Offenheit gegenüber Empfindungen u. Problemen u. um Ängste vor aggressiven Gedanken - Auseinandersetzungen um adäquate Konfliktbewältigungskompetenzen u. das Ertragen von aggressiven Konflikten	4 Jahre, 2 Mo. nach Entlassung: - Seither bei den Eltern gewohnt - Lehre wieder neu angefangen u. mittlerweile von der Firma als Geselle übernommen worden; arbeitet in seiner Freizeit gern mit einem gutherzigen, verständnisvollen Rentner an Schlosserarbeiten - nach dem Klinikaufenthalt dort noch 3 bis 4 mal ambulante Gespräche gehabt - Feste Freundin als Vertrauensperson; darüber hinaus viele Freunde (neuerdings weniger mit Junggesellen, sondern auch mit Freundinnen in einer Clique)

	therapeuten - nur ungern Gespräche geführt - Ablehnung empfunden, da er Mädchen bevorzugt hat			
K1: Bei Auseinandersetzungen mit den Betreuern der Station - ging es oft um Späße und verbotene Taten, die uns Mitpatienten Spaß gemacht hatten - hat es teilweise Spaß gemacht, sie zu ärgern - nie Streit empfunden - haben diese auf faire Weise Grenzen gesetzt K2: Mit dem Psychotherapeuten keine Auseinandersetzungen gehabt	K1: Im Verlauf der Beziehungen zu den Betreuern der Station - wirkten gemeinsame Erlebnisse und Aktivitäten sehr verbindend - war die Initiative der Betreuer für immer neue Aktivitäten sehr förderlich - von deren Gastfreundschaft anfangs angenehm überrascht gewesen - waren Aktivitäten im Einzelkontakt besonders förderlich und angenehm - war förderlich, daß Betreuer mich bei großen Sorgen stets wieder aufgebaut haben - gute Beziehung zu Betreuer empfunden durch Ernstnahme und gute Zusammenarbeit - bestimmte Betreuer wegen ihrer Ansprechbarkeit und Unternehmungslust besonders gemocht - hatten sympathische männliche Betreuer Vorbildcharakter - bis auf wenige Regelungen deren Stationsregeln weitgehend akzeptieren gekonnt K2: Im Verhältnis zu den Mitpatienten der Station - gerne verschiedene Menschen kennengelernt - teilweise durch sie gestört gefühlt - nach Abbau des anfänglichen Mißtrauens auch mit ihnen über die eigenen Probleme geredet K3: Im Verhältnis zur Stationsgemeinschaft aus Patienten und Betreuern - wie eine große Familie gefühlt - bei bedrückenden Gefühlen gelegentlich von allen zurückgezogen - war die Trennung schwierig K4: In der Beziehung zum Psychotherapeuten - anfangs sehr ungern Gespräche geführt	K1: Im Laufe des Aufenthaltes auf der Station gelernt, - in ernsthaften Gesprächen mit Mitarbeitern oder Mitpatienten offen zu erzählen - meine Meinung zu sagen - mich mehr mit meinen Gefühlen auseinanderzusetzen - bei Problemen nicht aufzugeben - mit anderen Menschen und deren Problemen besser umzugehen - mich besser zur Wehr zu setzen - mehr Spaß am Leben zu finden	K1: Statt 7 hätten auch ca. 4 Monate Aufenthalt gereicht, aber bin zur Sicherheit vor Rückfall 3 Monate länger geblieben K2: Zu Anfang sehr pessimistische Perspektive gehabt; wurde mit zunehmender Besserung konkreter u. optimistischer	20

21	weibl., 17 J.	7½ Mo.	Diagnose: Schwere Identitätskrise bei zugrundeliegender Persönlichkeitsstörung mit Depressionen u. autoaggressiven Tendenzen Therapievorerfahrung: 15½ Mo. zuvor für 2½ Mo. in Kinder- u. Jugendpsychiatrie Neuenkirchen gewesen Familiensituation: Überleitung aus Heim, Vater u. Mutter nach Aufenthalt im Strafvollzug abwesend; Zwillingsschwester im selben Heim Hauptsächl. Konflikte: - Konflikte um Ablehnung von Schuld u. Verantwortung sowie niedrige Frustrationstoleranz gefolgt von extremen Spannungszuständen u. selbstverletzendem Verhalten - Wünsche nach totaler Versorgung - Auseinandersetzungen um Autonomie u. Selbstbestimmung innerhalb des Stationslebens - Konflikte um sexuell gefärbtes Abhängigkeitsverhältnis zu Mitpatientin - Auseinandersetzungen um Mißtrauen u. Verschlossenheit gegenüber Mitarbeitern u. Mitpatienten - Therapeutische Auseinandersetzung um Bereitschaft zur Konfliktbearbeitung bezügl. der unbewältigten Mutterbeziehung	4 Jahre, 5 Mo. nach Entlassung: - Anschließend in einem Heim bei Wilhelmshaven; hatte jedoch eine Art Liebesbeziehung zu Mitpatientin in der Klinik, zu der der Kontakt fortan geregelt war; wegen Bruches dieser Regelung aus dem Heim entlassen und auf der Straße bzw. in Obdachlosenunterkünften gelebt; anschl. einige Monate mit dieser Mitpatientin bei deren Eltern gelebt; jetzt in eigener Wohnung in naher Großstadt - Macht jetzt betreute Wiedereingliederungsmaßnahme in Zusammenarbeit mit dem Arbeitsamt - Zwischendurch mehrere Male wegen Alkoholexzessen u. a. Krisen für jeweils kurze Zeit in psychiatrischen Kliniken - Jene ehemalige Mitpatientin als einzige Freundin, darüber hinaus wechselnde Bekannte auf der Arbeitsstelle
22	weibl., 16 J.	7½ Mo.	Diagnose: Psychogene Anfälle bei Konversionssyndrom Familiensituation: Elternhaus mit alleinerziehendem Vater, Onkel u. Tante Hauptsächl.Konflikte: - Auseinandersetzungen um psychogene	3 Jahre, 11 Mo. nach Entlassung: - Zunächst in Heim bei Wilhelmshaven gewohnt; nach 1 Jahr dort ausgezogen; wohnt seitdem in eigener Wohnung, zusammen mit einer hochgepäppelten Katze aus dem Tierheim

	- zum Schluß sehr gerne und häufig Gespräche mit ihm geführt - in den Stunden nicht über Auseinandersetzungen gesprochen - gaben die Erlebnisse auf der Station viel Stoff für die gemeinsame Auseinandersetzung mit meiner Vergangenheit			
K1: Auseinandersetzungen mit den Betreuern der Station - hatten die Patienten während des Stationslebens regelmäßig - ließen mich gelegentlich betrunken auf der Station randalieren - raubten mir gelegentlich die Kontrolle über meine Aggressionen - führten häufig zu meiner Abschirmung von den anderen - seitens der Mitpatienten führten teilweise zu meinem Rückzug wegen der Unruhe - haben mir nie Spaß gemacht K2: Auseinandersetzungen mit dem Psychotherapeuten gelegentlich um mein Verweigern der Stunde	K1: Im Verlauf der Beziehungen zu den Betreuern der Station - gute Vertrauensbeziehung zu Betreuern empfunden durch • häufige Gespräche • bedingungslose Ernstnahme durch sie • deren gutes Einfühlungsvermögen • klärende Gespräche - waren Gespräche im Einzelkontakt besonders förderlich - tiefgehende Gefühle nie gezeigt - deren Regeln weitgehend akzeptieren gekonnt - schon durch das Verhalten bestimmter Betreuer eine Abneigung gegen sie gespürt - war die Trennung schwierig K2: Im Verhältnis zu den Mitpatienten der Station - war tiefe Freundschaft zu bestimmter Mitpatientin • sehr angenehm • hoffnungsvoll • haltgebend für mich - teilweise durch die Mitpatienten und ihre Probleme gestört gefühlt - tiefgehende Gefühle nie gezeigt - war die Trennung schwer K3: Im Verhältnis zum Psychotherapeuten Gefühl gehabt, nicht ernstgenommen zu werden	K1: Auf der Station fürs Leben nichts gelernt	K1: Aufenthalt hätte länger als 8 Monate dauern müssen, um angemessene Erfahrungen möglich machen zu können K2: Zu Anfang pessimistische Perspektive gehabt; wurde durch Beziehung zur Mitpatientin hoffnungsvoller	21
K1: Bei Auseinandersetzungen während des Stationslebens - häufig Konflikte zwischen Patienten und Betreuern - bin ich Konflikten mit den Mitarbeitern stets aus	K1: Im Verlauf der Beziehungen zu den Betreuern auf der Station - über diese Beziehungen besseres Selbstwertgefühl empfunden - wirkten gemeinsame Gespräche und Aktivitäten sehr	K1: Im Laufe des Aufenthaltes auf der Station gelernt, - ernsthaft über Probleme zu sprechen - offener über meine Gefühle zu reden - persönliche Ausein-	K1: Anfangs pessimistische Pespektive gehabt	22

			Anfälle bei konfliktträchtigem Hintergrund und Spannungszuständen bei aggressiven Impulsen - Auseinandersetzungen um häufige Stimmungsschwankungen u. labiles Selbstbild - Konflikte um überhöhte Ansprüche an sich selbst sowie Konfliktvermeidung im Stationsalltag - Therapeut. Auseinandersetzung um Bereitschaft zur Bearbeitung der unbewältigten Mutterbeziehung, um eigene Autonomie u. um Aggressionsgehemmtheit	- Zuerst Lehre als Kinderpflegerin abgebrochen, dann Praktikum als Friseurin; vorübergehend Hauswirtschaftsschule besucht; Ausbildung in einer weit entfernten Einrichtung nach 1 Wo. abgebrochen; z.Z. beschäftigt in ABM „Arbeiten u. Lernen“ in einer Möbelrestauratur - Im Heim psychologische Betreuung abgelehnt; aber bei Bedarf noch Kontakt zum ehemaligen Bezugserzieher aus dem Heim - Keine persönl. Freunde, nur einige Bekannte; übernimmt oft psychotherapeutische Funktion gegenüber ihrer Schwester
23	weibl., 16 J.	11 Mo.	<u>Diagnose:</u> Juvenile Borderlinestörung <u>Familiensituation:</u> In bereits 3. Pflegefamilie als einziges Kind <u>Haupsächl. Konflikte:</u> - Auseinandersetzung um Mißtrauen u. Ablehnung von Kontaktangeboten bei Wunsch nach Beziehung - Konflikte mit Mitpat. um Dominanz u. Unterordnung - Konflikte um Regeln u. Grenzsetzungen gefolgt von Ängsten, aggressiv-expansivem Handeln, heimlichem Entweichen u. Zerstörung von Einrich-	<u>5 Jahre nach Entlassung:</u> - Zunächst für 3 Jahre in Heim auf dem Wichernstiftgelände gewohnt, dann für 1½ Jahre ebendort in betreuter WG; anschließend eigene Wohnungen, z.T. bei Freunden gelebt - Keine Ausbildung, will evtl. bald den Hauptschulabschluß nachmachen; lebt von Sozialhilfe und aus Prinzip *von einem Tag in den anderen* - Bekommt demnächst regelmäßige Gespräche bei Psychotherapeut

dem Weg gegangen - körperliche Grenzsetzungen durch die Betreuer nicht gemocht - hinterher nie gerne über Auseinandersetzungen geredet	verbindend und angenehm - war deren Bereitschaft zum Zuhören und zum Gespräch sehr förderlich [für Offenheit] - war besonders förderlich für meine Entwicklung: • Gespräche und Aktivitäten im Einzelkontakt • deren ruhiges Temperament • Aufmunterung von ihnen bei Traurigkeit • deren privates Engagement (z.B. Postkarten) • die Möglichkeit, mit ihnen albern herumzutoben - von ihnen eine Entwicklungsrichtung gezeigt zu bekommen - hat deren konsequente Haltung Respekt und Regeleinhaltung bewirkt - deren Regeln weitgehend akzeptieren gekonnt - ihnen Spitznamen gegeben - bei deren Besprechungen Langeweile empfunden - war die Trennung schwierig <u>K2:</u> Im Verhältnis zu den Mitpatienten - z.T. sehr enge freundschaftliche Beziehung gehabt - Gefühl der Verantwortung gegenüber bestimmten Mitpatienten empfunden <u>K3:</u> Im Verhältnis zur Psychotherapeutin - zunächt sehr ungern in den Therapiestunden geredet - ein zunehmend besseres Selbstwertgefühl empfunden - fiel die Trennung schwer	andersetzungen besser zu ertragen - mich selbst verbal besser auseinanderzusetzen - mich selbst besser einzuschätzen - einen höheren Selbstwert zu empfinden - mich besser abzufinden mit • unangenehmen Regeln • menschlichen Trennungen		
<u>K1:</u> Bei Auseinandersetzungen mit den Betreuern der Station - mit weiblichen Mitarbeitern allgemein häufiger Konflikte gehabt - gelegentlich wegen schlechter Laune mit allen Betreuern Streit angefangen - keine Furcht vor den Folgen der Auseinandersetzungen gehabt - zusammem mit den Mitpatienten teilweise hin-	<u>K1:</u> Im Verlauf der Beziehungen zu den Betreuern der Station - wirkten sehr förderlich • deren ernsthafte Eingehensweise auf meine Probleme • deren Fürsorglichkeit und Gutmütigkeit • Zuverlässigkeit • ungeschminkte Ehrlichkeit • Gespräche im Einzelkontakt - durch Gespräche mit ihnen über bestimmte Dinge erstmals auseinandergesetzt - einige deren Regeln nur schwer ertragen gekonnt	<u>K1:</u> Über therapeutische Gespräche und das Stationsleben gelernt, - mich mit bestimmten Problemen auseinanderzusetzen - mich mit anderen mehr verbal als körperlich auseinanderzusetzen - meine Aggressionen besser zu beherrschen - meine Probleme anders zu betrachten - einen Sinn im Leben	<u>K1</u>: Aufenthaltsdauer von 11 Monaten war eher zu wenig, wobei durch den plötzlichen Therapeuten- und Stationswechsel gravierende Verzögerung eintrat <u>K2:</u> Anfangs kein Interesse an einer Perspektive gehabt; hat sich bis heute nicht geändert	23

			tung - Therapeut. Auseinandersetzung um Mißhandlungsthematik sowie Bereitschaft zur Konfliktbearbeitung - Auseinandersetzung um klinikbedingten Wechsel der Bezugspersonen - Innerl. Auseinandersetzung über zunehmend depressive Tendenzen	- Wenig langjährige Freunde, viele Bekannte; hat festen Freund, der auch einmal in der Klinik Wichernstift war
24	männl.,14 J.	6 Mo.	Diagnose: Aggressive u. sexuelle Verhaltensauffälligkeiten bei ungünstigen Sozialisationsbedingungen Familiensituation: Familie mit Mutter u. Stiefvater nebst jüngerem, verhaltensauffälligem Halbbruder Hauptsächl. Konflikte: - Heftige Auseinandersetzungen um die Einhaltung von Regeln u. Grenzsetzungen - Konflikte mit Mitpat. um Verschlossenheit u. ungehemmte Wutanfälle - Auseinandersetzung um tragfähige therapeut. Beziehung sowie um Identität u. sexuelle Ausrichtung - Konflikte um sexuelle Kontakte zu Mädchen	3 Jahre, 8 Mo. nach Entlassung: - Zunächst bei Mutter gewohnt; mit 18 J. umgezogen zur Tante - Schule mit Hauptschulabschluß beendet; Lehre als Bäcker ebenfalls gerade abgeschlossen - Aufgrund von Streitigkeiten mit den Eltern einige Male in Beratungsstelle vom Jugendamt - Wenige langjährige Freunde, viele Bekannte

eingesteigert - oft Spaß empfunden - richteten sich Wutausbrüche teilweise gegen nicht anwesende Personen - bei Wutausbrüchen der unbestimmten Wut hilflos ausgeliefert gewesen - hat mich bei Wutausbrüchen beruhigt • wenn Betreuer ruhig mit mir gesprochen hat • wenn Betreuer dabei meine Aggressionen ignoriert hat - hat mich in aggressiver Stimmung noch unruhiger gemacht, • wenn Betreuer gedroht und sich autoritär verhalten hat • wenn Betreuer mich angefaßt hat K2: Heftige Auseinandersetzungen auf der Station - häufig und ohne Furcht mit den Mitpatienten gehabt - habe ich meist rasch wieder vergessen	- hat der erzwungene Wechsel der Station und der Bezugspersonen mich innerlich wütend gemacht und abgestoßen - wirkte deren teilweise geringes persönliches Engagement für die Patienten sehr unangenehm - wirkte deren teilweise Oberflächlichkeit in Gesprächen abstoßend - hat deren nachtragendes Verhalten aggressiv gemacht - mit weiblichen Mitarbeitern weniger gut verstanden K2: Im Verhältnis zum/r Psychotherapeuten/in (beides) - durch die Gespräche mit ihm über bestimmte Probleme erst auseinandergesetzt - waren seine konkreten Vorschläge zur Gestaltung der Stunde förderlich - wirkte seine Beschränkung der Unterhaltungen auf die Stunden unangenehm - wirkte der Therapeutenwechsel nach einem halben Jahr sehr unangenehm verstörend - nach dem Therapeutenwechsel fortan emotional blokkiert gewesen - hat unerfahrene Psychotherapeutin wenig Vertrauen erzeugen können	zu empfinden		
K1: Bei Auseinandersetzungen auf der Station - ging es gewöhnlich um die häufigen Streitereien zwischen Patienten und Betreuern - Spaß gehabt beim Ärgern der Mitpatienten - häufig Schlägereien mit benachbarten Heimkindern gehabt - Aggressionen oft am Inventar ausgelassen - anschließende konsequente Bestrafung akzeptiert K2: Mit Psychotherapeut keine Auseinandersetzungen gehabt	K1: Im Verlauf der Beziehungen zu den Betreuern der Station - waren angenehm und förderlich für eine gute Vertrauensbeziehung: • deren Bereitschaft zum Zuhören • Aktivitäten und Gespräche im Einzelkontakt zu ihnen • deren Toleranz und Hilfsbereitschaft • deren Vertrauen in meine Fähigkeiten • deren Hilfe in schulischen Dingen • deren teilweise spaßigen Methoden bei Konsequenzen bzw. Strafen - mit den Betreuern viel Spaß gehabt - viele ihrer Regeln nicht ak-	K1: Im Laufe des Aufenthaltes auf der Station gelernt, - mich eher verbal als körperlich auseinanderzusetzen - meine Aggressionen besser zu beherrschen - mich den Mitmenschen gegenüber respektvoller zu verhalten - auch über Konflikte mit anderen Menschen zu reden	K1: Aufenthalt hätte wesentlich länger als 6 Monate dauern müssen, denn nach einigen Wochen kamen die alte Symptomatik zurück K2: Zu Anfang eher pessimistische Perspektive gehabt, die sich über Gespräche mit den Mitarbeitern aber konkreter entwickelt hat	24

25	männl.,20 J.	6½ Mo.	Diagnose: Länger dauernde depressive Verstimmung mit Suizidversuch bei basierender Persönlichkeitsstörung vor dem Hintergrund einer schwierigen familiären Gesamtsituation bei aktuell belastenden Lebensbedingungen Familiensituation: Alleinerziehende Mutter mit 9 psychisch auffälligen Kindern Hauptsächl. Konflikte: - Auseinandersetzung um Rückzug, Verschlossenheit u. Verweigerung im Stationsalltag - Konflikte um die Einhaltung von Disziplin gegenüber den Betreuern sowie Kontaktregelungen zu Mädchen - Therapeut. Auseinandersetzung um Beziehung zur Familie - Auseinandersetzung zur Bewältigung von finanziellen Problemen	3 Jahre, 7 Monate nach Entlassung: - Seit der disziplinarischen Entlassung bei Mutter u. Geschwistern gewohnt - Lange Zeit als Rausschmeißer in Discos gearbeitet; hat sich von diesem Milieu vor kurzem distanziert; meint, er würde eine Lehre vom Nervlichen her nicht mehr schaffen; möchte nur arbeiten u. Geld verdienen (z.Z. durch gelegentliche Wohnungsrenovierungen) - Hat einige richtige Freunde seit kurzer Zeit sowie eine feste Freundin, mit der er sehr offen reden kann

	zeptieren gekonnt - konsequente Bestrafung durch sie als sinnvoll erlebt K2: Im Verhältnis zum Psychotherapeuten - waren seine Gesprächsbereitschaft und die Gespräche mit ihm sehr förderlich für mich K3: Mit den Mitpatienten viel Spaß gehabt			
K1: Bei den ständig ablaufenden Auseinandersetzungen zwischen Patienten und Betreuern der Station - gegenüber Patienten wie auch Betreuern kompromißlos ehrlich gewesen - mit den Betreuern nie richtig Streit gehabt - haben die Auseinandersetzungen der Mitpatienten mich teilweise belustigt - schlechte Laune gelegentlich auf der Station weiterverbreitet	K1: Im Verlauf der Beziehungen zu den Betreuern der Station - waren gemeinsame Gespräche und Aktivitäten sehr angenehm - waren folgene deren Eigenschaften für mich besonders förderlich oder angenehm: • eine ernste und trotzdem spaßige Art des Umgangs • kompromißlose Ehrlichkeit • Ansprechbarkeit und Gesprächsbereitschaft • Hilfsbereitschaft bei Behördenangelegenheiten • Rücksicht auf mein Bedürfnis zum Nachdenken - den ersten Eindruck von ihnen durch ihre Sprechweise gemacht - waren Ausnahmegenehmigungen besonders angenehm - bestimmte Betreuer anhand der Kleidung nachgeahmt - konnte ich mich nicht entfalten, wenn Betreuer nur oberflächlich auf mich einging - hielt bestimmter Betreuer sich aus Abneigung fern von mir - war ich anfangs ängstlich und verschlossen - gelegentlich nach unangenehmem Vorfall von allen Betreuern zurückgezogen - war unangenehm, daß sie nie über ihr Privatleben sprachen - war der Abschied schwer K2: Im Verhältnis zu den Mitpatienten der Klinik - teilweise gute Freundschaft aufgebaut - zu Mitpatientin Liebesbeziehung gehabt - waren ernsthafte Unterhaltungen förderlich für mich - durch deren Eigenheiten teil-	K1: Im Verlauf des Aufenthalts auf der Station gelernt, - eine viel vertrauensvollere und zuversichtlichere Lebenseinstellung zu entwickeln - mir über mein Leben mehr Gedanken zu machen - mit vertrauten Personen über intimste Themen zu reden - meine tieferen Empfindungen auszusprechen - meine inneren Bedürfnisse zu erkennen - unangenehme Aufgaben selbständig zu lösen - mit Pflichten bereitwilliger umzugehen - nicht mehr anderen eine falsche Persönlichkeit vorzuspielen - meine amtlichen Angelegenheiten selbst zu erledigen	K1: Die Dauer meines Aufenthaltes auf der Station - hätte nicht 6 Monate lang dauern müssen - mußte mindestens 3 Monate Eingewöhnungszeit betragen - wäre mit nur 3 Monaten zu wenig gewesen, so daß ich in die alten Verhaltensweisen zurückgefallen wäre K2: Anfangs sehr unklare und pessimistische Perspektive gehabt; mit zunehmender Besserung hoffnungsvoller; auch Glaube an Gott hat sich verfestigt	25

26	männl.,15 J.	19½ Mo.	Diagnose: Zwangserkrankung Therapievorerfahrung: 9 Mo. ambulante Therapie bei Psychotherapeut Familiensituation: Einzelkind mit schon relativ alten Eltern; symbiotische Tendenzen in der Mutterbeziehung Hauptsächl. Konflikte: - Auseinandersetzungen um ausgedehnte Zwangshandlungen im Stationsleben - Innerl. Auseinandersetzung um Bereitschaft zur Bearbeitung innerer Konflikte - Therapeut. Auseinandersetzungen um überhöhte Ansprüche an sich selbst, um Selbständigkeit, Geschlechtsrolle und Ablösung von der Mutter	4 Jahre, 1 Mo. nach Entlassung: - Wohnte seither bei den Eltern - Zur Schule gegangen, gerade Abitur gemacht, nebenbei kleine Jobs; verbringt seine Freizeit im Motorroller-Club - Ein bis zwei richtige Freunde, feste Freundin, viele Bekannte - Hat noch unvollständige Vorstellungen vom Beruf u. späterem Leben; plant, sich bei der Bundeswehr zu verpflichten

	weise zum Lachen gebracht worden - ihnen z.T. deutliche Grenzen gesetzt - war der Abschied schwer K3: Im Verhältnis zu den anderen Mitarbeitern - die unechte Art eines Stationsarztes als sehr unangenehm empfunden - bei Begegnung mit unangenehmem Mitarbeiter unter innerer Spannung gestanden - zur Putzfrau und zum Hausmeister kumpelhafte Beziehung gehabt K4: In der Beziehung zum Psychotherapeuten - nur oberflächlich, nicht ernsthaft über meine Probleme reden gekonnt - fühlte ich mich nicht ernstgenommen			
K1: Auseinandersetzungen während des Stationsalltags -fanden regelmäßig zwischen Patienten und Betreuern statt - fast immer als unangenehm empfunden - auch als unausgesprochenen Konflikt mit bestimmtem Betreuer wahrgenommen - in Form von Begrenzungen durch die Betreuer waren zunächst unangenehm, aber sehr förderlich	K1: Im Verlauf der Beziehungen zu den Betreuern der Station - wirkten gemeinsame Aktivitäten und Erlebnisse sehr verbindend - über gemeinsame Interessen und Vorlieben gute Vertrauensbeziehung zu Betreuern entwickelt - bestimmte Betreuerin zum persönlichen Vorbild genommen - war es anfangs schwierig, sich auf deren jeweilige Eigenheiten einzustellen - gerade die Eigenheiten von Betreuerin gemocht - mit allen gut verstanden - war der altersgemäßige Unterschied Grund für Respekt - war Ermunterung und Hilfe von ihnen bei meiner schlechten Gemütsverfassung besonders förderlich - war eine freundschaftliche Art der Beziehung sehr förderlich - für wirklich tiefgehende Gespräche Einzelkontakt und hohes Differenzierungsniveau gebraucht - deren Regeln gut akzeptieren gekonnt - in alltäglichen Angelegen-	K1: Im Verlauf meines Aufenthaltes auf der Station gelernt, - mich mit meinen Problemen auseinanderzusetzen und sie besser zu akzeptieren - mehr Eigeninitiative bei der Selbsthilfe zu entwickeln - mit anderen Menschen bewußter und moralischer umzugehen - Konfliktsituationen besser zu ertragen und zu bewältigen - mich offensiv mit Ängsten auseinanderzusetzen - mich gegenüber meinen Eltern besser abzugrenzen - einen geregelten Ablauf in mein Leben zu bringen	K1: Aufenthaltsdauer von 20½ Monaten war angemessen für meine Entwicklungsgeschwindigkeit, da bei früherer Entlassung wichtige Erfahrungen gefehlt hätten K2: Anfangs sehr pessimistische Perspektive gesehen; hat sich mit spürbarem Erfolg verbessert	26

27	weibl., 13 J.	16 Mo.	Diagnose: Schizoide Persönlichkeitsentwicklungsstörung mit Abkapselung u. elektivem Mutismus Therapievorerfahrung: 2 Mo. zuvor 3-wöchige Behandlung in Kinder- u. Jugendpsychiatrie Bremen-Ost Familiensituation: Einzelkind berufstätiger Eltern Hauptsächl. Konflikte: - Auseinandersetzung um Verweigerung von Anforderungen (Pflichten, Konflikte jeglicher Art) durch zeitweise totalen Rückzug von allen Kontakten u. Nahrungsverweigerung - Auseinandersetzungen um Offenheit in u. Kontrolle von Beziehungen zu anderen Menschen - Therapeut. Auseinandersetzung um Bereitschaft zu therapeut. Beziehung u. Konfliktbearbeitung - Innerliche Auseinandersetzung um die Beziehung zu den Eltern, um Selbständigkeit u. weitergehende Perspektive	3 Jahre, 5 Mo. nach Entlassung: - Anschließend in einem Heim gewohnt in naher Großstadt; dort jetzt in einem eigenen betreuten Appartement - Schule weiter besucht; ist gegenwärtig im Gymnasium am Anfang der 11. Klasse - Selten mal Gespräche bei der psychologischen Betreuung des Heimes gehabt - Hat festen Freund, sowie wenige Freunde, die von früher geblieben sind - Möchte später einmal evtl. in der Werbung arbeiten

	heiten z.T. mehr Beachtung gewünscht - war deren teilweise Verschlossenheit hinderlich für gute Vertrauensbeziehung - deren z.T. abwertende Umgangsweise als sehr unangenehm empfunden K2: Im Verhältnis zu den Mitpatienten der Station - wirkten gemeinsame Erlebnisse sehr verbindend - andere zu Aktivitäten mitgezogen - zu bestimmter Mitpatientin eine Liebesbeziehung gehabt K3: Im Verhältnis zum Psychotherapeuten - ihm als Arzt Respekt entgegengebracht - die Gespräche mit ihm strukturiert vorbereitet - hat er mir durch seine zurückhaltende Hilfestellung sehr geholfen - ihm dankbar gewesen			
K1: Bei Auseinandersetzungen während des Stationslebens - nie mit einem Betreuer gestritten - im Gegensatz zu meiner Verschlossenheit mich innerlich fortwährend auseinandergesetzt - mit den Betreuern fast immer geschwiegen - auf autoritäres Verhalten von den Betreuern hin von allen zurückgezogen - Drohung mit Entlassung als aggressiven Angriff empfunden - auf Aggressionen mit großem körperlichen Unwohlsein reagiert	K1: Im Verlauf der Beziehungen zu den Betreuern der Station - ihnen gegenüber zunächst sehr zurückgezogen gewesen - waren gemeinsame Aktivitäten mit ihnen förderlich für gute Vertrauensbildung - war eine Animierung von ihnen für gemeinsame Aktivitäten angenehm und förderlich - wirkten Aktivitäten und Gespräche im Einzelkontakt besonders förderlich - keinen unter ihnen bevorzugt - deren Regeln weitgehend akzeptieren gekonnt K2: Auch gegenüber den Mitpartienten anfangs sehr zurückgezogen K3: Im Verhältnis zum Psychotherapeuten - keine Vertrauensbeziehung entwickeln können - waren die Gespräche unangenehm und haben nichts gebracht - in diesen Gesprächen damals keinen Sinn gesehen	K1: Im Verlauf des Aufenthalts auf der Station gelernt, - mich weniger anderen gegenüber zu verschließen - besser meine Meinung zu äußern - Auseinandersetzungen besser zu ertragen - mich von anderen Menschen besser abzugrenzen - zuversichtlicher auf das Leben zuzugehen - mir mehr selbst zu vertrauen - mich beim Essen weniger zu kontrollieren	K1: 14 anstatt von 16 Monaten Aufenthaltsdauer wären auch angemessen gewesen, wobei die Eingewöhnungsezit ca. 3 Monate betrug K2: Anfangs sehr pessimistische Perspektive gehabt, aber sie hat sich mit spürbarem Selbstvertrauen verbessert	27

28	männl.,24 J.	10 Mo.	Diagnose: Akute Exazerbation einer chron.-depressiven Reaktion mit Suizidgefährdung bei einer zugrundeliegenden Adrenoleukodystrophie Familiensituation: Elternhaus mit Vater u. Mutter, zu der überstarke Bindung besteht; älterer Bruder lebt nicht bei den Eltern Hauptsächl. Konflikte: - Auseinandersetzungen um fortgesetzte diätetische u. medikamentöse Therapie während des Stationsalltags - Konflikte mit Mitpat. um Dominanz, Anpassung u. Sozialverhalten - Therapeut. Auseinandersetzungen um depressive Stimmungen, reale Lebensperspektiven, Beziehung zum Bruder, Abhängigkeit von den Lebensumständen - Innerliche Auseinandersetzung um Abhängigkeit von den Eltern, Einschränkung durch Krankheit, Wünsche nach mehr Autonomie	3 Jahre, 10 Mo. nach Entlassung: - Zunächst 3½ Jahre lang in Nachsorgeeinrichtung für Behinderte; dann für einige Wochen bei den Eltern; seit 4 Monaten eigene komfortable Wohnung - Arbeitet seit 4 Monaten als Helfer in einer Großküche - Nach dem Klinikaufenthalt noch für ca. 1 Jahr ambulante psychotherapeutische Gespräche beim ehemaligen Kliniktherapeuten - Wenige Freunde, hätte gerne mehr; leidet unter der Bevormundung durch die Eltern
29	männl.,16 J.	9 Mo.	Diagnose: Anorexia nervosa Therapievorerfahrung: 1½ Jahre Gespräche in Erziehungsberatungsstelle Familiensituation: Mutter mit Partner nebst jüngerer Schwester des Pat. nach Suizid des leibl. Vaters Hauptsächl. Konflikte: - Konflikte um Regeln u. Hyperaktivität im Stationsleben - Auseinandersetzungen um Nahrungsverweigerung u. unerlaubte sportl. Aktivitäten - Therapeut. Auseinandersetzung um Autonomie u. Selbständigkeit, Ablösung von der Mutter, Beziehung zu Gleichaltrigen - Innerliche Auseinandersetzung um Selbstbild, überhöhte Ansprüche an sich selbst, Verhältnis zum verstorbenen Vater	3 Jahre, 4 Mo. nach Entlassung: - Zunächst nach Hause gezogen; wohnt seit ca. einem halben Jahr in eigenem WG-Zimmer in nächstgelegener Großstadt - Zuerst in einer Gärtnerei gearbeitet, dann die Fachschule für Sozialpflege besucht; 2 Krankenpflege-Praktika gemacht; seit ca. einem halben Jahr in einer Ausbildung zum Krankenpfleger - Nach dem Klinikaufenthalt noch über ein halbes Jahr 3-wöchentliche ambulante Gespräche bei einem Psychiater gehabt - Hat feste Freundin, sonst wenige alte Freunde u. einige neue Bekannte

K1: Bei Auseinandersetzungen während des Stationsalltags - mit den Betreuern nie Streit empfunden - nie eine solche mit den Mitpatienten gehabt - wenn sie mich betrafen, mit Unwohlsein und Niedergeschlagenheit reagiert	K1: Im Verlauf der Beziehungen zu den Betreuern der Station - wirkten gemeinsame Erlebnisse verbindend - waren Gespräche im Einzelkontakt besonders förderlich - durch deren Vorschläge oder Hilfestellungen gute Beziehung zu ihnen empfunden - in schlechten Stimmungen von ihnen animieren lassen - bestimmte Betreuer als Vorbild gesehen - deren Regeln gut gefunden K2: Im Verhältnis zum Psychotherapeuten - durch die gemeinsamen Gespräche viel gelernt - anfangs häufiger Gespräche gewünscht - Zuversicht für eine Besserung von ihn übernommen - war die Trennung schwierig	K1: Im Verlauf des Aufenthaltes auf der Station gelernt, - auf Probleme weniger depressiv zu reagieren - mit depressiven Gefühlen besser umzugehen - neue Ursachen für meine Depressionen zu erkennen	K1: Aufenthaltsdauer von insgesamt 10 Monaten war angenehm, dabei erst nach 7 Monaten eine Besserung gespürt K2: Anfangs eher pessimistische Perspektive gehabt; nach ca. ¾ des Aufenthalts fing sie an, sich zu bessern	28
K1: Bei Auseinandersetzungen während des Stationslebens - ging es ständig um Konflikte zwischen Patienten und Betreuern - die Mitpatienten dabei beobachtet - nie Spaß empfunden - häufig aus dem Unbewußten heraus provoziert, ohne es richtig zu wollen K2: Gegenüber dem Psychotherapeuten - meine anfängliche Verweigerung des offenen Sprechens als starke Auseinandersetzung empfunden - Auseinandersetzung um das Vertrauen-Fassen als wichtig erlebt	K1: Im Verlauf der Beziehungen zu den Betreuern der Station - waren Aktivitäten und Gespräche im Einzelkontakt sehr förderlich und wichtig - konnten Gespräche im Einzelkontakt meine Meinung stark beeinflussen - förderten solche Gespräche die Selbstbeobachtung - war der Inhalt der Gespräche gar nicht so wichtig gegenüber dem Sprechen an sich - Worte der mir näher stehenden Betreuer besonders schnell verinnerlicht - war die gleichberechtigte Art zu sprechen von bestimmten Betreuern sehr angenehm und förderlich - zu allen gutes Verhältnis gehabt - vor bestimmten männlichen Betreuern besonderen Respekt gehabt - neue Interessen entdeckt - wirkten gemeinsame Interessen sehr verbindend - von den mir sympathischen Betreuern am meisten gelernt - deren Regeln weitgehend akzeptieren gekonnt - bestimmten Betreuer wie ei-	K1: Im Verlauf des Aufenthaltes auf der Station gelernt, - mir bei meinen Problemen selbst zu helfen - eigene Ansprüche an mich nicht mehr so verbissen zu verfolgen - mehr auf meine Bedürfnisse zu achten - mehr auf mich und meinen Selbstwert zu vertrauen - mich mit anderen Menschen besser zu verständigen - Meinungsverschiedenheiten besser zu ertragen - die Zukunft offener zu planen - andere Prioritäten als den sportlichen Erfolg zu finden - neue Interessen zu entwickeln	K1: Die Entlassung aus dem stationären Aufenthalt - war nach 9 Monaten zu früh; 18 Monate wären angemessen gewesen - wurde gefolgt von einem weiteren schwierigen Jahr, ehe eine befriedigende Besserung eintrat - hätte zu einem noch früheren Zeitpunkt zum Rückfall geführt K2: An einer Perspektive für meine weitere Entwicklung - anfangs kein Interesse gehabt - hat das Praktikum im benachbarten Altersheim viel verändert	29

30	weibl., 13 J.	10 Mo.	Diagnose: Schwere seelische Fehlentwicklung mit Rückzug, Abwesenheitszuständen, aggressiven Durchbrüchen u. Störungen der psychosozialen und intellektuellen Leistungsfähigkeit bei Krampfleiden, transkultureller Problematik u. multiplen familiären u. eigenanamnestischen Belastungsmomenten Familiensituation: Einzelkind; Eltern kulturell u. vom Alter sehr verschieden u. in gespanntem Verhältnis zueinander Hauptsächl. Konflikte: - Konflikte um Distanzlosigkeit u. aggressive Durchbrüche gegenüber den Mitpat. - Auseinandersetzungen um Vermeidungs- u. Verweigerungshaltung bei Anforderungen - Auseinandersetzungen um somatische Reaktionen auf niedrige Frustrationstoleranz - Therapeut. Auseinandersetzungen um Bedürfnisse nach Nähe u. Distanz, Selbstakzeptanz - Innerliche Auseinandersetzung um überhöhte Ansprüche an sich selbst	3 Jahre, 4 Mo. nach der Entlassung: - Nach Hause entlassen gegen ärztlichen Rat auf Wunsch von der Patientin u. ihrem Vater; wohnt dort nach wie vor - Schule abgebrochen; arbeitet in Werkstatt für seel. Behinderte - Zwischendurch für 2 Monate in psychiatrischer Klinik Neuenkirchen; dann wieder auf eigenen Wunsch abgebrochen - Keine Freunde, aber einige gute Bekannte am Arbeitsplatz - Ernsthafte Probleme innerhalb des Zusammenlebens der Familie durch ihr tyrannisches Verhalten gegenüber der Mutter; Eltern ratlos; Vater nicht bereit zu Familiengesprächen

	nen Vater empfunden - war eine unkonventionelle und spaßige Art des Umgangs sehr angenehm und förderlich - an bestimmten Betreuer dessen Durchsetzungsfähigkeit bewundert - war die Trennung schwierig K2: Auch zum Hausmeister gute Beziehung gehabt K3: Im Verhältnis zu den Mitpatienten - zu allen immer ein gutes Verhältnis gehabt - mit jüngeren Kindern nicht so viel anzufangen gewußt - enge freundschaftliche Beziehung zu Patientin von der Nebenstation gehabt K4: Im Verhältnis zum Psychotherapeuten - waren die gemeinsamen Gespräche und Spaziergänge sehr förderlich und angenehm - ihn als offenen Gesprächspartner erlebt - war die Trennung schwierig			
K1: Bei Auseinandersetzungen während des Stationslebens - Streit mit Mitarbeitern nicht so ernst genommen - Spaß gehabt beim gegenseitigen Ärgern mit den Mitpatienten	K1: Im Verlauf der Beziehungen zu den Betreuern der Station - sie z.T. als unfreundlich empfunden - deren Späße z.T. ganz gern gehabt und mit ihnen gespielt - deren Regeln ungern befolgt K2: Im Verhältnis zu den Mitpatienten - durch deren Lärmpegel oft gestört gefühlt - von ihnen oft geärgert worden - sie beim Spielen gemieden	K1: Während des Aufenthalts gelernt, etwas zu basteln	K1: An einer Perspektive nie ein Interesse gehabt	30

31	weibl., 13 J.	10½ Mo.	Diagnose: Emotionale Störung bei depressiv-hysterischer Persönlichkeitsstruktur mit Verlustängsten Therapievorerfahrung: 3 J. lang Einzel- u. Gruppentherapie in Erziehungsberatungsstelle Familiensituation: Familie mit 2 jüngeren Geschwistern Hauptsächl. Konflikte: - Konflikte um Respekt u. angemessene Distanz gegenüber Erwachsenen sowie um Grenzsetzungen - Konflikte mit den Mitpat. um Dominanz u. Unterordnung, angepaßte Kommunikation u. Körperkontakt - Therapeut. Auseinandersetzung um angemessene therapeut. Beziehung, geringe Frustrationstoleranz u. Offenheit gegenüber eigenen Empfindungen - Innerliche Auseinandersetzung um hohe Ansprüche an sich selbst	3 Jahre, 3 Mo. nach Entlassung: - Seither bei den Eltern gewohnt; Familie hatte sehr von den Familiengesprächen profitiert; Vater hat durch neue Arbeitsstelle mehr Zeit für die Familie eingerichtet - Zur Schule gegangen - Anschl. an den Klinikaufenthalt noch ca. ½ Jahr lang 1-wöchentlich ambulante Gespräche in Beratungsstelle gehabt - Sehr wenige, gute Freundinnen über längere Zeit
32	männl., 13 J.	23 Mo.	Diagnose: Emotionale Störung mit autoaggressivem Verhalten durch Indizierung von Stoffwechselentgleisungen bei Diabetis mellitus vor dem Hintergrund einer gestörten Mutter-Kind-Beziehung, primäre Enuresis nocturna Familiensituation: Familie mit Mutter, Stiefvater u. 2 jüngeren Brüdern des Pat. Hauptsächl. Konflikte: - Auseinandersetzungen um diätetische u. medikamentöse Therapie während des Stationsalltags - Auseinandersetzungen um Rückzugsverhalten u. Kontaktverweigerung bei gleichzeitigem Bedürfnis nach Anerkennung u. Zuwendung - Auseinandersetzungen um Macht u. Ohnmacht mit den Mitarbeitern über den Krankheitsverlauf	3 Jahre nach Entlassung: - Ca. 18 Monate lang in einem Heim in der Nähe der Klinik gewohnt; vor 1½ J. wieder zur Mutter gezogen - Kontinuierlich die Schule besucht; Berufsvorbereitungsjahr abgeschlossen; macht z.Z. ein Praktikum; will bald eine Lehre als Bootsbauer beginnen - 3 Freunde seit etwa 1½ Jahren

K1: Bei Auseinandersetzungen mit den Betreuern der Station - selten Streit empfunden - mich nicht getraut, mit ihnen zu schimpfen K2: Bei Auseinandersetzungen mit den Mitpatienten - haben Betreuer oft eingegriffen - gelegentlich mit Mitpatienten auch gerauft - danach rasch wieder vertragen - sie hinterher allgemein als sinnvoll empfunden, um sich anschließend besser vertragen zu können	K1: Im Verlauf der Beziehungen zu den Betreuern der Station - waren Gespräche und Aktivitäten im Einzelkontakt förderlich - bei bestimmten Betreuerinnen vertrauliche Gespräche im Einzelkontakt gesucht - zu einer bestimmten Betreuerin besonders engen, mütterlichen Kontakt gesucht - gute Beziehung empfunden, weil Betreuerin gewisse Distanz einhielt - nicht getraut, mit ihnen zu schimpfen - gelegentlich von allen zurückgezogen zum Lesen oder Spazierengehen - zur Bezugsbetreuerin kein so gutes Verhältnis gehabt - deren Regeln überwiegend als sinnvoll empfunden K2: Mit dem Lehrer nie Unterricht gemacht, nur unterhalten K3: Im Verhältnis zu den Mitpatienten - auf bestimmte Betreuer eifersüchtig gewesen - von ihnen gelegentlich gestört gefühlt K4: Psychotherapeut als zu wenig gelassen empfunden	K1: Im Verlauf des Aufenthaltes auf der Station gelernt, - über meine Probleme und Gefühle zu reden - mich mit Worten gegenüber anderen zu wehren - mich selbständiger zu verhalten - in einer Gruppe besser zurechtzukommen - mehr an die Zukunft zu denken - Auseinandersetzungen als sinnvoll zu erleben, um sich anschließend besser vertragen zu können - in meiner Freizeit mehr zu lesen	K1: 10½ Monate Aufenthaltsdauer waren angemessen K2: Anfangs optimistische Perspektive gehabt u. behalten	31
K1: Bei Auseinandersetzungen mit den Betreuern der Station - nie richtigen Streit empfunden - war der Anlaß meistens das Rauchen der Patienten K2: Auseinandersetzungen zwischen den Patienten - gab es im Stationsalltag häufig - führten bei Prügeleien zum Eingreifen der Betreuer - bei Prügeleien als unangenehm empfunden	K1: Im Verlauf der Beziehungen zu den Betreuern der Station - waren gemeinsame Gespräche und Aktivitäten im Einzelkontakt sehr förderlich - haben gemeinsame Spiele mit Betreuern Spaß gemacht - mit allen häufiger unterhalten - schaffte persönlicher Einsatz von bestimmten Betreuern zu meinem Gunsten gute Vertrauensbeziehung - gelegentlich von allen zurückgezogen - deren Regeln weitgehend als sinnvoll empfunden K2: Im Verhältnis zum Psychotherapeuten - von ihm über Gespräche viel Hilfe bekommen	K1: Während des Aufenthaltes auf der Station gelernt, - innerlich ruhiger zu bleiben - mit meinem Diabetis umzugehen - meine Krankheit zu akzeptieren - unabhängiger von meinen Eltern zu werden - etwas mehr Ordnung zu halten - Haushaltstätigkeiten zu verrichten	K1: Insgesamt 23 Monate Aufenthalt waren angemessen K2: Anfangs kein Interesse an einer Perspektive gehabt; nach der Eingewöhnungszeit mehr u. mehr Interesse	32

			- Konflikte um das Sozialverhalten innerhalb des Stationslebens - Therapeut. Auseinandersetzung um schwierige Beziehung zur Mutter sowie um Bewußtsein für eigene Bedürfnisse - Innerliche Auseinandersetzung um Selbstwert, Identität	
33	weibl., 15 J.	15 Mo.	Diagnose: Persönlichkeitsentwicklungsstörung vor dem Hintergrund einer frühkindlichen Depression Therapievorerfahrung: - Vorangegangen 2-3 Wo. Kinderklinik Wilhelmshaven - 5½ J. zuvor schon einmal für 8½ Mo. Klinik Wichernstift Familiensituation: Zuletzt bei Pflegeeltern (Notpflegschaft); Eltern u. jüngere Geschwister wohnen in der Nähe Hauptsächl. Konflikte: - Auseinandersetzungen um tiefes Mißtrauen gegenüber Erwachsenen bei Wunsch nach mütterlicher Fürsorge - Konflikte um Einhaltung von Regeln und Grenzsetzungen - Konflikte mit den Mitpat. um sexuell gefärbte Distanzlosigkeit u. undifferenziertes Beziehungsverhalten - Therapeut. Auseinandersetzung um gestörte Beziehung zur leibl. Mutter	3 Jahre nach Entlassung: - In betreutes Nachsorgeheim für seel. Behinderte gegangen; nach 1 Jahr für einige Monate in betreuter WG in naher Ortschaft gewohnt; da es mit der Verselbständigung jedoch nicht gut ging, wieder zurück ins Heim gezogen - Zur Schule gegangen - Hat 2-wöchentlich regelmäßig ambulante Gespräche bei einer Psychiaterin - 1 gute Freundin, sonst viele Bekannte unter den Mitbewohnern; festen Freund seit 3 Monaten; bis vor einem Vierteljahr in rechtsradikaler Jugendclique gewesen, viele polizeiauffällige Aktivitäten mitgemacht; dann gewechselt in eher linke Jugendgruppe aus Punks - Geplant ist eine baldige Hüftoperation mit Klinikaufenthalt über Monate u. anschl. Reha-Einrichtung

	- hätte ich gerne häufiger Therapiestunden gehabt K3: Von den Mitpatienten gelegentlich zurückgezogen K4: Auch zur Putzfrau gutes Verhältnis gehabt			
K1: Bei Auseinandersetzungen mit den Betreuern der Station - gab es häufig Anlässe von Seiten der Patienten - mit bestimmter Betreuerin besonders häufig gestritten - in Zuständen aggressiver Erregung nie verstanden gefühlt K2: Bei Auseinandersetzungen mit den Mitpatienten - gelegentlich heftig geprügelt - anschließend rasch wieder vertragen - bei Prügeleien in meiner Wut von Mitpatienten auf Betreuer übergegangen	K1: Im Verlauf der Beziehungen zu den Betreuern der Station - wirkten gemeinsame Aktivitäten sehr verbindend - waren vernünftige Gespräche und Aktivitäten im Einzelkontakt besonders entspannt und förderlich - keinen Betreuer den anderen vorgezogen - ihnen damals rasch schlechte Absichten unterstellt - deren konsequente Haltung teilweise als zu streng empfunden - wirkten besonders beruhigend und förderlich auf mich deren • Toleranz • Freundlichkeit • geduldige Art • starker persönlicher Einsatz - aus den unangenehmen Konsequenzen von ihnen gelernt - mit einigen ihrer Regeln nur schwer zurechtkommen können - mit bestimmter Betreuerin besonders häufig gestritten - hat mich die durchgehend autoritäre Haltung bei bestimmter Betreuerin aggressiv gemacht - war die Trennung schwer K2: Im Verhältnis zu den Mitpatienten - war deren teilweise besonderes Vertrauen zu mir besonders angenehm - mit einem eine Liebesbeziehung gehabt - war es teilweise schwierig, mit ihnen auszukommen - einen Mitpat. zum Sich-Öffnen animiert - war die Trennung schwierig K3: Im Verhältnis zur Psychotherapeutin - waren die gemeinsamen Gespräche und	K1: Im Verlauf des Aufenthalts auf der Station gelernt, - offener mit anderen zu reden und auf sie zuzugehen - mich mit anderen Menschen vernünftiger auseinanderzusetzen - mich bei Wut besser zu beherrschen - mit anderen Jugendlichen besser umzugehen - mehr auf Hygiene und Sauberkeit zu achten	K1: An einer Perspektive anfangs kein Interesse gehabt; mit zunehmendem Selbstbewußtsein bessere Perspektive gesehen	33

34	männl.,20 J.	15 Mo.	Diagnose: Juvenile Psychose mit paranoiden Ängsten u. passagerem Realitätsverlust Therapievorerfahrung: Vorangegangen 2 ambulante therapeut. Behandlungen von jeweils 1 Jahr Dauer Familiensituation: Einzelkind eines Ehepaares; in unmittelbarer Nachbarschaft leben Onkel, Tante u. Großmutter Hauptsächl. Konflikte: - Auseinandersetzungen um wahnhafte Verarbeitungsmodi bei äußeren u. inneren Konflikten - Auseinandersetzungen um Vermeidungsverhalten bei Konflikten des Zusammenlebens - Auseinandersetzungen um Beziehungsängste gegenüber Mitarbeitern - Therapeut. Auseinandersetzungen um Ängste vor Einsamkeit, Sexualität u. Zukunftsperspektive, um Geschlechtsidentität u. ambivalente Mutterbeziehung	3 Jahre nach Entlassung: - In Nachsorgeeinrichtung für seel. Behinderte in Schleswig-Holstein gegangen - Arbeitet dort in der Druckerei der Einrichtung - Bei Bedarf Gespräche mit einem Psychiater, der die Einrichtung betreut - Viele gute Bekannte unter den Mitbewohnern; keine anderen Freunde

	- ihr besonderer persönlicher Einsatz für mich sehr förderlich - war die Trennung schwierig			
K1: Bei Auseinandersetzungen auf der Station - mit den Betreuern nie richtigen Streit empfunden - gab es häufig Konflikte zwischen Patienten und Betreuern - gelegentlich Betreuer ausgeschimpft - zwischen Patienten und Betreuern oft gestört gefühlt - Angst vor aggressiven Konflikten mit Betreuern gehabt - mich hauptsächlich innerlich mit den konträren Ansichten der Betreuer und des Psychotherapeuten auseinandergesetzt K2: Bei Auseinandersetzungen mit dem Psychotherapeuten - vergeblich versucht, mich über seine Arbeitsweise mit ihm auseinanderzusetzen - war ein sinnvolles Ergebnis nicht möglich, weil er mich nicht ernstgenommen hat	K1: Im Verlauf der Beziehungen zu den Betreuern der Station - gute Vertrauensbeziehung empfunden durch • deren Versuch, mich zu verstehen • deren Gesprächsbereitschaft über beliebige Themen • deren Interesse an meiner Einstellung und Meinung • deren Bereitschaft zur Akzeptanz - durch sie in der Beziehung zu Mitpatienten teilweise gestört worden - zu keinem tiefes Vertrauen gehabt - wirkte deren mangelnder Versuch, meine Gedanken zu verstehen, abstoßend und führte zum Rückzug - gelegentlich von ihnen allen abgelehnt gefühlt - von deren Äußerungen z.T. verletzt gefühlt - war mir eine burschikose Art des Umgangs eher unangenehm - deren Regeln weitgehend als sinnvoll empfunden K2: Im Verhältnis zu den anderen Mitarbeitern der Klinik - waren Aktivitäten und Gespräche im Einzelkontakt nur zu bestimmten Mitarbeitern sinnvoll - zum Hausmeister besonders vertrauensvolle Beziehung gehabt K3: Im Verhältnis zu den Mitpatienten - durch gemeinsame Unterhaltung mit ihnen gute Beziehung empfunden - durch sie z.T. gestört gefühlt K4: Im Verhältnis zum Psychotherapeuten - ihn versucht zu durchschauen - von ihm nicht verstanden gefühlt - durch ihn unvermeidlich stets als krank eingestuft gefühlt - durch seine nicht ernst-	K1: Im Verlauf des Aufenthalts auf der Station gelernt, - unabhängig von Autoritätspersonen zu denken - eigenständig meinen Interessen nachzugehen	K1: Aufenthaltsdauer von insgesamt 15 Monaten war angemessen an meine Reifungsgeschwindigkeit K2: Anfangs hoffnungsvolle Perspektive gehabt; hat sich eher negativ verändert	34

35	männl.,14 J.	15½ Mo.	Diagnose: Schizoide Störung im Jugendalter bei leichtgradiger cerebral-organischer Grundschädigung Familiensituation: Wohnte bei den Eltern; 2 ältere Geschwister wohnen außerhalb Hauptsächl. Konflikte: - Konflikte um Selbstisolierung von den Mitpatienten - Konflikte um Regeln, Hygiene - Auseinandersetzungen um Nähe u. Distanz in Beziehungen zu Erwachsenen - Therapeut. Auseinandersetzung um Geschlechtsrolle u. Sexualität - Auseinandersetzungen um Vermeidungsverhalten bei Anforderungen - Innerliche Auseinandersetzung um Identität u. Selbstbild	4 Jahre, 7 Mo. nach Entlassung: - Zuerst zu Hause gewohnt; lebt gegenwärtig unter der Woche in einem Christl. Jugenddorf in Süddeutschland, wo es ihm nicht gefällt; die Eltern sind auf der Suche nach einer anderen Einrichtung; er möchte am liebsten nur zu Hause leben - Zur Schule gegangen, Hauptschulabschluß gemacht; anschl. CJD (Motivationseinrichtung zur Berufsfindung) - regelmäßig ambulante Gespräche bei wechselnden Therapeuten nahe der jetzigen Einrichtung - Keine Freunde, einige Bekannte im CJD

	nehmende Haltung verletzt gefühlt			
K1: Bei Auseinandersetzungen während des Stationsalltags - Angst gehabt, mich mit den Betreuern zu streiten - mit den Betreuern, anschließend erniedrigt gefühlt - mit den Betreuern, nie Spaß oder eine sinnvolle Erfahrung empfunden - solche zwischen Betreuern und dissozialen Mitpatienten als förderlich empfunden - mit den Mitpatienten gelegentlich um die Musik gestritten - auf ständige Konflikte mit bestimmtem Mitpatient mit Verzweiflung reagiert	K1: Im Verlauf der Beziehungen zu dem Betreuern der Station - wirkten gemeinsame Aktivitäten förderlich - waren Gespräche im Einzelkontakt angenehm - gerne über bestimmte Themen mit bestimmten Betreuern diskutiert - zu weiblichen Betreuern besseres Verhältnis empfunden - war deren Durchsetzungsfähigkeit gegenüber dissozialen Patienten förderlich - war deren autoritäre Haltung mir gegenüber unangenehm - durch sie z.T. falsch eingeschätzt gefühlt - von ihnen oft nicht genügend respektiert gefühlt - von ihnen in vielen Einstellungen innerlich abgegrenzt - die meisten ihrer Regeln als sinnvoll empfunden K 2: Im Verhältnis zum Lehrer - gute Vertrauensbeziehung empfunden durch seine • Offenheit • Freundlichkeit • Einfühlsamkeit • Bereitschaft über alle möglichen Themen zu reden - war die Trennung schwierig K3: Im Verhältnis zu den Mitpatienten - eine weitgehend unbeschwerte Beziehung gehabt - gute Beziehung durch gemeinsame Gespräche empfunden - durch ihre Lautstärke z.T. gestört gefühlt - durch bestimmte Mitpatienten • geärgert • ausgenutzt worden und • zu Selbstmordgedanken getrieben worden K4: Zur Psychotherapeutin kein tieferes Vertrauensverhältnis empfunden	K1: Im Verlauf des Aufenthalts auf der Station gelernt, - in manchen Angelegenheiten meine Überzeugung deutlicher zu erkennnen - mich von anderen Meinungen besser abzugrenzen - weniger mit Vorurteilen auf andere Menschen zuzugehen - unangenehme Dinge und Pflichten besser zu ertragen	K1: Anfangs hoffnungsvolle Perspektive gehabt; hat sich eher negativ verändert	35

36	männl.,12 J.	11 Mo.	Diagnose: Persönlichkeitsentwicklungsstörung mit Dissozialität u. beginnender Verwahrlosung Therapievorerfahrung: 2½ J. zuvor 4-monatigen stationären Aufenthalt in Kinder- u. Jugendpsychiatrie Königslutter abgeschlossen Familiensituation: Mutter mit Lebenspartner, zwei älteren Geschwistern des Pat. sowie einem jüngerem Sohn des Lebenspartners Hauptsächl. Konflikte: - Konflikte um Disziplin u. Respekt gegenüber Erwachsenen - Konflikte um Regeln, Grenzsetzungen, Leistungsbereitschaft in der Schule - Konflikte mit Mitpat. um Dominanz u. Abgrenzung - Therapeut. Auseinandersetzung um tragfähige therapeut. Beziehung, eigene Bedürfnisse, Wertschätzung der eigenen Person, Beziehung zu den Eltern - Innerliche Auseinandersetzung um ambivalente Beziehung zur Mutter	3 Jahre nach Entlassung: - Zuerst bei der Mutter gewohnt; viele Konflikte mit ihr u. der Polizei gehabt; dann für 1½ Jahre in ein Heim gekommen; dort rausgeflogen wegen Streitigkeiten mit den Betreuern; wieder zu Hause gewohnt; nach vielen Polizeibesuchen u. Gerichtsverhandlungen seit 1 Jahr für insgesamt 2 Jahre in Jugendvollzugsanstalt - Schule besucht, Sonderschulabschluß gemacht, anschl. BVJ; nebenher viele *Aktivitäten*; Lehre für ca. 4 Monate angefangen, dann ins Gefängnis gekommen; macht dort Hauptschulabschluß nach - Zwischendurch kurzzeitig in der Kinder- u. Jugendpsychiatrie Königslutter wg. Selbstmorddrohungen; keine Psychotherapeuten mehr an sich herangelassen, aber etwas Unterstützung durch die örtliche Jugendhilfe bekommen - Keine richtigen Freunde, nur Kumpane für *gemeinsame Aktionen* gehabt

K1: Bei Auseinandersetzungen auf der Station - mangels Vertrauen in die Betreuer irgend etwas getan anstatt mit ihnen geredet - oft Konflikte mit bestimmtem Betreuer gehabt wegen seiner arroganten Art - hat es auch Spaß gemacht, bestimmte Betreuer zu ärgern - diese meist als förderlich empfunden - in Meinungsverschiedenheiten dem Psychotherapeuten ausgewichen	K1: Im Verlauf der Beziehungen zu den Betreuern der Station - waren besonders förderlich für eine Vertrauensbeziehung • gemeinsame Aktivitäten • deren unkonventionelle Art des Umgangs • deren partnerschaftliche, liebevolle Art des Umgangs • deren ungeschminkte, offene Art zu reden • gemeinsame Spiele und Albernheiten • tolerante und humorvolle Art des Umgangs • deren Phasen der Wut bei sonst netter Persönlichkeit • Ausnahmegenehmigungen gegenüber den Mitpatienten - durch Kontakt mit bestimmten sympathischen Betreuern besonders viel gelernt - leider nur selten Zeit für Gespräche oder Aktivitäten im Einzelkontakt gewesen - von ihnen teilweise ungerechtfertigt mit den Mitpatienten gleichgesetzt worden - machte deren mangelnder Versuch, mich zu verstehen, mißtrauisch - deren teilweise arrogante Art als provokant und lächerlich empfunden - von bestimmten Betreuer teilweise persönlich verabscheut gefühlt - hat deren teilw. Lustlosigkeit für mißtrauische Stimmung gesorgt - war deren kleinliche und aufbrausende Art sehr unangenehm - deren Regeln weitgehend als sinnvoll empfunden - war die Trennung z.T. schwierig K2: Im Verhältnis zu den übrigen Mitarbeitern - mit dem Lehrer zu wenig schulisch gearbeitet, nur Tee getrunken und unterhalten - war die unhöfliche, geringschätzende Art eines Oberarztes abstoßend K3: Im Verhältnis zu den Mitpatienten	K1: Im Laufe des Aufenthalts auf der Station gelernt, - Kritik nicht mehr gleich als Angriff zu empfinden - über meine Probleme zu reden - bei Auseinandersetzungen Kompromisse einzugehen - Menschen besser zu beurteilen - mit anderen Menschen besser umzugehen - eigene Probleme besser zu bewältigen - mich einer Gemeinschaft und ihren Regeln besser anzupassen - anderen auch zu geben anstatt nur zu nehmen	K1: Aufenthaltsdauer von 11 Monaten war angemessen, hätte für meine Entwicklungsgeschwindigkeit eher noch länger sein können K2: Anfangs hoffnungsvolle Perspektive gehabt	36

37	männl.,13 J.	15 Mo.	Diagnose: Verhaltens- u. Leistungsstörungen bei psychoorgan. Syndrom u. früher Hospitalisierung Therapievorerfahrung: Ca. 2 J. zuvor ambulante Einzel- u. Familientherapie in Beratungsstelle abgeschlossen Familiensituation: Berufstätige Eltern auf Bauernhof nebst 2 jüngeren Brüdern des Pat. sowie einer Großtante Hauptsächl. Konflikte: - Konflikte um Regeln, Verbote, Grenzsetzungen, gefolgt von aggressiven Durchbrüchen u. Zerstörungswut - Konflikte mit den Mitpat. um Dominanz u. Unterordnung, niedrige Frustrationstoleranz - Therapeut. Auseinandersetzung um Selbstwert, Abgrenzung zur Umwelt, Ängste vor notwendigen Augenoperationen	3 Jahre, 9 Mo. nach Entlassung: - Zunächst zu Hause gewohnt, dann in ein Jugendheim u. Ausbildungszentrum im Emsland gegangen - Noch 1½ Jahre die Hauptschule besucht u. Abschluß gemacht; dann Berufsvorbereitungsjahr; dann Lehre als Gärtner begonnen, ist mittlerweile im 2. Lehrjahr - Viele Bekannte dort im Jugendheim - Will Lehre abschließen u. dann als Gärtner arbeiten
38	weibl., 9 J.	24 Mo.	Diagnose: Emotionale Störung mit psychosozialer u. sprachlicher Entwicklungsretardierung u. aggressiven Durchbrüchen bei taubstummen Eltern Familiensituation: Taubstumme Mutter mit Verlobtem u. 2 jüngeren Geschwistern der Pat. Hauptsächl. Konflikte: - Auseinandersetzung mit einer Welt von Hörenden u. Sprechenden - Konflikte um Regeln, Grenzsetzungen,	5 Jahre nach Entlassung: - Zuerst bei Mutter u. Bruder gewohnt; dann, nach zu vielen Streitigkeiten, vom Jugendamt vor ca. 4½ Jahren in ein Heim bei Varel vermittelt - Geht zur Schule - Hat viele Freunde im Umfeld, auch noch regelmäßige Kontakte zu Freunden von zu Hause; im Heim ziemlich durchsetzungsstark; schaffte es, zusammen mit anderen be-

	- von ihnen z.T. gestört gefühlt - waren außergewöhnliche Freiheiten ihnen gegenüber besonders angenehm - teilweise wenig Vertrauen gehabt, weil ich sie schlecht beurteilen konnte K4: Im Verhältnis zum Psychotherapeuten - durch die Gespräche mit ihm etwas gelernt - waren die Gespräche mit ihm nur bei Bedarf förderlich - war die Trennung schwierig			
K1: Viele Streitereien und Auseinandersetzungen während des Stationsalltags K2: Bei Auseinandersetzungen auf der Station - wirkten Gespräche auf mich beruhigend - mit den Mitpatienten gelegentlich körperliche Auseinandersetzungen gehabt - nach größeren Auseinandersetzungen gelegentlich von allen zurückgezogen - vermehrt deswegen aggressive Konflikte gehabt, weil ich Angst vor einer Operation hatte - besonders viel Streit mit neu hinzukommenden Mitpatienten gehabt - gab es häufig deshalb Konflikte, weil die Patienten ihre Aggressionen anders nicht abreagieren konnten	K1: Im Verlauf der Beziehungen zu den Betreuern der Station - waren gemeinsame Aktivitäten und Unternehmungen angenehm und förderlich für die Vertrauensbeziehung - waren Aktivitäten und Gespräche im Einzelkontakt besonders angenehm - deren Regeln weitgehend als sinnvoll empfunden - war die Trennung schwierig K2: Der Lehrer hat schulisch zu wenig mit mir gearbeitet K3: Im Verhältnis zu den Mitpatienten - gelegentlich Gespräche in der Gruppe gehabt, die sinnvoller waren als Einzelgespräche mit dem Psychotherapeuten - war die Trennung schwierig K4: Im Verhältnis zum Psychotherapeuten waren die Gespräche für mich beruhigend und förderlich	K1: Während des Aufenthaltes auf der Station gelernt, - mich verbal besser auseinanderzusetzen - Meinungsverschiedenheiten besser zu klären - in Konflikten ruhiger zu bleiben - aggressive Auseinandersetzungen besser zu vermeiden - auf andere Menschen mehr zuzugehen - besser mit anderen Menschen umzugehen	K1: Aufenthaltsdauer von insgesamt 15 Monaten war angemessen K2: Längere Zeit für Eingewöhnung war wichtig K3: Anfangs eher pessimistische Perspektive gehabt; ist mit der Zeit zuversichtlicher u. konkreter geworden	37
K1: Bei Auseinandersetzungen auf der Station - häufig mit Betreuern Streit gehabt - nach größerem Streit viel respektvollere Beziehung zu Betreuerin gehabt - mit den Mitpatienten feste gegen die Betreuer zusammengehalten - gelegentlich auch Prügeleien mit Mitpatienten ge-	K1: Im Verlauf der Beziehungen zu den Betreuern der Station - waren Gespräche im Einzelkontakt wegen der ruhigen Atmosphäre besonders angenehm - wirkten gemeinsame Aktivitäten sehr verbindend - waren besondere Vergünstigungen gegenüber den Mitpatienten besonders angenehm - gute Beziehung empfunden durch deren teilweise große	K1: Im Verlauf des Aufenthalts auf der Station gelernt, - meine aggressiven Impulse besser zu beherrschen - besser zu lesen und zu rechnen - manierlicher zu essen	K1: Anfangs eher pessimistische Perspektive gehabt; wenig daran interessiert gewesen	38

			Respekt vor Erwachsenen, aggressive Durchbrüche - Konflikte mit Mitpat. um gemeinschaftl. Verhalten - Therapeut. Auseinandersetzung um Beziehung zum eigenen Körper, kindliche Bedürfnisse, verstrickte Beziehung zur Mutter - Innerliche Auseinandersetzung um Offenheit gegenüber eigenen Empfindungen, um Nähe u. Distanz in Beziehungen zu anderen	stimmte unsympathische Erzieher *fertigzumachen* u. zum Weggehen zu bewegen
39	weibl., 17 J.	11 Mo.	Diagnose: Depressive Persönlichkeitsentwicklungsstörung mit akuten psychotischen Episoden sowie Eßstörungen Familiensituation: Gewalttätige, häufig alkoholisierte Eltern nebst älterem Bruder Hauptsächl. Konflikte: - Auseinandersetzungen um Konfliktsituationen des Alltags u. die Wiederherstellung des Selbstwertgefühls mit Aggressionen, Autoaggressionen u. heimlichem Entweichen - Auseinandersetzung mit anderen um Realitätsorientierung, Abgrenzung u. Autonomie - Konflikte um eigene Unterdrückung von Bedürfnissen u. Lustgefühlen mit Nahrungsverweigerung, Rückzugsverhalten, Abwehr von Kontaktangeboten - Auseinandersetzung um tragfähige Beziehung zum Therapeuten - Innerliche Auseinandersetzung um traumatische Erlebnisse im Elternhaus, Geschlechterrolle, Identität	3 Jahre, 1 Mo. nach Entlassung: - Zuerst im Betreuten Wohnen in Oldenburg; noch vor Antritt einer neuen Arbeitsstelle erneut für einige Wochen zwangseingewiesen nach Wehnen (Erwachsenen-Psychiatrie); danach wieder in das Betreute Wohnen gezogen; hat mittlerweile eine eigene Wohnung - Arbeitet seit dem letzten Klinikaufenthalt in einer betreuten Werkstatt für seel. Behinderte - Ca. 1 mal pro Monat ambulantes Gespräch bei Psychologin gehabt seit dem Aufenthalt in Wehnen; hat auch an der Arbeitsstelle bei Bedarf einen beratenden Psychologen; bemüht sich um ambulante Psychotherapie - Hat einen festen Freund, 2 Freundinnen u. viele Bekannte am Arbeitsplatz

habt - nach einer Prügelei rasch wieder vertragen - hatten die Patienten Prügeleien, um sich abzureagieren - haben Konflikte zwischen Patienten und Betreuern manchmal auch Spaß gemacht	Hilfsbereitschaft und Fürsorglichkeit - war das Geschichtenerzählen und Singen besonders angenehm - mit einigen von deren Regeln nur schwer abfinden können - war die Trennung von bestimmter Betreuerin schwierig K2: Therapiestunden mit der Psychotherapeutin haben Spaß gemacht K3: Von den Mitpatienten war die Trennung schwierig			
K1: Bei Auseinandersetzungen auf der Station - waren Streits mit bestimmten Betreuern besonders unangenehm - in Streitsituationen mit den Betreuern teilweise nicht fähig gewesen, etwas zu erwidern - trotz häufiger Konflikte auf der Station stets relativ wohl gefühlt - gehörten häufige Konflikte zur Bewältigung des Alltags	K1: Im Verlauf der Beziehungen zu den Betreuern der Station - waren Gespräche im Einzelkontakt zu bestimmten Betreuern besonders angenehm und förderlich - waren Aktivitäten im Einzelkontakt nur bei bestimmten Betreuern besonders angenehm - gute Vertrauensbeziehung empfunden über gemeinsame Spiele und Aktivitäten - mit den meisten ihrer Regeln nur schwer zurechtgekommen - war deren Hilfe für mein nachstationäres Leben sehr wichtig und förderlich K2: Im Verhältnis zu den anderen Mitarbeitern - hat der Sport mit dem Bewegungstherapeuten viel Spaß gemacht - habe ich das Fragen der Ärzte bei der Visite als sehr unangenehm und verängstigend empfunden - deren Hilfe für das nachstationäre Leben als sehr förderlich empfunden K3: Im Verhältnis zu den Mitpatienten - durch sie teilweise gestört gefühlt - gelegentlich das Bedürfnis nach Zurückgezogenheit gehabt - war die Trennung schwierig K4: Im Verhältnis zum Psychotherapeuten	K1: Als Folge des Aufenthalts in der Klinik seltener und weniger starke Angstzustände bekommen K2: Im Verlauf des Aufenthaltes auf der Station gelernt - das Leben allgemein als positiver zu empfinden - wieder Lebenslust zu entwickeln - mich allgemein aktiver zu verhalten - mehr mit anderen Menschen zu reden - mehr auf meine äußere Erscheinung zu achten	K1: Die Aufenthaltsdauer von insgesamt 11 Monaten war angemesen K2: Anfangs hoffnungsvolle Perspektive gehabt, aber wenig Interesse an einer konkreteren Perspektive	39

40	männl.,13 J.	9½ Mo.	Diagnose: Enkopresis u. Enuresis nocturna nach schwerer frühkindlicher Deprivation Therapievorerfahrung: 3 J. zuvor ca. 2-jährige ambulante Therapie bei Psychiaterin abgeschlossen Familiensituation: Mit Zwillingsbruder bei Pflegeeltern; ältere Schwester u. jüngerer Bruder ebenfalls bei Pflegeeltern Hauptsächl. Konflikte: - Auseinandersetzungen um Offenheit gegenüber anderen u. adäquate Kontaktfähigkeit zu den Mitpat. - Konflikte um eingekotete Wäsche im Stationsalltag - Therapeut. Auseinandersetzung um den Umgang mit Aggressionen, Bewältigung von Konflikten - Innerliche Auseinandersetzung um das Selbstwertgefühl	3 Jahre nach Entlassung: - Seither bei den Eltern gewohnt - Guten Hauptschulabschluß gemacht, geht z.Z. auf die Handelsschule, da keinen Lehrplatz bekommen - Als Hobby macht er Fußballtraining für 11- bis 12-Jährige, arbeitet gelegentlich in einer Disco - Feste Freundin; wenige langjährige Freunde
41	weibl., 17 J.	15 Mo.	Diagnose: Neurotische Depression Familiensituation: Überleitung aus Heim; vier Geschwister ebenfalls in diversen Heimen Hauptsächl. Konflikte: - Konflikte um heimliches Entweichen, Ausreißen, heimlichen Kontakt zu Männern - Auseinandersetzungen um Verweigerung von Essen, Sprechen, Kon-	3 Jahre, 8 Mo. nach Entlassung: - Zuerst in ein Mädchenheim in Osnabrück übergeleitet worden; nach wenigen Monaten für ca. 1 Jahr Einweisung in die Kinder- u. Jugendpsychiatrie Osnabrück; anschl. in Kleinstheim bei Bremen gegangen; hat seit 14 Monaten eigene Wohnung mit Betreuung - Schule u. Praktika absolviert; macht seit 1½ Jahren eine Lehre als

	- waren die Stunden oft schwierig und unangenehm für mich - über wichtige Gefühle teilweise nicht sprechen gekonnt			
<u>K1:</u> Bei Auseinandersetzungen auf der Station - Konflikte mit den Betreuern oder Mitpatienten nie gemocht - aus Streitereien immer herausgehalten - mit den Betreuern nie Streit empfunden - Konflikt mit den Betreuern meist wegen der Hausaufgaben gehabt - mit Mitpatienten gelegentlich auch Prügelei gehabt <u>K2:</u> Mit dem Psychotherapeuten nie eine Auseinandersetzung gehabt	<u>K1:</u> Im Verlauf der Beziehungen zu den Betreuern der Station - gute Beziehungen empfunden durch ernsthafte Unterhaltungen - wirkte eine verständnisvolle, sachliche Art zu reden angenehm und förderlich - zu ruhigeren Betreuern besseren Kontakt gehabt - bewirkten Aktivitäten und Gespräche im Einzelkontakt besseres Vertrauensverhältnis - wirkten Humor und allgemeine Ansprechbarkeit angenehm und förderlich - war deren nicht nachtragende Haltung sehr förderlich für das Vertrauensverhältnis - keinen den anderen vorgezogen - bei Anwesenheit von Vorgesetzten deren strengere Gangart gespürt - deren Regeln weitgehend als sinnvoll empfunden - war die Trennung schwierig <u>K2:</u> Im Verhältnis zu den Mitpatienten - zu einer eine Liebesbeziehung gehabt - fiel die Trennung schwer <u>K3:</u> Im Verhältnis zum Psychotherapeuten - ermöglichten Aktivitäten im Einzelkontakt ein besseres Vertrauensverhältnis - ist dieser mir manchmal auf die Nerven gegangen	<u>K1:</u> Im Verlauf des Aufenthaltes auf der Station gelernt - mehr Selbstbewußtsein zu entwickeln - offener auf das Leben zuzugehen - mich selbständiger zu verhalten - besser und selbständiger mit meinen Problemen umzugehen - mit Konflikten und unangenehmen Dingen besser zurechtzukommen - anderen gegenüber kontaktfreudiger zu sein	<u>K1:</u> Aufenthaltsdauer hätte statt 9 ½ auch 8 Monate betragen können <u>K2:</u> Eine Eingewöhnungszeit von zwei Monaten war nötig <u>K3:</u> Anfangs hoffnungsvolle Perspektive gehabt	40
<u>K1:</u> Bei Auseinandersetzungen auf der Station - häufig Konflikte mit den Betreuern um Regelverstöße gehabt - solche mit den Betreuern eher gescheut - Streit mit dem Psychotherapeuten vermieden - war das Miterleben dieser Konflikte oft amüsant - durch häufige Auseinan-	<u>K1:</u> Im Verlauf der Beziehungen zu den Betreuern der Station - war ihre ständige Anwesenheit und Ansprechbarkeit sehr wichtig und förderlich für das Vertrauen - waren Aktivitäten und Gespräche im Einzelkontakt sehr förderlich und angenehm - war die nicht nachtragende Haltung der Betreuer sehr förderlich	<u>K1:</u> Im Verlauf des Aufenthalts auf der Station gelernt - mich so nach außen zu geben, wie meine inneren Empfindungen sind - meine inneren Bedürfnisse besser zu äußern - andere Menschen besser einzuschätzen - besser mit anderen	<u>K1:</u> Aufenthalt hätte viel kürzer als 15 ½ Monate dauern können, weil ich nicht in der Lage war, über meine tiefsten Probleme zu reden <u>K2:</u> Anfangs eher pessimistische Perspektive gehabt; wenig Interesse da-	41

			taktverhalten während des Stationslebens - Auseinandersetzungen um Vertrauen, Nähe u. Distanz in Beziehungen zu Vertrauenspersonen - Therapeut. Auseinandersetzung um Offenheit, Verantwortung für sich selbst, tragende therapeutische Beziehung	Arzthelferin bei einem Arzt, der Drogenabhängige substituiert - Seit dem letzten Klinikaufenthalt regelmäßige Gespräche bei einem Psychologen; bezeichnet sich selbst erst seit 1 Jahr als einigermaßen stabilisiert; hat erst vor einem halben Jahr begonnen, von ihren inneren Nöten u. ihrer Vergangenheit zu erzählen, gegenüber einem fremden Pastor, der unter Schweigepflicht stand; liest seitdem selbst psychologische Bücher - Kaum Freunde u. Bekannte bisher
42	männl., 14 J.	18½ Mo.	<u>Diagnose:</u> Persönlichkeitsentwicklungsstörung mit ängstlich-zwanghaftem Verhalten, passagerem Realitätsverlust und beginnender Psychose vor dem Hin-	<u>3 Jahre, 2 Mo. nach Entlassung:</u> -Zunächst in ein Internat gegangen; nach 2 Monaten wegen Heimweh

dersetzungen mit bestimmter Betreuerin mehr Nähe zu ihr empfunden	- zu ihnen z.T. über häufige Auseinandersetzungen und häufiges Schmusen gute Vertrauensbeziehung empfunden - in ihnen z.T. nach Jahren die erste Bezugsperson gehabt - deren teilweise drollige Art des Umgangs als spaßig empfunden - war die Gefahr, daß sie meine Äußerungen weitererzählen, sehr hinderlich für tiefes Vertrauen - gelegentlich von allen zurückgezogen, um mich innerlich zu beruhigen - deren Regeln weitgehend als sinnvoll empfunden - war die Trennung schwierig <u>K2:</u> Im Verhältnis zu den Mitpatienten - mit kleineren oder behinderten Kindern nichts anzufangen gewußt - war die Trennung schwierig - gelegentlich über Tage von ihnen zurückgezogen <u>K3:</u> Im Verhältnis zum Psychotherapeuten - waren die Stunden angenehm - meine wirklich wichtigen Empfindungen verborgen gehalten - durch den unfreiwilligen Aufenthalt und den Zwang zu den Stunden kein Vertrauen entwickelt - waren die wirklich wichtigen Probleme mir zu peinlich, um sie zu erzählen - war die Gefahr, daß er meine Äußerungen weitererzählt, sehr hinderlich für tieferes Vertrauen <u>K4:</u> Im Verhältnis zu anderen Therapeuten - hing die Wirksamkeit der Stunden • von der Persönlichkeit des Therapeuten und • von meiner Freiwilligkeit ab	Menschen und deren Probleme umzugehen - zu seelisch Gestörten mehr Vertrauen zu entwickeln - Interesse an der Psychologie zu entwickeln	ran	
<u>K1:</u> Bei Auseinandersetzungen auf der Station - häufig und immer wieder Konflikte zwischen	<u>K1:</u> Im Verlauf der Beziehungen zu den Betreuern der Station - wirkten gemeinsame Aktivitäten mit ihnen und den Mit-	<u>K1:</u> Im Verlauf des Aufenthaltes auf der Station gelernt, - andere Menschen und	<u>K1:</u> Die Aufenthaltsdauer hätte anstatt nach 18½ Monaten bereits nach ca. 13	42

42			tergrund schwerer psychosozialer Belastungen in der Familie Therapievorerfahrungen: - Heipädagogische Förderung während der Grundschuljahre - 1 Jahr zuvor für einige Wochen in der Kinder- u. Jugendpsychiatrie Bremen-Ost (auf eigenes Betreiben vorzeitig entlassen) Familiensituation: Erster von zwei Söhnen berufstätiger Eltern mit symbiotisch geprägter Beziehung zur Mutter Hauptsächl. Konflikte: - Konflikte um Rivalität gegenüber jüngeren Mitpatienten - Auseinandersetzungen um Wechsel von Ängsten und Aggressionen gegenüber den Mitpatienten - Konflikte um sexualisiertes, schamloses Verhalten gegenüber Betreuern, Lehrern und Mitpatienten - Therapeut. Auseinandersetzung um Herstellung von belastbarer therapeutischer Beziehung, um die Beziehung zu verstorbenen Verwandten, um Loslösung von der Mutter - Innerliche Auseinandersetzung um Ansprüche der Mutter und Großeltern, Rivalität zum Vater, Beziehung zu Frauen, um praktisches Erleben von angestrebter beruflicher Arbeit	abgebrochen u. nach Hause gezogen; einen 2. Versuch in einem Internat in Ostfriesland nach 1½ Wochen ebenfalls deswegen abgebrochen - Geht zur Schule, will Hauptschulabschluß nachmachen - Innerhalb der 3 Jahre drei mal für jeweils 14 Tage im Christoph-Dornier-Institut in Münster gewesen zur verhaltenstherapeutischen Behandlung seiner immer wiederkehrenden Ängste (vor Fahrstühlen etc.) - Keine Freunde; bleibt z.T. wegen der Ängste, z.T. wegen mangelnder Motivation immer zu Hause - Geplant ist der baldige Umzug in eine betreute Wohneinrichtung mit Ausbildungsmöglichkeit

Patienten und Betreuern - viele Konflikte durch aggressive Mitpatienten bekommen - durch die Konfliktaustragungen der Mitpatienten teilweise Angst bekommen - aus Furcht nicht geschafft, mich mit den Mitpatienten auseinanderzusetzen	patienten eher angenem und förderlich - gerne häufiger Gruppenaktivitäten gemacht - waren Aktivitäten im Einzelkontakt besonders angenehm - durch deren z.T. nette, verständnisvolle Umgangsweise gute Vertrauensbeziehung empfunden - waren besonders angenehme oder förderliche Aspekte bei ihnen: • eine konsequente und klare Art des Umgangs • viel persönlicher Einsatz • mütterliche Art • stetige Ansprechbarkeit und ruhiges Temperament • Hilfe bei meinen Schularbeiten - waren deren z.T. unkonventionelle Begrenzungsmethoden unangenehm und dennoch wirkungsvoll - waren folgende Aspekte von ihnen unangenehm: • ihre z.T. burschikose Art • ihre gelegentlichen Provokationen • bin gelegentlich von ihnen verschaukelt worden • angekündigte, jedoch nicht ausgeführte Leistungen <u>K2:</u> Im Verhältnis zum Lehrer der Klinikschule - war seine nette und hilfsbereite Art angenehm - bedauerlich wenig schulisch gearbeitet <u>K3:</u> Im Verhältnis zu den Mitpatienten - von ihnen gelegentlich getröstet worden - durch sie oft sehr gestört gefühlt <u>K4:</u> Im Verhältnis zum Psychotherapeuten - waren die Gespräche angenehm - war die Trennung schwierig	deren Probleme besser zu verstehen	Monaten beendet werden können <u>K2:</u> Anfangs hoffnungsvolle Perspektive gehabt; hat sich kaum gewandelt	42

43	männl.,13 J.	12 Mo.	Diagnose: Reaktive depressive Verstimmung bei Broken-Home-Situation; sexuelles Fehlverhalten Familiensituation: Alleinerziehende Mutter nach Scheidung mit 2 jüngeren Geschwistern des Pat.; Großmutter wohnt ebenfalls im Haus; ältere Schwester wohnt außerhalb Hauptsächl. Konflikte: - Auseinandersetzungen um die Regeln des Zusammenlebens - Konflikte um Kontaktregelungen gegenüber Mitpatienten - Therapeut. Auseinandersetzung um Selbstbehauptung in der Gemeinschaft Gleichaltriger u. in der Familie, um symbiotisch verstrickte Beziehung zur Mutter, um Bearbeitung sexueller Probleme - Innerliche Auseinandersetzung um Identität u. Selbständigkeit	3 Jahre nach Entlassung: - Wohnt seither wieder bei der Mutter; sagt, die Familienatmosphäre sei nun viel besser, seitdem vor 2 Jahren der Vater ausgezogen ist - Schule mittlerweile beendet; vor kurzem eine Lehrstelle gefunden - 2 langjährige Freunde u. großen Bekanntenkreis
44	weibl., 11 J.	10½ Mo.	Diagnose: Emotionale Störung mit Abkapselung, elektiver Mutismus Familiensituation: Pat. lebte zuletzt bei Pflegeeltern; Vater u. Stiefmutter in der Nähe; jüngerer Bruder bei Großeltern Hauptsächl. Konflikte: - Auseinandersetzung um Verweigerung des Sprechens - Auseinandersetzung um Verschlossenheit bei gleichzeitigem Wunsch nach Ge-	3 Jahre, 7 Mo. nach Entlassung: - Anschl. in ein Kleinheim im Emsland übergeleitet; wohnt dort noch - Besucht die Realschule - Hat einige Freunde, großen Kreis von Bekannten - Plant, nach der 10. Klasse Realschule das Fachgymnasium für Wirtschaft zu besuchen u. anschließend evtl. eine Lehre zu

K1: Bei Auseinandersetzungen auf der Station - solche um die Einhaltung der Regeln nicht als Streit empfunden - mit den Betreuern keinen ernsthaften Streit gehabt - oft auch Spaß empfunden K2: Mit dem Psychotherapeuten nie eine Auseinandersetzung gehabt K3: Mich in mir selbst viel über meine Situation auseinandergesetzt	K1: Im Verlauf der Beziehungen zu den Betreuern der Station - wirkten gemeinsame Aktivitäten sehr verbindend - waren Aktivitäten und Gespräche im Einzelkontakt besonders förderlich - von besonders sympathischen Betreuern am meisten gelernt - waren folgende ihrer Eigenschaften besonders angenehm und förderlich für eine Vertrauensbeziehung: • ständige Ansprechbarkeit • Bereitschaft zum Zuhören • offene, direkte Art • verständnisvolle, partnerschaftliche Art • humorvolle Art des Umgangs - haben sie mir mit Ermutigung und Lebenshilfen im Gespräch besonders geholfen - zu ihnen eher kumpelhafte Beziehung empfunden - deren Regeln weitgehend als sinnvoll empfunden K2: Im Verhältnis zu den Mitpatienten - anfangs großes Mißtrauen empfunden - zu allen gutes, spaßiges Verhältnis gehabt - mit ihnen auch gelegentlich über eigene Probleme unterhalten K3: Im Verhältnis zum Psychotherapeuten - war seine geduldige Art angenehm und förderlich - in den gemeinsamen Therapiestunden nicht viel zu erzählen gewußt - waren die häufigen Gespräche mit ihm unangenehm	K1: Im Verlauf des Aufenthaltes auf der Station gelernt, - mehr Selbstbewußtsein zu entwickeln - wichtige Angelegenheiten selbständig zu erledigen - mit anderen Menschen über Probleme zu sprechen - mich mit meiner Mutter ernsthaft zu unterhalten - Konflikten nicht mehr auszuweichen - mich mit anderen Menschen konstruktiver zu streiten - mit anderen und deren Problemen zusammenzuleben - besser mit Frauen umzugehen - mehr Interesse an beruflichen Angelegenheiten zu entwickeln	K1: 12-monatiger Aufenthalt ist im Ganzen zu lange gewesen K2: zweiwöchige Eingewöhnungszeit zum Abbau des Mißtrauens gebraucht K3: Zu Anfang ungewisse, ängstigende Perspektive gehabt; wenig daran interessiert gewesen	43
K1: Bei Auseinandersetzungen auf der Station - anschließend gelegentlich wütend von allen Betreuern und Mitpatienten zurückgezogen - in Konflikten mit den Betreuern häufig stur zurückgezogen und anschließend langsam angepaßt - gab es gelegentlich Prü-	K1: Im Verlauf der Beziehungen zu den Betreuern der Station - unter ihnen mehrere Personen besonders gern gemocht - wirkten gemeinsame Aktivitäten verbindend - z.T. gute Beziehung empfunden durch persönlich sympathisch empfundene Art des Umgangs dieser Betreuer - die Regeln weitgehend als sinnvoll empfunden	K1: Im Verlauf des Aufenthaltes auf der Station gelernt, - mich selbständiger zu verhalten - differenziert über mich nachzudenken	K1: Aufenthaltsdauer von insgesamt 10½ Monaten war angemessen K2: Anfangs pessimistische Perspektive gehabt; erst mit zunehmendem Einleben ein Interesse an einer Perspektive entwickelt	44

			borgenheit - Therapeut. Auseinandersetzung um tragfähige therapeut. Beziehung u. Bearbeitung der traumatischen Erfahrungen, um Beziehungen zu Vater u. Stiefmutter, zum Bruder, zur verstorbenen Mutter, zu den Pflegeeltern - Innerliche Auseinandersetzung um Nähe u. Distanz in den Beziehungen zu Mitarbeitern u. Mitpatienten	machen
45	weibl., 16 J.	14 Mo.	<u>Diagnose:</u> Pubertätsmagersucht <u>Familiensituation:</u> Einzelkind bei berufstätigen Eltern <u>Hauptsächl. Konflikte:</u> - Häufige Konflikte um Gewohnheiten und Menge bei der Nahrungsaufnahme sowie um exzessive sportliche Aktivitäten - Auseinandersetzungen um Nähe und Distanz in den Beziehungen zu den Betreuern der Station - Auseinandersetzungen um Vermeidung von Kontakten zu weibl. Betreuern - Innerliche Konflikte um Sehnsucht nach Abhängigkeit bei gleichzeitigem Autonomiebedürfnis, um die Beziehung zu den Eltern, um das eigene Körperbild - Therapeut. Auseinandersetzung um Konflikte in der Familie, um tragfähige therapeutische Beziehung, um Gefühle für körperliche Bedürfnisse	<u>3 Jahre, 2 Mo. nach Entlassung:</u> - Zunächst in betreute 2er-WG nahe einem großen Heim bei Wilhelmshaven gezogen; bald danach eigene Wohnung in unangenehmer Gegend; vor einigen Monaten Umzug in bessere Lage - Geht zur Schule, hat gerade das schriftliche Abitur bewältigt - Hat z.Z. regelmäßig therapeutische Gespräche bei einem Psychiater - Viele gute Freunde, dazu viele Bekannte - Plant, Innenarchitektur zu studieren

geleien unter den Mitpatienten - mit bestimmter Mitpatientin besonders häufig Streit gehabt	- war die Trennung schwierig K2: Im Verhältnis zur Psychotherapeutin - war ihr persönlicher Einsatz für mich sehr förderlich und angenehm in unserer Beziehung - war die Trennung schwierig K3: Zimmervisite der Gruppe von Ärzten als sehr unangenehm empfunden K4: Im Verhältnis zu den Mitpartienten - von ihnen z.T. körperlich bedroht gefühlt - war die Trennung schwer			
K1: Bei Auseinandersetzungen im Verlauf des Stationslebens - oft Konflikte mit den Betreuern um die Nahrungskontrolle gehabt - haben solche mit den Betreuern nie Spaß gemacht - gelegentlich anschließend mit Wutgefühlen von allen zurückgezogen - durch harmonisierendes Verhalten größeren Streitereien ausgewichen K2: Mit der Psychotherapeutin nie aggressive Auseinandersetzungen gehabt, weil ich mich nicht getraut habe, mit ihr zu streiten	K1: Im Verlauf der Beziehungen zu den Betreuern der Station - persönliche Orientierung vor allem nach den Berufsbildern der Betreuer gerichtet - waren Gespräche und Aktivitäten im Einzelkontakt förderlich - waren Gespräche im Einzelkontakt mit Betreuer manchmal zu anstrengend und bedrängend - hatte das Verhältnis von Nähe und Distanz für mich eine empfindliche Balance - eine natürliche, nicht problembezogene Behandlung durch sie als besonders angenehm empfunden - waren gemeinsame Aktivitäten und Gespräche besonders förderlich - eigene Beliebtheit bei ihnen mir selbst nicht eingestehen gemocht - in meinem Verhalten von ihnen oft überinterpretiert und vorschnell verurteilt gefühlt - wirkte deren Hilflosigkeit gegenüber dem Oberarzt unangenehm - habe ich Reglementierung durch sie oft als Strafe empfunden - ihnen gegenüber durch mein Verhalten Zeichen gesetzt, weil ich bestimmte Dinge nicht sagen konnte - durch vertrauensvolles Ver-	K1: Im Verlauf des Aufenthaltes auf der Station gelernt, - daß Psychotherapie keine leidvolle Prozedur sein muß - ein besseres Gefühl für den eigenen Körper zu entwickeln - mich in meinem Körper wieder wohlzufühlen - besser auf meine Bedürfnisse zu achen - meine Gefühle offener zu zeigen - Auseinandersetzungen besser zu führen und zu ertragen - ein Interesse an künstlerischen Tätigkeiten zu entwickeln	K1: Aufenthaltsdauer von insgesamt 14 Monaten war eher noch zu kurz für meine Entwicklungsgeschwindigkeit K2: Vorzeitige Beendigung des Aufenthaltes (wegen Krankenkasse) und mögliche Rückkehr ins Elternhaus als starke Bedrohung empfunden K3: Anfangs angstvolle Perspektive gehabt, dann viel bewußt darüber nachgedacht	45

45				

	hältnis zu ihnen Ängste besser zeigen gekonnt - mehr Kontakt zu männlichen Betreuern gehabt - über das Bedürfnis nach körplicher Nähe eine gute Beziehung zu jemand empfunden - von bestimmtem Betreuer mit konsequenter und gleichzeitig liebenswürdiger Art besonders viel und gerne gelernt - war deren z.T. lustige Art sehr angenehm und förderlich - einige wegen ihrer kreativen Fähigkeiten besonders gern gemocht - durch gemeinsame künstlerisch Aktivitäten mit ihnen z.T. in meiner Persönlichkeit sehr beeinflußt worden - durch deren z.T. unsensible Behandlung sehr gekränkt gefühlt - mitleidiges Verhalten von bestimmter Betreuerin z.T. als aufgesetzt empfunden - die Angst vor dem Verlust aller Beziehungen und unfreiwilliger Rückkehr zu den Eltern nicht sagen gekonnt, dafür im Eßverhalten gezeigt - deren Regeln weitgehend als sinnvoll empfunden <u>K2:</u> Im Verhältnis zu den Mitpatienten - z.T. gute freundschaftliche Beziehungen gehabt - mit ihnen teilweise gegen die Betreuer zusammengehalten - hatte das Verhältnis von Nähe und Distanz zu ihnen für mich eine empfindliche Balance - durch sie gelegentlich gestört und ausgenutzt gefühlt - zusammen mit ihnen gerne über andere gelästert - von ihnen gelegentlich getröstet worden <u>K3:</u> Vom Oberarzt z.T. brutal behandelt worden <u>K4:</u> Im Verhältnis zur Psychotherapeutin - unsere Beziehung als zu sehr abgehoben vom alltäglichen Leben empfunden - gegenüber den gemeinsamen			45

46	weibl., 15 J.	12½ Mo.	Diagnose: Identitätskrise bei depressiv-narzißtischer Persönlichkeitsstruktur mit schizoider Kompensation u. depressiver Dekompensation Therapieunterbrechung von insgesamt 3½ Mo. von der Patientin erwirkt u. wieder aufgehoben Therapievorerfahrung: 9 Mo. zuvor 10-tägigen Aufenthalt in Kinder- u. Jugendpsychiatrie Bremen-Ost abgeschlossen Familiensituation: Wochentags berufl. abwesender Vater, Mutter u. 2 jüngere Geschwister der Patientin Hauptsächl. Konflikte: - Konflikte um Verschlossenheit u. Rückzug aus dem Kontakt sowie um aggressive Stimmungsschwankungen - Auseinandersetzung um Suizidversuch, Wunsch nach Versorgung u. Fürsorge - Therapeut. Auseinandersetzung um Offenheit gegenüber dem Therapeuten u. gegenüber eigenen Empfindungen u. Wünschen, um schwierige Beziehung zur Mutter	3 Jahre, 1 Mo. nach Entlassung: - Anschließend Überleitung in Heim in Süd-Oldenburg, wohnt dort noch - Schule besucht; Realschule abgeschlossen; geht gegenwärtig zur Fachoberschule für Sozialwesen - Hat einige gute Freundinnen seit längerem sowie großen Bekanntenkreis

	Stunden große Abneigung gehabt - hinter vielen ihrer Äußerungen manipulative Absichten vermutet - sie inhaltlich teilweise als zu wenig feinfühlig erlebt - die Gespräche mit ihr als „abgehoben" und „von oben herab" empfunden - durch mangelndes empathisches Verhalten von ihr bei Gefühlsäußerungen bestraft gefühlt - aufgrund gestörter Vertrauensbeziehung ihr nur nach dem Munde geredet - durch mangelnde Vertrauensbeziehung z.T. vor ihr geekelt - ihr gegenüber durch mein Verhalten Zeichen gesetzt, weil ich bestimmte Dinge nicht sagen konnte K5: Unnatürliche, provokante Art eines vertretungsweise eingesetzten Psychotherapeuten hat mich abgestoßen			
K1: Bei Auseinandersetzungen während des Stationsalltags - mit Betreuern eher selten Konflikte gehabt - gab es gelegentlich Konflikte zwischen den Betreuern und Patienten mit Wutanfall - eigene Wutausbrüche z.T. am Mobilar ausgelassen - entstand über regelmäßige Konflikte zwischen Betreuern und Patienten ein besserer Kontakt - war das Besprechen und Ausdiskutieren von Streitigkeiten in einer Patientengruppe mit Betreuern sehr förderlich - einmal aus Wut auf Betreuer die Behandlung vorübergehend abgebrochen - haben solche mit den Betreuern auch teilweise Spaß gemacht	K1: Im Verlauf der Beziehungen zu den Betreuern der Station - waren gemeinsame Aktivitäten und Gespräche angenehm und förderlich - zu allen ein gutes Verhältnis gehabt - waren gemeinsame Gespräche und Aktivitäten im Einzelkontakt besonders förderliche für die Vertrauensbeziehung, weil ungezwungen - gute Beziehung zu ihnen empfunden durch • deren Gesprächsbereitschaft • gemeinsames Albernsein • körperlichen Kontakt • von ihnen ausgehende gemütliche Atmosphäre - bestimmter Betreuerin vertrauliche Dinge erzählt, die der Psychotherapeut nicht hören sollte - sie als zuwenig offen bezüglich meines Behandlungsverlaufes erlebt - zu meinem Bezugsbetreuer keinen besonders guten Kontakt gehabt	K1: Im Verlauf des Aufenthaltes auf der Station gelernt, - meine Gefühle offener zu zeigen - besser persönliche Entscheidungen zu fällen - mir eigene Ziele zu stecken und sie zu verfolgen - Auseinandersetzungen nicht mehr aus dem Wege zu gehen - hoffnungsvoller auf das Leben zuzugehen - besser auf andere Menschen zuzugehen - mit anderen zusammenzuleben	K1: Aufenthaltsdauer von insgesamt 13 Monaten war genau angemessen für meine Entwicklungsgeschwindigkeit K2: Längerer Aufenthalt hätte die Trennung erschwert K3: Anfangs kein Interesse an einer Perspektive gehabt	46

			- Konflikte um regelmäßigen Schulbesuch - Innerliche Auseinandersetzung um Loyalität in der Elternbeziehung	
47	weibl., 19 J.	12 Mo.	Diagnose: Persönlichkeitsentwicklungsstörung mit hysterischer u. depressiver Grundstruktur, pubertärer Ablösungskrise bei aggressiver Hemmung u. starken Verlustängsten. Neurotische Depression vor dem Hintergrund einer Körperselbstbildstörung mit funktionellen Störungen nach OP eines gutartigen Gehirntumors Therapievorerfahrung: Vorangegangen 2	3 Jahre, 1 Mo. nach Entlassung: - Zunächst 1 Jahr lang in betreuter Wohngruppe in naher Großstadt gewohnt; dann umgezogen in eine unbetreute 2er-WG; wohnt gegenwärtig vorübergehend bei einem Freund - Für 1 Jahr Fachschule für Gesundheit u. Hauswirtschaft besucht; dann Ausbildung zur Kranken-

K2: Mit unsympathischer Körpertherapeutin besonders häufig Auseinandersetzungen gehabt K 3: Auf Unterstellungen des Psychotherapeuten mit Trotz und Schweigen geantwortet	- deren Regeln weitgehend als sinnvoll empfunden - war der Abschied schwer K2: Im Verhältnis zu den Mitpatienten - war das Zusammenleben in der Gemeinschaft angenehm und förderlich - waren die Aktivitäten und Gespräche in der Gruppe besonders förderlich - durch das gemeinsame Ferienlager besonders guten Kontakt bekommen - mit weiblichen Mitpatienten mehr unternommen - zu ihnen z.T. gute freundschaftliche Beziehung gehabt - bei belastenden Erinnerungen und Gedanken gelegentlich von allen zurückgezogen - durch aggressive Mitpatienten z.T. sehr gestört gefühlt - war der Abschied sehr schwer K3: Im Verhältis zu anderen Therapeuten - von den Entspannungsübungen der Mototherapeutin sehr profitiert - das Vorgehen der Körpertherapeutin als zu unsensibel und bedrängend empfunden K4: Im Verhältnis zum Psychotherapeuten - waren die gemeinsamen Stunden nicht so hilfreich für meine Entwicklung - die gemeinsamen Stunden als unpersönlich, weil unter Zwang, empfunden - mit ihm ungern Gespräche geführt - von ihm viel zu wenig Rückmeldung bekommen			
K1: Bei Auseinandersetzungen während des Stationsaufenthaltes - gab es häufig Konflikte zwischen Betreuern und Patienten - mit den Betreuern hauptsächlich anläßlich von Reglementierungen gestritten - über persönliche Strei-	K1: Im Verlauf der Beziehungen zu den Betreuern der Station - waren die gemeinsamen Aktivitäten und Gespräche ohne therapeutischen Anspruch besonders angenehm und förderlich - sie allgemein wie Eltern empfunden - schafften Aktivitäten und Gespräche im Einzelkontakt eine	K1: Im Verlauf des Aufenthaltes auf der Station gelernt, - anderen Menschen gegenüber offener zu sein - mich mit mir und anderen Menschen besser auseinanderzusetzen - mich mit unangenehmen Dingen auseinanderzusetzen	K1: Bezüglich der Dauer meines Aufenthaltes - war die Zeitspanne von insgesamt 12 Monaten unbedingt angemessen - habe ich ein halbes Jahr mit mir gekämpft, bevor ich	47

			Mo. ambulante Therapie bei Psychiater Familiensituation: Familie mit Vater u. Stiefmutter nebst jüngerem Halbbruder; jüngere Schwester wohnt bei leiblicher Mutter Hauptsächl. Konflikte: - Auseinandersetzungen um das Einlassen auf den Stationsalltag - Konflikte um Grenzsetzungen - Wunsch nach Zuwendung, körperlicher Nähe u. Versorgung bei gleichzeitigem Autonomiebestreben - Therapeut. Auseinandersetzung um traumatische Erfahrungen, Beziehungswünsche zu Vater, Mutter, Stiefmutter, um Geschlechterrolle - Innerliche Auseinandersetzung um Traurigkeit, Offenheit gegenüber eigenen Gefühlen, um das Bild vom Selbst	schwester begonnen; wegen disziplinarischer Probleme nach einem halben Jahr noch einmal angefangen; ist mittlerweile im 2. Lehrjahr - 2 mal im Monat Gespräche mit den ehemaligen Betreuern aus der Wohngruppe, was demnächst ausläuft - In der Ausbildungsklasse zwei ganz gute Freundinnen, sonst viele gute Bekannte
48	weibl., 16 J.	11 Mo.	Diagnose: Identitätskrise mit depressiver Komponente u. Depressionsabwehr; Adipositas permagma, primäre Enuresis nocturna Therapievorerfahrung: - 3 Wo. Kinderklinik des Stadtkrankenhauses Cuxhaven kurz vor dem - 1. Aufenthalt in der Klinik Wichernstift	3 Jahre, 1 Mo. nach Entlassung: - Zunächst in betreuter WG gewohnt; seit einigen Monaten eigene Wohnung ohne Betreuung; sagt, einige Pflichten hätte sie erst hinterher begriffen, als sie mit ihrer Schlampigkeit gegenüber den Behörden u. dem Vermieter einige

tigkeiten innere Stärke erst empfunden K2: Bei Auseinandersetzungen mit den Therapeuten - unsympathische Körpertherapeutin gelegentlich geärgert - Spaß dabei gehabt, die Psychotherapeutin gelegentlich zu ärgern	spontane Offenheit und besonderes Vertrauen - war es sehr förderlich, von ihnen oft unangenehme Wahrheiten zu hören - gute Beziehung empfunden durch • häufigen Kontakt • deren Ansprechbarkeit • körperlichen Kontakt • Tröstung durch sie • deren Belastbarkeit • deren ruhige Art des Umgangs - war deren allgemeines Verantwortungsgefühl und deren nicht nachtragende Art sehr angenehm und förderlich - in einen bestimmten Betreuer etwas verliebt gewesen - deren Regeln allgemein als zu bedrängend empfunden K2: Im Verhältnis zu den Mitpatienten - war das Zusammenleben wie in einer großen Familie sehr angenehm - meist mit weiblichen Mitpatienten zusammen gewesen - von der Unruhe durch sie häufig gestört gefühlt K3: Im Verhältnis zur Psychotherapeutin - das Bedürfnis nach Kontakt oft außerhalb der regulären Stunden gehabt - war die Trennung schwierig K4: Im Verhältnis zum Mototherapeut und zur Körpertherapeutin durch deren Ansichten unangenehm bedrängt gefühlt K5: Bei Übermaß an therapeutischen Gesprächen gelegentlich alleine zurückgzogen	- mich selbständiger zu verhalten - neugieriger und lebensfroher zu empfinden - in einem regelmäßigen Tagesablauf zu leben - in einer Gemeinschaft mit anderen zusammenzuleben - hauswirtschaftliche Tätigkeiten zu verrichten	mich auf die Therapie einlassen konnte - hätte ich bei früherer Entlassung noch viel zu wenig Selbständigkeit gehabt K2: Anfangs angstvolle Erwartung gehabt, erst mit zunehmendem Glauben an mich selbst eine Lebensperspektive entwickelt	
K1: Bei Auseinandersetzungen auf der Station - die Streitigkeiten zwischen Betreuern und Patienten stets als angebracht empfunden - mit den Betreuern meist um Regeln und Ordnung disputiert	K1: Im Verlauf der Beziehungen zu den Betreuern der Station - wirkten gemeinsame Aktivitäten, besonders körperliche, sehr angenehm und förderlich - waren Aktivitäten und Gespräche im Einzelkontakt besonders förderlich, weil man sich vertraulicher unterhalten	K1: Im Verlauf des Lebens auf der Station gelernt, - mich sinnvoll zu streiten - mich mit Worten besser auseinanderzusetzen - aggressive Auseinandersetzungen besser zu	K1: Die Aufenthaltsdauer von insgesamt 11 Monaten hätte länger sein können, zur Stabilisierung und Verinnerlichung des Gelernten	48

48			über 7 Monate, etwa 2½ Jahre vor dem zweiten Aufenthalt abgeschlossen - Vor dem 2. Aufenthalt über längere Zeit ambulante Gespräche bei Psychiater <u>Familiensituation:</u> Überversorgende Mutter mit Lebenspartner u. jüngerer Schwester der Patientin <u>Hauptsächl. Konflikte:</u> - Konflikte um unselektive Kontaktaufnahme zu den Mitpatienten, z.B. hyperaktives Fürsorgeverhalten, unsympathische Verhaltensweisen in der Gruppe gefolgt von Nichterlangen von engeren Beziehungen, Angst u. autoaggressiven Tendenzen - Konflikte um die Einhaltung von Diät, Regeln, um geringe Frustrationstoleranz u. Kontakte zu problematischen älteren Jugendlichen - Auseinandersetzungen um häufige Stimmungswechsel zwischen hypomaner Heiterkeit u. mutloser Traurigkeit - Konflikte um Leistungsbereitschaft in der Schule - Therapeut. Auseinandersetzung um Selbstbild, (symbiotisch gefärbte) Beziehung zur Mutter, Angst vor dem Alleinsein, Tod des leibl. Vaters - Innerliche Auseinandersetzung um das Selbstbild, Wunsch nach engeren Beziehungen zu Gleichaltrigen	Male „auf die Nase gefallen ist“ - Realschule nicht erfolgreich abgeschlossen; dann Lehre als Hauswirtschafterin begonnen, die demnächst beendet ist - Wenige Freunde, mehr Bekannte - Plant, anschließend die Fachoberschule zu besuchen u. später Diplom-Pädagogik zu studieren

- richtigen Streit mit Betreuern oder dem Psychotherapeuten nicht gehabt - von den Betreuern zu wenig Begründungen oder Erklärungen für ihre Anordnungen bekommen - hat Streit oft Spaß gemacht, weil ich so meine Wut abführen konnte - war Streit sinnvoll, um anschließend Ruhe haben zu können - die Nachbesprechung von Auseinandersetzungen nach zu kurzer Zeit als unkonstruktiv empfunden <u>K2:</u> Auseinandersetzungen waren für mich sinnvoll zum Akzeptieren der Grenzsetzungen	konnte - entlastete der Einzelkontakt stark von Streß - gute Beziehung über gemeinsame Gespräche empfunden - war bei einigen von ihnen die Spontaneität und der Humor besonders angenehm - war bei ihnen eine einerseits unbeschwerte Haltung und andererseits Ansprechbarkeit für ernsthafte Unterhaltungen besonders förderlich und angenehm - war ihre nicht nachtragende Haltung sehr förderlich - war meine Haltung oft mehr durch innerseelische Vorgänge als durch aktuelle Ereignisse beeinflußt - sie teilweise als zu autoritär empfunden - von ihnen zu wenig Offenheit über ihre Einschätzung meiner Person erfahren - erzeugten deren Regeln und Anordnungen ohne Begründungen einen Widerwillen und Unverständnis - deren Regeln weitgehend als sinnvoll empfunden - gelegentlich von allen zurückgezogen, um von ihnen mehr Aufmerksamkeit zu bekommen <u>K2:</u> Im Verhältnis zu den Mitpatienten - gelegentlich durch ihre Unruhe gestört gefühlt - häufig durch innerseelische Vorgänge beeinflußt worden - gelegentlich von ihnen zurückgezogen, um Aufmerksamkeit zu bekommen <u>K3:</u> Im Verhältnis zum Psychotherapeuten - waren die gemeinsamen Stunden angenehm und förderlich - seine ruhige und sachliche Art als angenehm empfunden - hätte ich von ihm offenere Einschätzungen mir gegenüber gewünscht <u>K4:</u> Kreatives Arbeiten mit der Beschäftigungstherapeutin war	ertragen - mehr Rücksicht und Verständnis gegenüber anderen Menschen aufzubringen - daß die Möglichkeit, sich auseinanderzusetzen, einen entspannten Umgang miteinander schafft - mich anderen gegenüber vertrauensvoller zu öffnen <u>K2:</u> Von den strengeren Betreuern am meisten gelernt	<u>K2:</u> Anfangs eher pessimistische Perspektive gehabt; sie hat sich mit zunehmendem Selbstbewußtsein verbessert <u>K3:</u> Wichtig war eine Eingewöhnungszeit von 3-4 Monaten	48

49	männl.,12 J.	9½ Mo.	Diagnose: Schwere seelische Krise des Kindesalters mit kompensatorischem Verhalten zur Abwehr von Depressionen vor dem Hintergrund einer problematischen Lebensgeschichte bei einem Adoptivkind Familiensituation: Adoptivkind als Einzelkind mit überforderten Eltern Hauptsächl. Konflikte: - Konflikte um geringe Frustrationstoleranz u. erhebliche innere Unruhe u. Getriebenheit mit Flucht, heimlichem Entweichen, oraler Ersatzbefriedigung *(innere u. äußere Flucht)* - Auseinandersetzungen um den Aufbau von tragenden Beziehungsmomenten mit den Mitarbeitern - Konflikte um unverständliche u. provozierend wirkende Verhaltensweisen, Grenzsetzungen, Regeln u. das Erzeugen von Wut u. Hilflosigkeit - Therapeut. Auseinandersetzung um tragfähige therapeutische Beziehung, regressive Bedürfnisse, „unsicheres Erkennen der Realität", Vertrauen in den Beziehungen zu anderen Menschen - Innerliche Auseinandersetzung um Vertrauen, Nähe u. Distanz zu den Mitarbeitern, um Selbstbild u. innere Affekte	3 Jahre, 3 Mo. nach Entlassung: - Nach disziplinarischer Entlassung in verschiedenen Heimen untergebracht worden, aus denen er immer wieder ausgerissen oder vorzeitig entlassen worden ist; zwischenzeitlich für kurze Zeit auch bei den Adoptiveltern; nach Mordversuch an seinem Adoptivvater sowie anderen kriminellen Delikten verurteilt und inhaftiert zunächst in Untersuchungs-, dann verschärfter Strafhaft in Jugendvollzugsanstalt - Mit Unterbrechungen zur Schule gegangen; gelegentlich als Aushilfe bei Schaustellern gearbeitet; regelmäßig zum Fußballtraining gegangen - 2 gute Freunde, viele flüchtige Bekannte - Plant, nach Spanien auszuwandern u. sich dort für 4000,- DM ein eigenes Haus zu kaufen

	besonders angenehm und förderlich			
K1: Bei Auseinandersetzungen auf der Station - diese aus einen inneren Drang immer wieder erzeugt - gelegentlich meine große Wut am Mobiliar ausgelassen - ständig Konflikte mit Betreuern um Regeln und Grenzsetzungen gehabt - bei größeren Konflikten immer wieder für längere Zeit aus der Klinik weggelaufen - wirkte die verständnis- und humorvolle Art von bestimmter Betreuerin sehr förderlich auf mein Einsichtsverhalten - war das Nachbesprechen von Streitereien nach zu kurzem Abstand nicht sinnvoll K2: Das Gefühl, eingesperrt zu sein, erzeugte unbändigen Reiz, auszubrechen	K1: Im Verlauf der Beziehungen zu den Betreuern der Station - waren gemeinsame Aktivitäten und Gespräche sehr angenehm und förderlich - waren Aktivitäten im Einzelkontakt besonders förderlich, weil entlastend vom Rollenverhalten in der Gruppe - gute, vertrauensvolle Beziehung empfunden durch: • gemeinsame Gespräche • das Gefühl, verstanden zu werden • deren Akzeptanz meiner Eigenheiten und Schwächen • deren Ausräumen von Mißverständnissen - durfte der Kontakt nicht zu eng, weil bedrängend sein - hat deren z.T. gute Menschenkenntnis mich angenehm überrascht - durch unnatürliches Verhalten bestimmter Betreuer befremdliche Atmosphäre empfunden - war es sehr förderlich, bei deren konsequenten Anordnungen dennoch Humor oder Verständnis zu spüren - war die mütterliche und gleichzeitig konsequente Art von best. Betreuerin besonders angenehm und förderlich für meine Entwicklung - war deren Toleranz gegenüber den Eigenheiten der einzelnen Patienten wichtig für die Vertrauensbeziehung - wirkte deren z.T. bestimmende und autoritäre Haltung dem Vertrauen entgegen - unter ihnen trotz viel Streit zum Schluß wie zu Hause gefühlt - war der Abschied traurig - wirkte deren z.T. pedantische und ignorante Art abstoßend K2: Trennung von den Mitpatienten war schwierig K3: Im Verhältnis zum Psychotherapeuten - oft zu den regelmäßigen therapeutischen Gesprächen nicht	K1: Im Verlauf des Lebens auf der Station gelernt - Auseinandersetzungen besser zu ertragen - mich sinnvoller auseinanderzusetzen, als durch Weglaufen - mich besser mit Worten denn körperlich zu streiten - Schule und Arbeit auch als notwendig anzusehen	K1: Die Aufenthaltsdauer von insgesamt 9 ½ Monaten hätte für einen besseren Erfolg noch länger sein müssen K2: Anfangs eher pessimistische Perspektive gehabt; hat sich damals nicht gewandelt	49

50	männl.,14 J.	7 Mo.	Diagnose: Emotionale Störung mit dissozialer Entwicklung bei schwerer Traumatisierung in den ersten Lebensmonaten Therapievorerfahrung: Verschiedene ambulante Therapieversuche ohne Erfolg Familiensituation: Adoptiertes Kind (mit 6 Monaten) in Familie mit noch 2 jüngeren Schwestern; davon eine ein Pflegekind Hauptsächl. Konflikte: - Häufige Konflikte um Regeln, Grenzsetzungen, Ge- und Verbote auf der Station - Auseinandersetzungen um lautes Ausagieren von inneren Gefühlsspannungen - Therapeutische Auseinandersetzung um Trennungs- und Verlassenheitsängste, um die Beziehung zu den leiblichen Eltern - Innerliche Auseinandersetzung um Scham bei der Frage der eigenen Herkunft, um die Behandlung durch die leiblichen Eltern, um eigene Identität und Selbstwert	3 Jahre, 2 Mo. nach Entlassung: - Nach der Entlassung einige Monate bei den Eltern gewohnt; dann für 6 Mo. Förderlehrgang in weit entferntem Berufsbildungswerk in Süddeutschland; anschl. wieder für ca. ½ Jahr am Heimatort; seit einem Jahr Ausbildung im selben Berufsbildungswerk - 6 Monate Orientierungsphase in Berufsbildungswerk; anschl. 4 Monate Praktikum in metallverarbeitendem Betrieb am Heimatort; Hauptschulabschluß an der Volkshochschule nachgeholt; gerade das erste Ausbildungsjahr als Industriemechaniker mir sehr guten Noten abgeschlossen - Während der ersten Hälfte des Ausbildungsjahres 14-tägig Beratung durch Psychologin gehabt - Gutes Verhältnis zu den Familienangehörigen; viele gute Bekannte und wenige Freunde am Heimatort und im Berufsbildungswerk - Sagt, der Umgang mit großen, metallverarbeitenden Maschinen erlaube ihm eine befriedigende Abfuhr von Aggressionen und Minderwertigkeitsgefühlen

	in der richtigen Verfassung gewesen - setzten mich die regelmäßigen, festgelegten Gesprächstermine unter Druck - war der Abschied traurig			
K1: Bei Auseinandersetzungen während des Stationsalltags - ging es regelmäßig wieder um ähnliche Konflikte mit den Betreuern bezüglich der Einhaltung von Regeln - habe ich zwischen den Betreuern keine Unterschiede gemacht - habe ich Streitereien mit den Betreuern stets offen verbal ausgetragen - solche mit den Betreuern anschließend rasch wieder vergessen - war die Möglichkeit, sich mit den Betreuern zu streiten, sehr förderlich - gelegentlich bei zu großer Aufdringlichkeit der Psychotherapeutin Konflikte mit ihr angezettelt - reagierten die Patienten bei körperlich unterlegenen Betreuern teilweise besonders aufmüpfig - solche mit den Betreuern teiweise auch aus Spaß geführt	K1: Im Verlauf der Bezeihungen zu den Betreuern der Station - gute Beziehung zu jemandem über viele gemeinsame Aktivitäten empfunden - waren gemeinsame Aktivitäten und Gespräche im Einzelkontakt stets besonders förderlich für das Vertrauensverhältnis - alle allgemein als freundlich empfunden - war deren allgem. mißtrauische Haltung (wg. möglicher Regelverstöße) eher unangenehm - ihre wenig nachtragende Haltung als angenehm u. förderlich empfunden - waren außergewöhnliche Erlaubnisse für etwas stets besonders förderlich für das Vertrauensverhältnis - hat ein gleichberechtigter, partnerschaftlicher Umgangsstil mein Selbstwertgefühl gestärkt - die meisten Lerninhalte im Kontakt zu ihnen eher unreflektiert verinnerlicht - viel über die Beobachtung ihrer gelernt - wirkte eine unkonventionelle Art des Umgangs sehr förderlich auf mich - hat das heimliche Austricksen ihrer zusammen mit den Mitpatienten Spaß gemacht - war die Unterschiedlichkeit ihrer Eigenarten besonders förderlich und motivierend - zu keinem eine besondere Abneigung gehabt - keinen den anderen vorgezogen - habe ich mich durch deren Aufgabenteilung nicht enger an bestimmte Personen binden können - wirkte beruhigend und förderlich, daß ein bestimmter Betreuer durch kräftige körperliche Konstitution kritische Si-	K1: Im Verlauf des Aufenthaltes auf der Station gelernt, - meine Persönlichkeit weiterzuentwickeln - daß ein gewisser Zwang für mein Durchhaltevermögen förderlich war - bewußter zu denken und zu handeln - besser mit anderen Menschen umzugehen - mir eigene Ziele zu stecken und zu verfolgen - Konflikte mit anderen besser zu bewältigen - konsequenter nach eigenen Überzeugungen zu handeln - mit festen Regeln zu leben K2: Durch die pädagogische Behandlung während des Aufenthaltes - bin ich in meiner Lebenseinstellung sehr verändert worden - hat auch meine Familie viel dazugelernt	K1: Die Aufenthaltsdauer von insgesamt 7 Monaten war angemessen für meine Entwicklungsgeschwindigkeit K2: Die Umstellung und Verinnerlichung von neuen Verhaltensweisen braucht eine gewisse Einwirkungszeit K3: Zu Anfang an einer Perspektive nicht interessiert gewesen	50

50				

	tuationen besser im Griff gehabt hat - gegenüber großem und kräftigen Betreuer mehr Respekt und Zuneigung empfunden - die hinterlistige Art von bestimmter Betreuerin erst nach einigen Monaten bemerkt - deren Verhaltensregeln allgemein als zu beengend empfunden <u>K2:</u> Im Verhältnis zu den Mitpatienten - gelegentlich durch sie gestört gefühlt - von ihnen mehr unbewußt beeinflußt worden <u>K3:</u> Im Verhältnis zur Psychotherapeutin - nach einem Therapeutenwechsel unzufrieden gewesen - psychotherapeutische Gespräche mit ihr nur sehr ungern geführt - ihr Fragen gelegentlich als zudringlich empfunden <u>K4:</u> Mit der Beschäftigungstherapeutin waren die Stunden angenehm <u>K5:</u> Bestimmten Stationsarzt als abstoßend empfunden			50

Kolibri 360 GmbH
Ferdinand-Jühlke-Straße 7
99095 Erfurt, Deutschland
produktsicherheit@kolibri360.de

Druck:
CPI Druckdienstleistungen GmbH
im Auftrag der
Kolibri 360 GmbH
Ferdinand-Jühlke-Str. 7
99095 Erfurt